MONOGRAPHIEN AUS DEM GESAMTGEBIETE DER NEUROLOGIE UND
PSYCHIATRIE

HERAUSGEGEBEN VON

H. W. GRUHLE-BONN · H. SPATZ-GIESSEN · P. VOGEL-HEIDELBERG

HEFT 77

ÜBER WECKAMINE

(PERVITIN UND BENZEDRIN)

VON

GERHARD BONHOFF UND HERBERT LEWRENZ

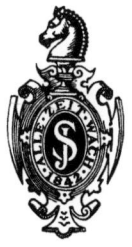

SPRINGER-VERLAG

BERLIN · GÖTTINGEN · HEIDELBERG

1954

AUS DER PSYCHIATRISCHEN UND NERVENKLINIK DER UNIVERSITÄT HAMBURG
DIREKTOR: PROF. BÜRGER-PRINZ

ISBN-13: 978-3-540-01831-5 e-ISBN-13: 978-3-642-88547-1
DOI: 10.1007/978-3-642-88547-1

ALLE RECHTE, INSBESONDERE DAS DER ÜBERSETZUNG
IN FREMDE SPRACHEN, VORBEHALTEN

OHNE AUSDRÜCKLICHE GENEHMIGUNG DES VERLAGES IST ES AUCH NICHT
GESTATTET, DIESES BUCH ODER TEILE DARAUS AUF PHOTOMECHANISCHEM
WEGE (PHOTOKOPIE, MIKROKOPIE) ZU VERVIELFÄLTIGEN

COPYRIGHT 1954 BY SPRINGER-VERLAG OHG.
BERLIN · GÖTTINGEN · HEIDELBERG

BRÜHLSCHE UNIVERSITÄTSDRUCKEREI GIESSEN

ÜBER WECKAMINE

Die „Monographien aus dem Gesamtgebiet der Neurologie und Psychiatrie" stellen eine Sammlung solcher Arbeiten dar, die einen Einzelgegenstand dieses Gebietes in wissenschaftlich-methodischer Weise behandeln. Jede Arbeit soll ein in sich abgeschlossenes Ganzes bilden. Diese Vorbedingung läßt die Aufnahme von Originalarbeiten, auch solchen größeren Umfanges, nicht zu.

Die Sammlung möchte damit die Zeitschriften „Archiv für Psychiatrie und Nervenkrankheiten vereinigt mit Zeitschrift für die gesamte Neurologie und Psychiatrie" und „Deutsche Zeitschrift für Nervenheilkunde" ergänzen. Sie wird deshalb deren Abonnenten zu einem Vorzugspreis geliefert.

Manuskripte nehmen entgegen

      aus dem Gebiete der Psychiatrie: Prof. Dr. H. W. GRUHLE,
                                                      Bonn, Nervenklinik,

      aus dem Gebiete der Anatomie: Prof. Dr. H. SPATZ,
                                                       Gießen, Friedrichstr. 24,

      aus dem Gebiete der Neurologie: Prof. Dr. P. VOGEL,
                                                       Heidelberg, Voßstr. 2.

Inhaltsverzeichnis.

Erstes Kapitel.

Historisches
- a) Das Kat 1
- b) Die Entdeckung der Phenylalkylamine Pervitin und Benzedrin 2

Zweites Kapitel.

Körperliche Wirkungen
1. Kreislauf 5
   Therapeutische Möglichkeiten durch Kreislaufwirkung 9
2. Nieren 9
   Behandlung von Diuresestörungen 10
3. Atmung 11
4. Obere Luftwege und Bronchien 12
5. Darm 13
6. Magen 13
   - a) Anwendung bei Entfettungskuren 14
   - b) Anwendung als Roborans 14
7. Weitere Wirkungen auf Organe mit glatter Muskulatur 16
8. Blut 17
9. Stoffwechsel 17
10. Sexualität 19
11. Sinnesorgane 21
    - a) Sehen, Hören, Riechen 21
    - b) Einfluß auf die Schmerzempfindung 22
12. Wirkung auf das Zentralnervensystem 24

Drittes Kapitel.

Psychische Wirkungen 28
1. Schlaf und Ermüdung 30
   - a) Die schlafhemmende Wirkung 30
   - b) Behandlung der Narkolepsie und „Übermüdungsinsomnie" 31
   - c) Die ermüdungshemmende Wirkung 33
   - d) Behandlung der Enuresis nocturna 34
   - e) Die schlafaufhebende Wirkung und Behandlung der Barbitursäureintoxikation und anderer Vergiftungen 35
2. Hemmung und Steuerungsfähigkeit 39
   Veränderung der Bewußtseinsstruktur 43
3. Antrieb 44
   - a) Veränderungen der Produktivität, des Denkens und Vorstellens 45
   - b) Veränderung von Stimmung und Interesse 46
   - c) Veränderung der Konzentrationsfähigkeit 47
   - d) Behandlung der Rekonvaleszenz und des Röntgenkaters 48
   - e) Behandlung psychotischer Zustandsbilder 49

Viertes Kapitel.

Intoxikationserscheinungen 53
- a) Letaldosis 53
- b) Tödliche und schwere Vergiftungsfälle 54
- c) Choreatisches Syndrom 58
- d) Vorherige Hirnerkrankungen 60
- e) Zusammenfassung 61

Inhaltsverzeichnis.

Fünftes Kapitel.

Pervitin-Sucht 62
    a) Kasuistische Literatur 63
    b) Quantitative Bedeutung 65
        Definitorische Bemerkungen 65
    c) Eigene Kasuistik 68
        α) Fall 1. H. R. M. 69
        β) Fall 2. G. F. N. 69
        γ) Fall 3. H. H. 70
        δ) Fall 4. H. L. 70
        ε) Fall 5. H. P. 71
        ζ) Fall 6. G. S. 72
    d) Zusammenfassung 72
        Abgrenzung zur Psychose 72

Sechstes Kapitel.

Pervitin-Psychosen 73
  1. Kasuistik 73
    a) Literaturüberblick 73
    b) Eigene Kasuistik 74
        α) Fall 7. Dr. F. M. 74
        β) Fall 8. Dr. A. A. 76
        γ) Fall 9. Dr. K. N. 77
        δ) Fall 10. Dr. H. B. 81
  2. Charakterologische und andere Vorbedingungen 83
    a) Geschlechtsverhältnis, Berufsstand, Alter 83
    b) Persönlichkeitstyp 83
    c) Kombination mit anderen Suchtformen 84
    d) Vergleich mit den einfachen Suchtfällen 84
    e) Suchtanlaß 85
    f) Zusammenfassung 86
  3. Forensische Bedeutung der Weckamine 87
    Fall 11. H. E. V. 88
  4. Symptomatologie der Pervitin-Psychosen 93
    a) Bisherige Anschauungen 93
    b) Angstsyndrom mit paranoid-halluzinatorischem Ausbau 95
    c) Paranoid-mikrohalluzinatorisches Syndrom 96
    d) Syndrom der ekstatisch gesteigerten Wahrnehmungen 99
    e) Dysphorisch- depressives Zwangssyndrom 104
    f) Sexualneurotische Überformung 106
    g) Zur Frage der Dämmerzustände 107
    h) „Psycho-organische Symptome" 108
    i) Situativ-reaktive Momente 111
    k) Zusammenfassung 112

Siebentes Kapitel.

Die Entziehung 113
    a) Schlafsucht 114
    b) Antriebsverminderung 114
    c) Appetitsteigerung und andere Erscheinungen 115
    d) Übergangsphase 116
        Weckamin-Nachweis 117

Inhaltsverzeichnis.

Achtes Kapitel.

Amphetamin-(Benzedrin-)Sucht und -Psychosen im Ausland 117
    a) Allgemeine Stellungnahmen zur Sucht- bzw. Psychosegefahr 118
    b) Kasuistische Beispiele 120
    c) Zusammenfassung 122

Neuntes Kapitel.

Außermedizinische Verwendung der Weckamine und das Problem der Leistungssteigerung 123
    Literatur 126

Einleitungs- und Schlußkapitel sowie die Abschnitte über körperliche und psychische Wirkungen sind von H. LEWRENZ, die Kapitel über Intoxikationserscheinungen, Sucht, Psychosen, Entziehungssymptome und die Verhältnisse im Ausland sind von G. BONHOFF bearbeitet worden.

Erstes Kapitel.

Historisches.

a) Das Kat.

In seinem Buche über die Phantastika zitiert der Toxikologe LEWIN den deutschen Afrikareisenden Schweinfurth: „Wenn ich auf meinen Reisen durch Yemen spät am Abend die hohen vielstöckigen Häuser der Gebirgsdörfer hell erleuchtet sah und fragte, was alle diese Bewohner so spät veranstalteten, da wurde mir gesagt, es sitzen die Bekannten stundenlang vor dem Kohlenbecken zusammen und trinken eine Schale um die andere von ihrem Schalenkaffee und kauen dazu ihr Kat, daß sie wach erhält und freundliches Plauschen miteinander fördert. Es macht dem Katesser Vergnügen, jeden im Kreise reden zu hören, und er gibt sich Mühe, seinerseits zu dieser Unterhaltungsgeselligkeit beizutragen. Die Stunden fliegen ihm hierbei schnell und angenehm dahin. Das Kat verursacht eine erfreuliche Erregung und Aufheiterung, Fernhaltung des Schlafbedürfnisses, Auffrischung der Energie in den heißen Stunden des Tages und ebenso auf langen Märschen und Nichtaufkommenlassen des Hungergefühls. So benutzen Boten und Krieger Kat, da es Nahrungsaufnahme während mehrerer Tage unnötig macht."

Dieser Bericht bestätigt auch für das synthetische Präparat Pervitin die Erfahrung, daß es wohl kaum ein modernes Mittel zur Leistungssteigerung und zum Genuß gibt, welches nicht zu irgendeiner Zeit von einer Gruppe Menschen im natürlichen Vorkommen aufgefunden, in seiner Wirkung erkannt und zu Genußzwecken ausgenutzt worden wäre.

Die Ausführungen LEWINs erscheinen heute fast wie ein erstes Streiflicht auf die psychische Wirkung der Weckamine Pervitin und Benzedrin. Der Naturforscher ERNST Frh. v. BIBRA beschreibt, daß die Araber die jungen Zweigspitzen des Baumes Catha edulis zur Teebereitung und zum Kauen benutzten, lange bevor der Kaffee als Genußmittel Verbreitung fand. Der Gebrauch des Kat-Strauches hat zwar nicht ein fünftausendjähriges Alter, wie der chinesische Mah-Huang mit seinem Wirkstoff Ephedrin, doch wird das Kat bereits im Jahre 1332 erwähnt (zit. n. v. BRÜCKE). Wissenschaftliches Interesse gewann die Droge etwa um 1750, sie wurde um diese Zeit zum ersten Male beschrieben. 1890 beobachtete dann LELOUP, daß ein Tee aus einigen Gramm des frischen Strauches bei einer Näherin das Schlafbedürfnis in zwei aufeinanderfolgenden Nächten völlig beseitigte. Auch bei einem Medizinstudenten soll ein Aufguß die gleiche Wirkung gehabt haben, und von einer 74jährigen Kranken heißt es, daß sie nach Einnahme des Tees eine Landpartie unternehmen konnte. Noch im gleichen Jahre bestimmte BEIDNER den Alkaloidgehalt der getrockneten Droge. Der italienische Physiologe Mosso machte Tierversuche und berichtete über die erregende Wirkung des Extraktes bei Tieren. R. STOCKMANN gewann aus dem

Kat 1912 zwei kristallisierte Alkaloide unbekannter chemischer Konstitution, die er Cathin und Catherin nannte. Die Wirkung beider war im Tierversuch identisch und v. BRÜCKE bezweifelt, daß es sich wirklich um zwei getrennte Wirkstoffe handelte. Im Tierversuch wandte R. STOCKMANN die Stoffe in riesigen Dosen an, indem er Katzen 0,1 bis 0,5 g der kristallisierten Substanz injizierte. Die außerordentlich starke Wirkung des Stoffes zeigte sich in stundenlang anhaltender Pupillenerweiterung und einer nach kurzer Latenzzeit auftretenden mächtigen Erregung, erhöhter Reflexerregbarkeit, großer Unruhe und Speichelfluß. Die chemische Natur der Stoffe blieb aber unklar. Wenn auch wegen des Speichelflusses nicht an einen atropinartigen Körper zu denken war, so vermutete man doch, daß es sich um eine cocainartige oder evtl. coffeinartige Substanz hätte handeln können. Erst die Untersuchungen O. WOLFES im Jahre 1927 machten es fast zur Gewißheit, daß das wirksame Prinzip des Kat dem Benzedrin nahesteht.

WOLFE fand für das Alkaloid des Kat (isoliert aus der getrockneten Droge), daß es in seinem chemisch-physikalischen Verhalten u. a. seinem Schmelzpunkt von 77° mit dem d-Nor-isoephedrin identisch war.

Es unterscheidet sich demnach das Cathin vom Benzedrin nur durch das Vorhandensein einer OH-Gruppe am C-Atom. Nach den späteren Untersuchungen HAUSCHILDs mußte hierdurch der psychisch-stimulierende Effekt gegenüber dem Benzedrin erheblich verringert werden, was wiederum nach den Beschreibungen LELOUPs nicht anzunehmen war.

V. BRÜCKE untersuchte vergleichend die Wirkung von Ephedrin und Cathin und fand die zentralanaleptische Wirkung des Cathins der des Ephedrins nicht überlegen. Darum war zu vermuten, daß der Wirkstoff der getrockneten Droge nicht dem der frischen Droge entsprach. Den Arabern war auch bereits bekannt, daß die Wirkung der Droge beim Trocknen nachließ, und sie wurde von ihnen darum in Palmenblätter gehüllt auf den Markt gebracht. Bei der frischen Droge konnte es sich demnach also um einen Stoff handeln, der sich beim Trocknen in das d-Nor-isoephedrin umwandelte, oder um eine neben dem d-Nor-isoephedrin vorhandene flüchtige Substanz.

b) Die Entdeckung der Phenylalkylamine Pervitin und Benzedrin.

Rückläufig betrachtet verlor bald die Gewinnung des wirksamen Katprinzips an Bedeutung. Eine zweite Entwicklungsreihe, die endgültig zur Entdeckung der Phenylalkylamine Pervitin und Benzedrin und ihrer spezifischen Wirkung führen sollte, lief dem Isolierungsbemühen des Wirkstoffes dem Kat parallel:

Das Benzedrin ist als chemische Substanz seit 1887 bekannt. Es wurde zuerst von dem Chemiker EDELEANO hergestellt. Er interessierte sich jedoch nicht für seine pharmakologische Wirkung. Sie wurde erst durch die englischen Physiologen BARGER und DALE 1910 untersucht. Da diese Untersuchungen an narkotisierten

Tieren vorgenommen wurden, blieb das Ausmaß des zentralanaleptischen Effektes verborgen. Die erwartete Wirkung des Stoffes auf die Kreislaufperipherie war für die Untersucher enttäuschend. Das heißt, man unterschätzte wohl die gegenüber der bekannten Adrenalinwirkung nur sehr milde einsetzende Kreislaufwirkung des Benzedrin. Das wissenschaftliche Interesse richtete sich daher in den folgenden Jahren auch weniger auf das Benzedrin als vorwiegend auf die, wie man annahm, kreislaufwirksameren Derivate des Grundstoffes Adrenalin. Im Zuge dieser Entwicklung gelang es K. K. CHEN und D. SCHMIDT 1924, das alte chinesische Heilmittel Ephedrin für die Klinik wieder zu entdecken[1]. Seine Wirkung auf die geschwollene Schleimhaut des Nasen-Rachen-Raumes machte es zu einem wichtigen Therapeuticum der amerikanischen Hals-Nasen-Ohren-Ärzte. Mit der Entdeckung dieses Stoffes gewann das Interesse für die Wirkungsweise der Adrenalinreihe zwei Richtungen. Neben der Kreislaufwirkung galt es nun, auch von anderen Adrenalinabkömmlingen den sympathicomimetischen Effekt auf die Schleimhaut des Nasen-Rachen-Raumes zu studieren. Das Benzedrin wurde wieder in die Untersuchungsreihe einbezogen und gewann sofort erheblich an Bedeutung. Seine sympathicomimetische Wirkung war stark, und gegenüber anderen Stoffen nahm es insofern eine Sonderstellung ein, als es flüssig und flüchtig war. Die Technik zur Behandlung der Nasenschleimhaut vereinfachte sich dadurch, daß man das Benzedrin in Dampfform in die Nase einblasen konnte. Nachdem darauf um 1930 vorgeschlagen wurde, das Benzedrin anstelle des Ephedrin zu benutzen, wurde auch sein psychisch-stimulierender Effekt bald bekannt: Patienten, die nachmittags behandelt wurden, fühlten sich hinterher besonders frisch, leistungsfähig, unternehmend und konnten häufig in der auf die Behandlung folgenden Nacht nicht schlafen. Noch im gleichen Jahr stellten zuerst PINES und später auch andere Forscher Tierversuche an und fanden den ausgesprochenen zentralbedingten Wirkungseffekt. Sie nannten das Benzedrin darum „cephalotropes Amin". Als G. A. ALLES 1930 die erste größere wissenschaftliche Untersuchung über die Wirkung des Benzedrin veröffentlichte, war der Einfluß des Mittels auf die geistige Leistungsfähigkeit in weiten Kreisen der amerikanischen Bevölkerung bereits so bekannt geworden, daß sein Verbrauch ganz unerwartet anstieg. Die große Nachfrage alarmierte die pharmazeutische Industrie, und sie verbreitete das Mittel durch ihre Reklameschlagworte in großem Stil. PRINZMETAL und BLOMBERG warnten 1935 in einer großen klinischen Untersuchung vor ungerechtfertigtem und übermäßigem Benzedringenuß. Sie beschrieben als Folgeerscheinung bei chronischem Mißbrauch Schlafstörungen, Herzsensationen und Erregbarkeit. Etwa zur gleichen Zeit wurden auch die therapeutischen Richtlinien zur Nutzung des zentralanaleptischen Effektes, z. B. für die Narkolepsie, ausgearbeitet.

Der Run auf das Mittel, vor allem auch von seiten der Studentenschaft, die ihre erprobten Stimulantien Kaffee, Tee und reines Coffein nicht mehr nahmen, sondern nur noch „Bep-Pillen" forderten, wurde in den Jahren 1936—1937 für die verantwortlichen Stellen beunruhigend. Die Universitätslehrer warnten in den

---

[1] Aus der Ephedra vulgaris wurde das Ephedrin 1887, im gleichen Jahre also wie das Benzedrin, von NAGAI und 2 Jahre später als kristallisiertes Ephedrin von MERCK dargestellt. 1913—1915 wurde es von AVILA und MORITA als Analepticum erkannt, gewann aber für die Klinik noch keine wesentliche Bedeutung (zitiert nach EICHHOLTZ).

Tageszeitungen vor übermäßigem Genuß des Benzedrin oder Amphetamin, wie es in den Pharmakopöen auch bezeichnet wurde. Diese Warnungen lassen aber erkennen, daß man gar nicht so sehr die Suchtgefahr befürchtete, sondern vor allem eine übermäßige Belastung des Kreislaufs. In den folgenden Jahren erwies sich dann eine derartige Besorgnis als vollkommen unbegründet, denn akute Kreislaufdekompensationen, wie man sie befürchtete, traten nicht auf.

Im Jahre 1934 wurden auch in Deutschland Substanzen aus der Klasse der Phenylalkylamine entwickelt. DOBKE, KEIL und TEMMLER synthetisierten bei Arbeiten über Ephedrin und Adrenalin das 1-Phenyl-2-methylaminopropan. HAUSCHILD, der die ersten Untersuchungen über diesen Stoff durchführte, kannte nur die Arbeit von BARGER und DALE vom Jahre 1910, in der irgendwelche Anmerkungen über psychische Wirkungen nicht vorkommen. Bei seinen Tierversuchen fiel ihm die ganz ungewöhnliche Unruhe und Putzsucht der Tiere auf, die auf eine vom Kreislaufeffekt unabhängige Nebenwirkung schließen ließ, insbesondere aber auf die Fähigkeit dieses Körpers, Ermüdungserscheinungen zu beseitigen. Der von ihm untersuchte Stoff ist mit dem Benzedrin insofern verwandt, als er ebenfalls keine OH-Gruppe enthält; er unterscheidet sich aber von ihm durch eine am Stickstoff eingeführte Methylgruppe. Als er schließlich 5 mg Substanz im Selbstversuch nahm, wurde ihm der psychische Effekt des Mittels, das sich gegenüber dem Benzedrin durch eine milder angreifende aber auch protrahierte Wirkung auszeichnet, bekannt. Es erhielt später den treffenden Namen Per-Vitin.

Pervitin und Benzedrin kommen unter vielen Namen in den Handel: Ein deutsches dem Pervitin identisches Präparat ist das Isophen-Knoll. Ausländische Pervitin-Präparate sind: Adipex (Österreich), Desoxyn (USA), Dexophrin (Schweiz), Euphodrinal (USA), Methedrine (England), Maxiton (Frankreich), Neopharmedrine (Holland), Norodin (USA), Psychoton (USA), Syndrox (USA), Stenamina (Kombination Benzedrin und Pervitin) (Italien). Ein deutsches dem Benzedrin identisches Präparat ist das Elastonon (Nordmark). Als ausländische Präparate wurden uns bekannt: Adipan (Österreich), Aketdron (Ungarn), Dexedrine (USA), Phenedrin (?), Phenopromin (?), Isoamin (Frankreich), Iscoamin (Frankreich), Leodrin (?), Mecodrin (Frankreich), Phenamin (Rußland), Sympamina (Italien), Ortédrine (Frankreich)[1].

Beide Pharmaka zeigen eine eindeutige Wirkung auf körperliche und psychische Funktionen. Im allgemeinen läßt sich sagen, daß Pervitin doppelt so

---

[1] Die pharmazeutische Industrie hat seit einiger Zeit weitere, strukturchemisch abgeänderte z. T. auch ganz anders strukturierte Stoffe mit verminderter zentralanaleptischer Wirkung im Versuch:

$$\text{C}_6\text{H}_5-\text{CH}_2-\underset{\underset{\text{N}(\text{CH}_3)_2}{|}}{\overset{\overset{H}{|}}{\text{C}}}-\text{CH}_3$$

Die Temmler-Werke methylierten das Pervitin (N-dimethylphenylisopropylamin) und brachten diesen Stoff in Kombination mit Amytal unter dem Namen Metrotonin in den Handel.

Nach pharmakologischem Bericht soll die eine Wirkungskomponente, das Amytal, einen sedierenden Effekt auf zentralnervöse Regulationszentren ausüben und somit spasmenlösend, wirksam ist wie Benzedrin, d. h. man kommt zur Erzielung des gleichen Effektes mit der halben Dosis Pervitin aus. Der wesentliche Wirkungseffekt, gegeben in der subjektiven und objektiven körperlichen sowie psychischen Leistungsverbesserung, erwies sich schon bald als eine sehr komplizierte Wirkung und als ein so komplex begründetes Phänomen, daß seine Erklärung bis heute ohne Hypothesenbildung nicht möglich war, d. h. es blieb unklar, welche biologische Grundlage die sog. Leistungssteigerung durch Pervitin und Benzedrin hat.

Wir wollen im folgenden die Wirkung der Pharmaka in körperlichen und psychischen Bereichen gesondert untersuchen:

Zweites Kapitel.
Körperliche Wirkungen.
1. Kreislauf.

Eine der eindeutigsten Pervitin- und Benzedrin-Wirkungen ist die Beeinflussung der Kreislaufverhältnisse. Sie wurde für das Benzedrin schon von BARGER und DALE erkannt, aber, wie schon berichtet, wohl unterschätzt. Der Wirkungseintritt ist beim Pervitin wie beim Benzedrin von *einer Mindestdosierung* abhängig. Bei Dosissteigerung verstärkt sich auch die Wirkung z. B. auf den Anstieg des Blutdruckes, aber nicht weiter, wenn mehr als eine *individuell schwankende Grenzdosis* gegeben wird. Geht man über diese Dosis hinaus, so bleibt der Blutdruck auf einer einmal erreichten Höhe stehen, doch soll sich die Dosiserhöhung dann in *verlängerter Wirkungszeit* zu erkennen geben. Bei weiterer Dosissteigerung über eine zweite Grenzdosis erfolgt im Tierversuch schneller Blutdruckabfall. Beim Menschen wurden bisher nur vereinzelt Kollapserscheinungen bei Überdosierung beschrieben.

HAUSCHILD fand als niedrigste auf den Blutdruck wirkende Dosis bei Katzen und Kaninchen 5—10 γ/kg i.v. Der Anstieg betrug bei dieser Dosierung etwa 5—15 mm, bei der Dosierung 0,05—0,2 mg/kg erfolgte weiterer Anstieg auf 20—45 mm. Von gleichdosierten anderen Pharmaka der Adrenalinreihe wurden diese Werte nur von Veritol erreicht. Die Wirkung des Pervitin und Benzedrin war aber anhaltender.

Eine intensivere Blutdruckwirkung des Pervitin und Benzedrin zeigte sich an decerebrierten Katzen.

harmonisierend im Bereich vegetativer Funktionen und beruhigend, in vorliegender Dosierung leicht hypnotisch in psychischem Bereich wirken.

Die Firma Knoll nahm die Veränderung nicht an der Seitenkette des Pervitin vor, sondern am Ring, so daß aus der Substanz ein β-Cyclohexyl-isopropyl-methylamin wurde.

Die Boehringer-Werke fanden eine vom Pervitin und Benzedrin noch weiter unterschiedene Substanz mit zentralanaleptischem Effekt, das Preludin (2-phenyl-3-methyl-morpholin)

$$\begin{array}{c} C_6H_5 \quad CH_3 \\ | \qquad | \\ CH—CH \\ / \qquad \quad \backslash \\ O \qquad \qquad NH \\ \backslash \qquad \quad / \\ CH_2—CH_2 \end{array}$$

Das Präparat zeigt nach eigenen Untersuchungen ausgesprochene Weckaminwirkung, die sich u. U. mit einer Aufspaltung des substituierten Morpholinringes im Organismus zu einer aliphatischen Seitenkette mit typischer Weckaminwirkung erklären ließe. Eine Analogie hierzu liefern die Antihistaminica, bei denen sich Ringsysteme im Organismus häufig ähnlich verhalten wie aliphatische Seitenketten.

Im Tierversuch durch Avertinkollaps gesetzter Blutdruckabfall besserte sich nach Pervitingabe schnell und war durch zusätzliche Avertingaben nicht wieder zu senken, wenn die Avertinmenge nicht bis zum Auftreten von Herzschädigungen gesteigert wurde.

HAUSCHILD fand keine Tachyphylaxie bei kleinen Dosen, doch wurden tachyphylaktische Reaktionen deutlich bei großen Dosen, wenn der Blutdruck bei Nachapplikation der Pharmaka nicht zum Ausgangswert zurückgekehrt war.

SEIFERT gab eine wesentlich höhere Mindestmenge für das Einsetzen der blutdrucksteigernden Wirkung an. Er beschreibt, daß die Wirkung nach Gabe von 0,05 mg/kg noch nachweisbar war. DAUTREBANDE fand bei Versuchen an Hunden und bei Mengen von 3—10 mg/kg Benzedrin eine mäßige Erhöhung des arteriellen Blutdruckes. Nach wiederholter kleiner oder einer großen Dosis von 40—60 mg/kg trat eine „Umkehr der Wirkung" und peripher bedingter Sturz des Blutdruckes ein. 5—20 mg/kg bewirkten nach DAUTREBANDE periphere Gefäßverengerung und Abnahme der Herzfrequenz, die von ihm auf einen Carotis-sinus-Reflex zurückgeführt wurden.

DIETRICH beschrieb eine Steigerung des Blutdruckes bei Dosen von 0,25—4 mg/kg Benzedrin bei Hunden, Katzen und Kaninchen.

CIOGLIA berichtete von starker Blutdrucksteigerung beim Hund nach i.v. Gaben von 0,5—5 mg/kg Benzedrin und nach i.m. Gaben von 1,0—5 mg/kg. Starke Steigerung stellte sich nach CIOGLIA aber nur bei erster Injektion ein, bei zweiter Injektion war die Wirkung auf den Blutdruck schon schwächer, und bei höheren Dosen zeigte sich ein beträchtlicher Blutdruckabfall. Die Herzfrequenz war bei Einsetzen der Blutdrucksteigerung meist herabgesetzt. Die Kontraktionshöhe des Herzens schien heraufgesetzt.

BITURINI fand Blutdrucksteigerung beim Hund durch Benzedrin nach Gaben von 0,1—1,7 mg/kg. Er beschreibt eine Vergrößerung der Pulsamplitude.

PINKSTON und PINKSTON sahen bei Hunden nach i.v. Gaben von 1,0 mg/kg Erhöhung des systolischen Blutdruckes um 21—91%. Der Anstieg begann innerhalb weniger Sekunden, erreichte sein Maximum nach $1^1/_2$ min, und innerhalb von höchstens 15 min fiel der Blutdruck wieder ab.

KRAUSE gibt als Mindestdosis für den Wirkungseintritt beim Hund 0,1—0,3 mg/kg Pervitin an. Es stellte sich danach eine 2—7 Std. anhaltende Verstärkung der Pulswelle ein. Im Beginn der Wirkung beobachtete er fallende, im Endstadium gelegentlich steigende Pulsfrequenz. Nach Anwendung niedriger Dosen sah er in einigen Fällen gleich Frequenzsteigerungen. Nach KRAUSE soll der Hund bei 0,3 mg/kg Pervitin ausgesprochene Vaguspulse zeigen. Pferde und Rinder reagierten auf 150 mg/kg subcutan mit Frequenzsteigerung von 20—50%.

Bei Untersuchungen am Menschen stimmt in der Literatur alles darin überein, daß im allgemeinen bei oralen Gaben von weniger als 20 mg das Benzedrin nur einen geringen Einfluß auf den Blutdruck hat. Für das Pervitin scheint nach bisherigen Untersuchungen die Dosis für den Eintritt des Kreislaufeffektes beim Menschen etwas niedriger, etwa zwischen 9—15 mg zu liegen.

ALTSCHULE gab an, daß er bei Dosen von 5—10 mg Benzedrin keine wesentliche Beeinflussung des Kreislaufs sah. Erst bei 20 mg wird die Wirkung auf den Blutdruck systolisch und diastolisch deutlich. Die Pulsfrequenz nahm teils zu, teils ab.

CARL und TURNER fanden in Serienuntersuchungen bei Gaben von 10 mg doch einen leichten systolischen Anstieg von allerdings weniger als 5 mm.

BARMACK beobachtete an 10 Versuchspersonen auf 15 mg Benzedrin nach oraler Verabfolgung einen Druckanstieg von im Durchschnitt 111/71 RR auf 127/89 RR.

REIFENSTEIN und DAVIDOFF berichteten über einen Patienten, der nach 10 mg Benzedrin einen Blutdruckanstieg von 142/92 RR auf 210/120 RR zeigte. Bei einem anderen Patienten dagegen sank der Blutdruck bei gleicher Dosierung von 125/88 auf 98/60 ab.

DYER fand bei 20—30 mg Benzedrin einen deutlichen Blutdruckanstieg. Bei Hypertonikern zeigte sich nach seinen Untersuchungen auf 20 mg eine 10%ige Blutdrucksteigerung und auf 30 mg eine 35%ige.

FELLINGER und LACHNIT dagegen sahen bei Hypertonikern mit Blutdruckwerten zum Teil um 200 mm Hg während Durchführung von Entfettungskuren und längerer Medikation mit

10, 15 und 25 mg Weckaminen und bei Bettruhe eine wesentliche Herabsetzung des Blutdrucks.

Nach einer Übersicht von FISCHER-WINGENDORF scheint sich eine optimale drucksteigernde Wirkung des Benzedrins nach 30 mg einzustellen. Sie soll bei dieser Dosierung im Durchschnitt etwa 25 mg Hg systolisch und 15 mm Hg diastolisch betragen. Auch bei Steigerung der Dosis auf 40—50 mg soll in der Regel der Druckanstieg nicht viel größer sein, doch kommt es auch auf noch höhere Dosierung in seltenen Fällen zu gar keinem Blutdruckanstieg. So fanden PEOPLES und GUTTMANN bei zwei Patienten selbst nach 80 mg Benzedrin keine Blutdruckveränderung, während NOGAREDE wieder stärkere Steigerungen bei therapeutischen Dosen beobachtet haben will.

GRIMSON berichtete über Abnahme der Vasomotorenreflexe bei höheren Benzedrindosen, bei sehr großen Dosen soll sich eine vollständige Hemmung dieser Reflexe einstellen.

Für das Pervitin berichtete BRUNS, daß zur deutlichen Kreislaufwirkung beim Menschen mindestens 9—15 mg notwendig sind.

SEIFERT sah in zwei Fällen einen allerdings nur leichten Blutdruckanstieg schon nach 5 mg, nach 15 mg war der Anstieg kräftig und die Pulsfrequenz gesteigert. Diese Pulsfrequenzsteigerung setzte nach SEIFERT wesentlich später ein als die blutdrucksteigernde Wirkung, und zwar nach etwa 1—2 Std. Sie hielt bei 15 mg Pervitin 2—7 Std. an. Bei 25 mg nahm die Frequenz um 20—40 Schläge pro Minute zu. Noch nach 24 Std. war die Frequenz bei dieser Dosierung um 10—15 Schläge erhöht. Sie setzte auch schon wesentlich früher ein als sonst, und zwar nach etwa 30—40 min.

KNEISE sah die gute Kreislaufwirkung des Pervitin in seinem Einfluß auf das Amplitudenfrequenzprodukt.

Bei einer vergleichenden Untersuchung über die Herzwirksamkeit von Cardiazol, Coffein und Pervitin kam DOETSCH mit der Methode des Atemanhalteversuches zu dem Ergebnis, daß die „direkte Herzwirkung" von Cardiazol und Coffein ausgesprochener ist als vom Pervitin. Die Verlängerung des Atemanhaltevermögens nach Pervitin wird im wesentlichen auf eine Verbesserung der subjektiven Steuerungsfähigkeit zurückgeführt.

BERSEUS fand nach 15 mg Pervitin auf 70 kg Körpergewicht das Herzminutenvolumen um 30% gesteigert.

PÜLLEN glaubt eine gesetzmäßige Beziehung gefunden zu haben: Geringer Blutdruckanstieg bei Vagotonikern, dafür höhere Frequenzsteigerung, umgekehrt sollen sich die Verhältnisse bei Sympathicotonikern verhalten.

SCHÖNEBERG und MAURER räumten dem Pervitin unter militärischen Verhältnissen, z. B. beim Verwundetentransport, wegen seiner guten Kreislaufwirkung einen besonderen Platz ein. Es ist nach ihrem Ermessen dem Veritol und Ephedrin durch seine langanhaltende Wirkung überlegen.

REICHELT stimmte ihnen zu und empfahl gegen Kollapserscheinungen bei Fliegern 1—5 Tabletten Pervitin.

Die langanhaltende adrenalinartige Wirkung des Pervitin ließ GMEINER an die Möglichkeit der Schädigung von Herzmuskel und Coronarsystem denken[1].

BRUNS und LÜBKE griffen dieses Diskussionsmoment auf. Sie sahen, wie auch DODD und PRESCOTT, keine Veränderung nach Pervitineinnahme bei „coronarlatenten" Patienten.

RENCK untersuchte, ebenfalls angeregt durch die Bedenken GMEINERs, die Pervitinwirkung auf den Herzmuskel Gesunder. 48 Versuchspersonen wurden 8 Tage lang behandelt. Sie erhielten als Anfangsdosis 6 mg pro die. Die Dosis wurde bis zum 6. Tag um weitere 6 mg täglich bis zur Höchstdosis von 36 mg p. d. gesteigert. Diese Dosis wurde dann 3 Tage lang gegeben. 32 der Versuchspersonen zeigten in den ersten 2—3 Tagen Pulsfrequenzsteigerungen 1 Std. nach Einnahme des Mittels. Die Frequenzveränderung hielt etwa 5 Std. an, später ging sie wieder auf den Ruhewert zurück. An den weiteren Versuchstagen mit erhöhter Dosis stellte sich keine Frequenzsteigerung mehr ein. Im Elektrokardiogramm nach Ruhe und Belastung waren Veränderungen, die auf eine Schädigung des Herzmuskels oder auf Störungen in der Coronardurchblutung schließen ließen, nicht nachzuweisen.

SCHILD und WEISE empfahlen das Pervitin für die Behandlung des sinu-aurikulären Blocks (sa. B.). Bei zwei, ihnen schon längere Zeit unter der Diagnose sa. B. bekannten

---

[1] Die Bedenken GMEINERs stützen sich auf die Untersuchungen VEITHs. Er fand im Katzenversuch hypoxämische Herzmuskelnekrosen nach Adrenalindauerinfusionen.

Patienten war es zu Adam-Stokes-Anfällen gekommen. Pervitin und Coffein erwiesen sich in der Therapie als optimal wirksam. Es kam im Elektrokardiogramm nach dreiwöchiger Behandlung mit 2 × 1 Tablette täglich zur völligen Normalisierung der Reizbildungs- und Erregungsleitung. Nach Absetzen des Präparates traten die früheren Störungen wieder auf.

Der Einfluß des Pervitin und Benzedrin auf den Venendruck wurde wenig untersucht. CHRISTMAN und TAINTER fanden am Herz-Lungen-Präparat nach Injektion von 0,004 Benzedrin keine Wirkung auf die Venen. Das Zehnfache dieser Dosis zeitigte einen geringen Venendruckabfall.

DOMENJOZ und FLEISCH untersuchten die Pervitinwirkung an isolierten Katzeneingeweiden bei künstlicher Durchströmung und fanden, daß venös eine deutliche Verminderung der Stromgeschwindigkeit auftrat.

Ob der Kreislaufeffekt von Pervitin und Benzedrin durch überwiegende Einwirkung auf *die Kreislaufperipherie* oder durch überwiegende Einwirkung auf *das Herz* zustande kommt, war bisher nicht sicher zu entscheiden.

STEINMANN und FREY fanden die Wirkung auf den Kreislauf gekennzeichnet durch Steigerung des arteriellen Druckes, Zunahme des Schlagvolumens, Zunahme des Elastizitätskoeffizienten und der „Windkesselwirkung" sowie relative Zunahme des peripheren Widerstandes zum Minutenvolumen. Absolut gesehen soll der periphere Widerstand jedoch abnehmen.

In diesem allgemeinen Wirkungsschema gleicht der Pervitineffekt dem des Adrenalins sehr weitgehend, nur wirkt letzteres sehr kurzfristig, und die Pervitin-Kreislaufwirkung soll nach STEINMANN und FREY im Gegensatz zur Adrenalinwirkung niemals begleitet sein von einer Tachykardie. In dieser Hinsicht wieder ist das Pervitin dem Ephedrin verwandt, unterscheidet sich aber von ihm, weil unter Ephedrineinfluß das Minutenvolumen absinkt, während der periphere Widerstand gesteigert wird.

BRUNS und LÜBKE entschieden sich für eine Herzwirkung des Pervitin, da die Zunahme des Minutenvolumens und damit die Herzmehrarbeit sehr lange anhalten. Sie müßte sich sonst nach Ansicht der Autoren bei nur passiver Steigerung durch vermehrtes Blutangebot durch Einsetzen von Gegenregulationen nach kurzer Zeit ausgleichen.

Für das Benzedrin fanden LUNN und FOG bei Infusion einer Benzedrinlösung in der Konzentration 1:200000 in die Piaarterien der Katzen eine Gefäßverengerung von 9% bei Gefäßen, die größer als 50 μ im Durchmesser sind. Sie sahen keine Wirkung auf die Arteriolen. Hierin besteht ein wesentlicher Unterschied zum Ephedrin, das zu einer stärkeren Konstriktion der Arteriolen führen soll.

CHRISTMAN und TAINTER sahen vom Benzedrin Gefäßerweiterung am Katzenbein, und auch MORTON und TAINTER berichteten über Vasodilatation bei der Katze, wenn sie defibriniertes Blut als Lösungsmittel für das Benzedrin verwendeten.

Diese Tierversuchsergebnisse könnten die Auffassung von BRUNS und LÜBKE stützen, da die konstriktorische Wirkung auf die Kreislaufperipherie, wenn überhaupt vorhanden, so nur sehr geringen Ausmaßes zu sein scheint und sich auf das Gesamtstromgebiet des Kreislaufes kaum auswirken dürfte, weil es zu einer Verengerung der Arteriolen nach den angeführten Versuchen überhaupt nicht kommt. Eine endgültige Beweiskraft scheinen diese Untersuchungen aber wohl doch auch wieder nicht zu haben, und die Folgerung auf die periphere Kreislaufwirkung behält nur Gültigkeit unter der Voraussetzung, daß die an bestimmten Gefäßabschnitten gefundenen Ergebnisse als Allgemeinbefund auch für andere Gefäßabschnitte der Versuchstiere angesehen werden könnten. Hierzu weiß man nun vom sympathicomimetischen Kreislaufeffekt (HESS), daß er sich unterschiedlich in verschiedenen Stromgebieten auswirkt. So soll die Wirkung auf die Gefäße der Lunge, des Gehirns und der quergestreiften Muskulatur wesentlich geringer ausgeprägt sein. Sie zeigt sich offenbar am stärksten im Stromgebiet der Abdominalgefäße. Außerdem hängt die Wirkung auf die einzelnen Gefäßabschnitte sehr weitgehend von der Dosierung eines Pharmakons und wohl auch von seiner Konzentration im Wirkbereich ab, insofern, als sie nicht nur die Intensität nach einer Wirkungsrichtung bestimmt, sondern sich die Wirkungsrichtung bei veränderter Dosierung umkehren kann. Für das im klinischen Gebrauch im allgemeinen als stark blutdrucksteigernd bekannte Adrenalin wies KIESE darauf hin, daß kleine Dosen bei Hunden und Katzen eine Blutdrucksenkung verursachen können. Auch beim Menschen wurde Blutdrucksenkung nach kleinen Adrenalindosen beobachtet (Lokalanästhesie mit Novocain + Adrenalin). Auffällig ist, daß ein ähnlicher Effekt bei der Ephedrinanwendung bisher nicht beobachtet wurde. Für die Weckamine Pervitin und Benzedrin gewinnt in diesem Zusammenhang eine Beobachtung von ALLES theoretisch an Bedeutung. Er sah bei narkotisierten Kaninchen nach Benzedringabe einen dem Blutdruckanstieg vorausgehenden Blutdruckabfall. Nach diesen Ergebnissen um den sympathicomimetischen Kreislaufeffekt verwirren sich also die Verhältnisse derart, daß erklärende Formeln für einen zunächst sehr einfach erscheinenden körperlichen Wirkungsausdruck der Stoffe Pervitin und Benzedrin sich kaum noch finden lassen.

Therapeutische Möglichkeiten durch Kreislaufwirkung.

Als Kreislaufanalepticum finden Pervitin und Benzedrin vor allem bei lebensbedrohlichen Zuständen therapeutische Verwendung. Zu nennen wären hier Kollapserscheinungen nach chirurgischen Eingriffen und unter der Narkose, postoperativer Kollaps, eklamptischer und anämischer Geburtskollaps (BAUER, BEIGLBÖCK, MÜLLER-Bonn, KNEISE, PARADE, REICHEL, PÜLLEN, SCHOEN, RANKE, MITTELSTRASS, DAVIDOFF und REIFENSTEIN, MYERSON, BOYD). Besonders bewährt hat sich das Pervitin weiter in der Therapie der *intrauterinen Asphyxie*.

FROEWIS berichtete schon 1942 über sehr günstige Ergebnisse in der Pervitinbehandlung dieser Geburtskomplikation. Die *perorale Wirksamkeit*, die schon nach 10 Minuten feststellbare Einwirkung auf den *Kreislauf des Kindes* und die langdauernde Wirkung, wobei der Geburtsvorgang nicht beeinträchtigt wird, machten für FROEWIS das Pervitin zu einem *idealen Therapeuticum*.

Die therapeutische Anwendung des Pervitin zur Bekämpfung der intrauterinen Asphyxie beruht aber wohl nicht allein auf einem reinen Kreislaufeffekt beim Kinde, sondern es verflechten sich hierbei *körperliche Wirkungen bei Mutter und Kind mit psychischen Wirkungen bei der Mutter*, und zwar offenbar über eine Mobilisierung der Leistungsreserven, die sie aus dem Zustande allgemeiner Erschöpfung herausführen, so daß mit neugewonnener Kraft der Geburtsvorgang beschleunigt wird. Hier gewinnt also der später noch näher zu untersuchende leistungssteigernde Effekt des Pervitin schon eine wesentliche Bedeutung, da die häufigste Basis für eine intrauterine Asphyxie der Geburtsstillstand bei *protrahiertem Geburtsverlauf* ist.

Die Kreislaufwirkung beim Kinde kommt nach den Erwägungen ROCKENSCHAUBs auf zwei Wegen zustande. Einmal nimmt er einen Eingriff in die vegetative Steuerung an, und zum anderen glaubt ROCKENSCHAUB, daß unter Pervitinmedikation die Mutter zur *Hyperventilation* angeregt wird und es so zur Sauerstoffanreicherung im Blut der Mutter kommt. Damit wäre auch eine verbesserte Sauerstoffversorgung des Kindes gegeben. Nach den weiter unten wiedergegebenen Ergebnissen über die Untersuchung der Pervitinwirkung auf die Atemtätigkeit wäre dieser zweite von ROCKENSCHAUB angenommene Wirkungsmodus fraglich, zumindest aber von zweitrangiger Bedeutung.

2. Nieren.

Daß die blutdrucksteigernde Wirkung des Pervitin und Benzedrin *nicht durch eine Verengerung der Nierenstrombahn* zustande kommt, kann heute als erwiesen angesehen werden, denn *die Nierendurchblutung soll* nach Pervitin- und Benzedringabe *gesteigert sein*.

Im Tierversuch war die durchblutungssteigernde Wirkung von Pervitin und Benzedrin auf die Nieren schon bei den ersten Untersuchungen zu erkennen.

DAUTREBANDE sah beim Hund eine Zunahme der Harnflut und des Nierenvolumens nach Dosen von 3—10 mg/kg. Bei Wiederholung kleiner Dosen oder bei Verabreichung großer Dosen von 40—60 mg/kg kam es zum Versagen der Nierentätigkeit.

Für das Pervitin stellte HAUSCHILD im Tierversuch an Ratten eine eindeutige Diuresesteigerung fest, die mit der Durchblutungssteigerung zusammenhängen soll. Pervitindosen von 0,5 mg/kg führten bei den Versuchstieren zu einer Vermehrung der abgeschiedenen Harnmenge bis über 200%.

Den Ergebnissen HAUSCHILDs widersprechend, fand CREDNER keine Pervitindosis, mit der sich bei Rattenversuchen eine Diuresesteigerung erzwingen ließ. Ob er die Dosen HAUSCHILDs anwandte, geht aus seinen Berichten nicht hervor. Bei Dosierungen von 5 mg/kg sah er keine nennenswerte Wirkung auf die Diurese, dagegen verursachten 10 mg/kg oder 20 mg/kg eine deutliche Beeinträchtigung der Harnabsonderung. Es muß in diesem Untersuchungsergebnis u. E. nicht unbedingt ein Widerspruch zu den Befunden HAUSCHILDs liegen, wenn CREDNER die angegebene Dosis von 5 mg nicht unterschritten haben sollte, da auf eine Beeinträchtigung der Nierenfunktion bei höherer Dosierung (und als solche muß man 5 mg/kg ansehen) schon DAUTREBANDE hinwies.

Zu einer übereinstimmenden Beurteilung der Nierenwirkung beim Menschen kam man zunächst auch nicht. Einige Untersucher (COHEN, MYERSON und COHEN, SHOWSTACK) sahen keine vermehrte Harnproduktion, BEYER und SKINNER fanden dagegen eine stärkere Urinabscheidung, die von ihnen aber mit einer größeren Wasserzufuhr infolge starken Durstes erklärt wurde.

ROSENTHAL fand nach Benzedringabe einen Gewichtsverlust und nahm aus diesem Grunde eine echte Diuresewirkung für das Benzedrin an.

Behandlung von Diuresestörungen.

In Deutschland wiesen WARSTADT, SPRINGORUM, SCHNEIDER schon 1938 darauf hin, daß es in der Ephedrinreihe kreislaufwirksame Mittel gibt, die neben einer Erhöhung des Blutdrucks und einer vermehrten Nierendurchblutung eine Diuresesteigerung hervorrufen. Im Wasserstoßversuch hat SPRINGORUM die Wirkung am Menschen versucht und empfahl danach, Pervitin bei postoperativen Diuresestörungen zu verwenden.

Für das Zustandekommen dieser diuretischen Pervitinwirkung wird zwar die Steigerung der Nierendurchblutung verantwortlich gemacht, doch ist es unklar, wie es zu dieser Durchblutungssteigerung kommt. SCHNEIDER und SPRINGORUM möchten die Erhöhung des Blutdruckes zur Erklärung heranziehen, dem würde aber widersprechen, daß eine allgemeine Blutdrucksteigerung noch nicht bei diuresesteigernden Pervitindosen auftritt. Auch HELLWIG glaubt die Erklärung für die diuresesteigernde Wirkung nicht in der Blutdrucksteigerung zu sehen. Sie hält SPRINGORUM auch entgegen, daß die Diuresewirkung *nicht als sympathicomimetischer Effekt* aufgefaßt werden kann, da die Symphaticusanregung des Mittels sich in einer *Verengerung der Nierenstrombahn* ausdrücken müßte. HELLWIG fand durch Zufall die Möglichkeit, urämische Patienten mit Pervitin zu behandeln. Diese Behandlung wurde später auch von BOSHAMER, VOLHARD und KROETZ übernommen. HELLWIG begann ihre *Urämiebehandlung* mit Dosen von 6 mg, steigerte sie allerdings später bis auf 90 mg pro die und berichtete über ganz überraschende Ergebnisse. Bei ihren Patienten trat während der Pervitinbehandlung keine Blutdrucksteigerung ein, sondern bei der Mehrzahl der Behandelten sank der überhöhte Blutdruck um 10—20 mm Hg. Dieser Effekt konnte nicht als Resultat verbesserter Ausscheidungsverhältnisse angesehen werden, da die Blutdruckerniedrigung in der Behandlung Urämischer, im Gegensatz zu der Pervitinwirkung bei Gesunden, der Diuresesteigerung um 1 bis 1$^1/_2$ Std. vorausging. HELLWIG kam zu dem Schluß, daß der Angriffspunkt für den Niereneffekt des Pervitins in einem *zentralgelegenen Steuerungszentrum*, dem Hypophysen-Zwischenhirnsystem, zu suchen ist.

Zu dem gleichen Schluß mußten auch FALTA u. TITZE kommen, nachdem sich ihnen das Pervitin[1] besonders in Kombination mit Alkohol als ein sehr wirksames Therapeuticum bei *Diabetes insipidus* zeigte. Die übersteigerten Harnausscheidungen ihrer Patienten sanken bis in die Nähe normaler Ausscheidungswerte ab, und die theoretische Deutung der Autoren zielt auf eine Beseitigung von Hemmungen der Zwischenhirnzentren.

3. Atmung.

Im Tierversuch ließ sich eine Einwirkung von Pervitin und Benzedrin auf die Atmung im Sinne einer Vertiefung und Frequenzzunahme nachweisen (HAUSCHILD, ALLES, CHAKRAVARTI, CSINADY und BITURINI).

Der Einfluß der Pharmaka auf die *menschliche Atmung* wird nicht einheitlich beurteilt. Beim Benzedrin soll sich im Falle einer Tendenz zur Herabsetzung der Atemfrequenz gewöhnlich eine kompensatorische Erhöhung der Atemtiefe einstellen (ALTSCHULE, BEYER, DILL, GUTTMANN, MAIN).

Genauere Untersuchungen über die Atemwirkung des Benzedrins stellte DAUTREBANDE an. Er fand bei Inhalation in der ersten Phase verlangsamende und vertiefende Wirkung und eine Verbesserung der Schöpfkraft. Bei längerer Inhalation zeigte sich Abflachung der Atmung und Verschlechterung des Ventilationseffektes. In dritter Phase trat dann die primäre Wirkung wieder hervor.

SEIFERT untersuchte das Pervitin auf seine Atemwirkung am Menschen. Nach 15 mg stieg das Atemvolumen bei seinen Versuchspersonen (4 Patienten) nach Ablauf von 30—40 min an und erreichte nach 3—5 Std. ein Maximum von 20%, um dann langsam wieder abzufallen.

BÜSSEMAKER und SONNENBERG, LEHMANN, STRAUB und SZAKALL sahen eine Veränderung der Atmung durch Pervitin weder in Ruhe noch bei Arbeit.

GROSS und MATTHES sahen pathologische Atemrhythmusstörungen durch Pervitin und Ephedrin im Sinne periodischen Atmens (Cheyne-Stokes).

OLECKS Untersuchungen über die Pervitinwirkung im Bereich der Vita maxima könnten klärend für die unterschiedliche Beurteilung sein insofern, als es verschiedene Reaktionstypen oder Reaktionslagen für das Pervitin geben muß. OLECK untersuchte u. a. die Atemtätigkeit von Versuchspersonen, die er vor und nach Pervitingabe bis zur Erschöpfung körperlich arbeiten ließ. Von seinen 9 Versuchspersonen trat bei zweien eine Steigerung des Atemminutenvolumens auf, die durch Vergrößerung des Atemvolumens bei im wesentlichen gleichbleibender Atemfrequenz zustande kam. Bei einer Versuchsperson lagen die Atemvolumina in der letzten Versuchsminute tiefer als in den Vorversuchen ohne Pervitin. Bei 6 Versuchspersonen blieben die Atemvolumina gegenüber den Vorversuchen gleich. Es wurden bei den Versuchen 6, 9 und 15 mg Pervitin gegeben, die Zunahme des Atemvolumens scheint nicht abhängig zu sein von der Zunahme der Dosis. Gerade die mit 6 mg behandelten Versuchspersonen reagierten mit einer Steigerung der Atemvolumina.

Auch der O_2-Verbrauch pro Minute zeigte unterschiedliche Werte. 2 Versuchspersonen reagierten mit einem deutlichen Mehrverbrauch, doch waren es nicht jene Versuchspersonen, die ein gesteigertes Atemvolumen unter der Pervitinwirkung gezeigt hatten. Bei 6 Versuchspersonen trat eine Tendenz zum Mehrverbrauch hervor, blieb aber im Fehlerbereich. Eine Versuchsperson zeigte eine Senkung des O_2-Verbrauches unter Pervitin bei der Arbeit.

Therapeutisch versuchte man die Atemwirkung des Pervitins bei der *Neugeborenenasphyxie* auszunutzen. SIEGERT machte 1941 Versuche mit Pervitin

---

[1] Neben dem Pervitin zeigten sich auch Ephedrin, Coffein und Kokain wirksam.

bei diesem Versagen im Einsetzen der Atmungsregulation, er gab 1,5 mg in die Nabelschnur, konnte aber *kein abschließendes Urteil* fällen.

In der Behandlung der Schlafmittelintoxikation, Kohlenoxyd- und Alkoholvergiftungen gewann diese Pervitinwirkung entscheidende Bedeutung (siehe Vergiftungsbehandlung), und frühzeitig wurde der Wert des Atmungseffektes auch zur Behandlung von Lungenkomplikationen nach operativen Eingriffen erkannt (PÜLLEN, JECEL, MÜLLER, KNEISE).

4. Obere Luftwege und Bronchien.

Durch die Behandlung der oberen Luftwege mit Benzedrin als Ersatz für das Ephedrin wurde erst das *allgemeine Interesse* für die Desoxyephedrine erweckt. Die wesentliche Wirkung auf die Luftwege besteht in der Dilatation der Bronchien und Schleimhautabschwellung der Atemwege. Besonders das zuletzt genannte Phänomen ließ die beiden Pharmaka Pervitin und Benzedrin bei Behandlung des Heufiebers große Bedeutung gewinnen.

Für das Benzedrin wurde die erste tierexperimentelle Untersuchung über die Wirkung im Bereich der Luftwege von ALLES und PRINZMETAL gemacht. Sie fanden nach Injektion von 3 mg/kg Benzedrin beim Hunde und bei der Katze Dilatation der Bronchien.

TAINTER und CAMERON dagegen hielten das Benzedrin für einen schlechten Broncho-Dilatator beim Menschen und nach SOLLMANN und GILBERT soll es sogar die Muskulatur der Bronchien etwas zur Kontraktion bringen. SVINEFORT, BURNE u. a. hingegen berichteten über ausreichende Abschwellung und Blässe der Bronchialschleimhaut, als günstige Voraussetzung zur Durchführung der Bronchoskopie.

Die Wirkung des Pervitin auf die Luftwege wurde wieder von HAUSCHILD studiert, und er fand, daß bei einem durch Pilocarpin erzielten Bronchospasmus (durch 0,2—1,0 mg/kg) die relativ hohe Pervitindosis von 3,0 mg/kg zur Lösung notwendig war. Nach seinen Untersuchungen waren die spasmolytischen Ephedrindosen jedoch genau so hoch.

MINGOIA empfahl das Benzedrin bei Affektionen der Nase und Nebenhöhlen, weil seine abschwellende Wirkung gegenüber dem Ephedrin *um 70% verlängert ist*. HEISCH versuchte als erster 1937, das Benzedrin zusammen mit Belladonnatropfen gegen *Heufieber* zu verwenden. Diese erfolgreiche Heufiebertherapie wurde mit Pervitin zum ersten Male in Deutschland von TROPP und GMEINER, in der Schweiz von STREBEL versucht und zeigte sich als sehr wirksam.

Es wird angenommen, daß es sich bei dem Behandlungserfolg gegen das Heufieber nicht um einen den Sympathicus nur peripher stimulierenden symptomatischen Effekt handelt, wie z. B. beim Ephetonin oder Sympatol, sondern um eine zentral in die vegetativen Zentren eingreifende Wirkung mit Erregung des Sympathicus und gleichzeitiger Dämpfung des Parasympathicus. Das Pervitin soll beim Allergiker nach längerem Gebrauch *kausal-kurative Wirkung* ausüben (FINDEISEN). Dabei *sinkt* nach FINDEISENs Beobachtung im Laufe der Behandlung *der Bedarf*. Dieser Autor gibt eine hypothetische Erklärung für den antiallergischen Effekt: Normotonisierende Wirkung auf die Dystonie von Sympathicus und Parasympathicus, Hemmung der Zerstörung des körpereigenen Adrenalins und nach HEIM vielleicht Anregung der Nebenniere zur verstärkten Produktion. So soll das Pervitin außer bei Heuschnupfen auch bei anderen allergischen Reaktionen sehr gute Wirkung zeigen, z. B. Conjunctivitis allergica (SCHMELZER) und Urticaria (STAEHELIN, FINDEISEN).

5. Darm.

Die Berichte über die Wirkung des Pervitin und Benzedrin auf die Darmfunktion spiegeln eine ähnlich *wechselvolle Wirkung* der Pharmaka, wie sie schon bei den früher beschriebenen Körperwirkungen festgestellt wurde.

Im Tierversuch fanden Tonussteigerung am Darm durch Benzedrin PATEK, THIENES, ALLES, BOYD, ROSENBERG.

DIETRICH und MILLICAN sahen Kontraktion der glatten Muskulatur bei sehr niedrigen Dosen (10^{-4}).

DETRICK betonte die Abhängigkeit des Wirkeffektes von der Dosierung: Tonussteigerung bei großen Dosen, Hemmung bei kleinen Dosen. Dagegen fanden ALLES und BOYD gerade für kleine Dosen Steigerung und für große Dosen Hemmung.

Nur Hemmung und Erschlaffung des Darmmuskeltonus sahen FARAH, PINKSTON, DRAKE, BEYER, MEEK, SMITH, CSINADY und HALPERN.

Neben diesen Berichten über die Wirkung im Tierversuch sollen sich auch über die Wirkung auf den menschlichen Darm ebenso viele Angaben über spasmenlösende wie spasmenauslösende Wirkung des Benzedrin finden (FISCHER-WINGENDORF).

KUSHNY glaubt, daß das Auftreten des einen oder anderen Wirkungseffektes von der Ausgangslage des Tonus abhängt. Er fand Erschlaffung, wenn sich der gastrointestinale Trakt in einem Zustand der Hypertonie befand.

Bei seinen Pervitinversuchen sah HAUSCHILD am normalen isolierten Darm von Meerschweinchen und Kaninchen Tonusabnahme, während REISER bei Versuchen an Kaninchen und i.v. Applikation von Pervitin und Benzedrin auf den intakten Darm keine Wirkung sah. Erst am ausgeschnittenen Darm beobachtete er den gleichen Effekt wie HAUSCHILD, und eine Tonushemmung zeigte sich schon bei Verdünnungen von 1:700000.

NEUWEILER fand auch für das Pervitin die Abhängigkeit der Wirkungsrichtung von der Dosierung und stellte Tonusabnahme bei kleinen Dosen, Tonuszunahme bei großen Dosen am isolierten Darmstück fest.

6. Magen.

Die Wirkung von Pervitin und Benzedrin auf den *Magen* und *Pylorus* scheint insgesamt etwas *einheitlicher* zu sein als die Darmwirkung. Dieser Umstand drückt sich schon in der weniger widersprüchlichen Beurteilung der Untersucher dieses Effektes aus. Im allgemeinen scheint demnach sich nach Pervitin- und Benzedringabe *eine Erschlaffung* der Magenmuskulatur und damit verbunden eine *Entleerungsverzögerung* des Magens einzustellen. Der Pylorus ist meistens kontrahiert, die Aciditätwerte zeigten unter der Einwirkung der Mittel keine nennenswerten Schwankungen.

Die Magenwirkung setzt ein mit einer Steigerung des intragastrischen Druckes, der den Pylorustonus überwindet und zu einer Verkürzung der Entleerungszeit führt[1]. Erst danach soll sich im allgemeinen eine wesentliche Tonus- und Motilitätsverminderung zeigen (BEYER, PEOPLES, RITVO, ROSENBERG, SMITH, VAN LIERE, SLEETH). Diese Wirkung am Magen soll sich aber nicht gesetzmäßig zeigen, und vor allem SMITH und Mitarbeiter wollen am normaltonisierten Magen keine Veränderungen durch Benzedrin gesehen haben. Auch FELLINGER und LACHNIT fanden nicht immer eine Tonusabnahme der Magenmuskulatur nach Weckamingabe.

Die Wirkung des Pervitin auf den Funktionszustand des Magens untersuchte PÜLLEN. Nach seinen mit Röntgenkontrollen durchgeführten Studien scheint die anfängliche Tonussteigerung bei oraler Gabe des Mittels nur selten aufzutreten. In der überwiegenden Zahl seiner Fälle zeigte sich gleich eine wesentliche Tonussenkung. PÜLLEN fand auch, wie die schon genannten Untersucher der Benzedrinwirkung, die Verlängerung der Entleerungszeit des Magens. Die Darmpassage schien nicht verlängert zu sein. Als ein für die therapeutische

---

[1] Bei der Behandlung von Schlafmittelvergiftungen beobachteten wir nach schneller Injektion größerer Pervitinmengen häufiger einmaliges Erbrechen.

Verwendung sehr wesentliches Moment hob er hervor, daß sowohl der Hunger wie das Sättigungsgefühl bei höheren Pervitindosen aufgehoben werden.

Im Tierversuch glaubte ENDERS in der Freßunlust der Ratten die Verminderung des Hungergefühls bestätigt zu sehen.

MINKOWSKIs Versuchsratten fraßen dagegen nach Benzedrin mehr als Kontrolltiere, wogegen wieder die Hunde von ALPERN, FINKELSTEIN und GAND nach 1 mg/kg eine beträchtliche Appetitverminderung zeigten.

Eine eindeutige Klärung der von PÜLLEN beobachteten zweiphasischen Wirkung auf die Nahrungsaufnahme kann u. E. vom Tierversuch wegen der beim Hunger und noch mehr beim Sättigungsgefühl mitgegebenen rein psychischen Faktoren kaum erwartet werden. In der therapeutischen Anwendung nutzte man im weiteren Verlauf beide Wirkungsphasen.

a) Anwendung bei Entfettungskuren.

Wegen der *Verminderung des Hungergefühls* wandte man Benzedrin wie Pervitin mit Erfolg zur Gewichtsreduktion bei Entfettungskuren an (CHRISMAN, DAVIDOFF und REIFENSTEIN, ERSNER, KUNSTADTER, LESSES, MYERSON, ROSENBERG, ROSENTHAL, SCHAFFER, FELLINGER und LACHNIT, BANSI, BRAUNER und LINDNER, LOOS und SPIEGELBERG, FINCH, CUTTING, KALB, COLTON, EMERSON).

Für diese erfolgreiche therapeutische Anwendung des Pervitins und Benzedrins wird die veränderte Magenmotilität nur als Teilursache angesehen, da man bei Röntgenkontrollen auch keineswegs immer eine Herabsetzung des Magentonus fand. HARRIS und IVY glaubten ein wesentliches Moment in der Beeinträchtigung des Geruchssinnes zu sehen. JORES, LOOS und SPIEGELBERG sahen den Wirkungseffekt vor allem in der Beeinflussung des Hungergefühls durch *Einwirkung auf zentrale Regulationszentren*. In diesem Zusammenhang maßen sie dem Umstand besondere Bedeutung bei, daß Patienten mit *normalem Gewicht* bei Weckamin-Dauermedikation, von seltenen Ausnahmen abgesehen, tolerant gegenüber der appetitmindernden Wirkung werden.

DAVIDOFF und REIFENSTEIN bewerteten mehr die allgemein-psychischen Faktoren und erwähnten vor allem das Gefühl von Wohlbefinden und erhöhter Spannkraft, wodurch die Patienten von dem Bedürfnis zur Nahrungsaufnahme abgelenkt werden. Dagegen führten FELLINGER und LACHNIT an, daß *keine Korrelationen* zwischen allgemein-psychischer Tonisierung und appetitdämpfender Wirkung nach Weckamingabe bestehen. Sie beobachteten Patienten, die nach 15 mg Pervitin vollkommen interesselos gegen Nahrungsaufnahme waren, während eine allgemeine Aktivitätssteigerung keineswegs auffiel.

Nach diesen Erfahrungen scheint also die appetitvermindernde Wirkung kein sekundärer Weckamineffekt zu sein, sondern man müßte annehmen, daß die Mittel weitgehend primär zu *einer Aufhebung der Vitalempfindung Hunger führen*.

b) Anwendung als Roborans.

Die erwähnte zweite Wirkungsphase nutzte PÜLLEN selbst zur Roborierung bei Rekonvaleszenten. Er beschreibt, daß das fehlende Sättigungsgefühl die Patienten veranlaßte, mehr zu essen, und es darum bei ihnen zu einer Gewichtszunahme kam. Der Tonusverlust des Magens schien ihm keine ausreichende Erklärung für das fehlende Sättigungsgefühl zu geben, sondern er machte die zentral-stimulierende Wirkung des Pervitin hierfür verantwortlich. Wir wollen das Ausbleiben des Sättigungsgefühls nach Pervitinmedikation nicht in Zweifel ziehen, aber für die verbesserte Nahrungsaufnahme der Rekonvaleszenten könnte es auch nur eine Teilursache sein, und man darf wohl annehmen, daß eine Steigerung der vitalen Antriebsgrößen diesen Effekt gerade bei der Allgemeinschwäche der Rekonvaleszenten mitbedingt. Dabei könnte man sich vorstellen, daß es bei der Abschwächung aller Vitalbedürfnisse im Zustande der Rekonvaleszenz durch Pervitinmedikation über eine allgemeine Hebung des Kräfteniveaus auch zu einer Verbesserung der Appetenz kommt. Wir glauben also, daß in der pervitinbedingten Beeinflussung der Nahrungsaufnahme *körperliche und psychische Faktoren* zur Erklärung herangezogen werden müssen. Der Eintritt einer bestimmten Wirkung, entweder verminderte Nahrungsaufnahme und Gewichtsverlust oder verbesserte Nahrungsaufnahme und roborierende Wirkung, wären ganz allgemein gesagt von einer vorgegebenen, vegetativen Funktionslage oder, umfassender ausgedrückt, *vitalen Ausgangssituation* abhängig.

Der Einfluß des Pervitin auf Nahrungsaufnahme und Gewichtsverhältnisse gewann für die Kinderklinik besonderes Interesse. Bei vergleichenden Untersuchungen der Wirkung von Nebennierenrindenhormon und Pervitin auf die Gewichtsverhältnisse bei Neugeborenen fand WIEDERMANN, daß sich unter beiden Mitteln im Anschluß an den *initialen Gewichtsverlust* der Neugeborenen die Gewichtsverhältnisse wesentlich schneller bessern als ohne diese Mittel. Dabei wird dem Nebennierenrindenhormon eine Stoffwechselwirkung zugemessen, zumal es im Gegensatz zum Pervitin den initialen Gewichtsabfall der Säuglinge aufzufangen vermag. Bei den mit Pervitin behandelten Kindern fiel auf, daß ihre Trinkmengen deutlich über denen der mit Nebennierenrindenhormon behandelten lagen. Der Gewichtsanstieg der Pervitinkinder verlief nach Erreichung des initialen Tiefstandes durch die erhöhten Trinkmengen auch entsprechend schneller.

Wahrscheinlich waren für die Untersuchungen WIEDERMANNs richtunggebend die therapeutischen Ergebnisse von BRIEGER und STOLTE bei der Verwendung des Pervitins in der „*Behandlung des akuten totalen Zusammenbruchs bei chronisch ernährungsgestörten atrophischen Säuglingen*". Die Autoren sahen in der Berichtszeit um 1949 in der Rostocker Universitäts-Klinik einen ungewöhnlich hohen Prozentsatz an dystrophischen und atrophischen Säuglingen, bei denen es infolge eines Infekts zu einem *plötzlichen vegetativen Zusammenbruch* kam. Diese Zustände lassen sich meist durch Behandlung mit Vitamin K-Gaben, Salzzufuhr, Bluttransfusion und Sauermilch-Frauenmilch-Aufbau zunächst bessern, nach 8—14 Tagen kommt es aber in den meisten Fällen zu einem neuen, wesentlich bedrohlicheren Kollaps. Nur mit i.v. oder intraarteriellen Traubenzucker- und Lobelininjektionen sollen sich diese Situationen beherrschen lassen. Gelingt es unter dieser Behandlung, die Säuglinge soweit zu bringen, daß sie aus der Bewußtlosigkeit erwachen, so sahen die Autoren eine schnelle Besserung der Kinder, wenn sie nun die Therapie mit einer halben Tablette Pervitin fortführten. Die Kinder blieben danach lange wach und das Mittel gab ihnen eine *gute Appetenz*.

Daß bei dieser zuletzt beschriebenen therapeutischen Anwendung des Pervitins eine Wirkung auf den Magen-Darm-Trakt nur noch eine ganz untergeordnete Bedeutung haben kann und allgemein-vegetative und Stoffwechselwirkungen hier eine entscheidende Rolle spielen, leuchtet ein.

Wenn man nun noch einmal auf Grund des bis heute gewonnenen Erfahrungsmaterials die *Deutungsmöglichkeiten* für die Wirkungen des Pervitins auf die Nahrungsaufnahme überblickt, so sieht man, wie sie von relativ einfach erscheinenden Umsteuerungen der vegetativen Regulationen der Magen-Darm-Motilität über komplizierte Stoffwechselwirkungen Veränderungen der Vitalempfindungen und Bedürfnisse bis zu Umstellungen im Bereich der sog. rein psychischen Faktoren, wie Antriebssteigerung, Interessezuwendung, reichen.

7. Weitere Wirkungen auf Organe mit glatter Muskulatur.

Die relativ häufig einsetzende Wirkung von Pervitin und Benzedrin auf den Magen erstreckt sich eindeutig auch auf andere Organe des Abdominalraumes. So soll die Leber nach CHAKRAVARTI eine Abnahme ihres Volumens mit Erhöhung des Pfortaderzustromes zeigen. *Über Leberparenchym-Schädigungen* wurde weder von Pervitin noch von Benzedrin bisher etwas bekannt.

Die Wirkung auf die menschliche Gallenblase soll nicht sehr stark ausgeprägt sein. Nach fettem Essen soll es zur Erschlaffung der Gallenblase und Verzögerung der Entleerungszeit kommen (SELLE, SCHUBE, SMITH, CHAMBERLAIN).

Die Milz wird kontrahiert. Die Milzwirkung beginnt früher und hält länger an als die Blutdruckwirkung (PALITZ, PINKSTON und PINKSTON). Nach DOMENJOZ und FLEISCH sowie RIECHERT und SCHMIEDER erzeugt auch Pervitin eine langdauernde Kontraktion der Milz, die mit der pressorischen Wirkung auf den Kreislauf parallelgehen soll.

Die ableitenden Harnwege reagieren auf Pervitin und Benzedrin *mit Entspannung*. Die Ureteren erschlaffen und die Blase erweitert sich auf 20 mg Benzedrin i.v. unter Umständen auf mehr als das Doppelte (LOHMANN). Auf den Musculus spincter versicae sollen die Präparate eine kontrahierende Wirkung ausüben. O'CONNOR beschreibt nach 30 mg Benzedrin Spasmen des Blasen-Anal-Sphincters.

Wegen dieser Wirkung wird das Benzedrin sowohl zu diagnostischen als auch zu therapeutischen Maßnahmen benutzt. CARROL empfahl es zur Darstellung der Niere und Nebenniere, zur Behandlung von Ureterenspasmen bei Steinleiden und zur Tonuslösung der pathologisch kontrahierten Blase. Er verwandte es in Kombination mit Atropin. Aus gleicher Indikation empfahl MYERSON das Mittel. Er kombinierte es mit Barbituraten.

Die Wirkung auf die Uterusmuskulatur ist wiederum unregelmäßig. BOYD, GUNN, PARTEK sahen am isolierten Uterus von Meerschweinchen Kontraktionen. HUNTLEY und Mitarbeiter beschrieben Kontraktionen am Meerschweinchenuterus und Erschlaffung am Kaninchenuterus.

Beim menschlichen Uterus scheint nach Pervitin und Benzedrin Verringerung der Kontraktionshöhe und Muskeltonuserhöhung zu überwiegen. NEUWEILER untersuchte die Wirkung von Pervitin auf den virginellen Meerschweinchenuterus und sah bei kleinen Dosen keinen Einfluß. Bei großen Dosen stellte sich jedoch Erregung der Muskulatur ein. Am Genitalsystem bei Ratten beobachtete er ein der „Notfallfunktion" analoges Geschehen, was ganz dem nach Adrenalingabe entsprach: Seltenerwerden oder Ausbleiben des Oestrus, oftmals verbunden mit Verlängerung, gelegentlich Ausbildung eines Daueroestrus; *Ovulationsvorgänge werden* demnach durch Adrenalin wie durch Pervitin *verzögert*. Die Ovarien zeigten mikroskopische Neigung zu Follikelveränderungen und Persistenz der Corpora lutea. Aus seinen Tierversuchen zog er einen *sehr weitgehenden* Schluß auf die möglichen Folgeerscheinungen beim Menschen nach mißbräuchlicher Pervitinbenutzung und erwartete: Sekretionsstörungen, Blutungen, Frigidität, Cohabitationsstörungen und evtl. Sterilität. Klinische Erfahrungen über derartige Störungen machte er aber offenbar nicht.

FROEWIS' Feststellung, daß die Wehentätigkeit durch Pervitin nicht beeinflußt wird, kann wohl nicht verallgemeinert werden. Zu einer Verschlechterung der Wehentätigkeit unter der Geburt scheint es aber nach Pervitin und Benzedrin niemals zu kommen. POE und KARP berichteten über *Linderung des Wehenschmerzes* unter der Geburt und Verstärkung der Wehentätigkeit bei Mischinjektionen von 10 mg Pervitin und 100 mg Dolantin. NOACK empfiehlt Mischinjektionen von 15 mg Pervitin, 100 mg Dolantin und 10 mg Polamidon. Er sah danach eine Tendenz zur *Verbesserung der Wehentätigkeit*, und starke Schmerzen konnten unter dieser Medikation in ausreichendem Maße beeinflußt werden, ohne daß durch zu hohe Gaben von Dolantin und Polamidon C intrauterine Asphyxie zu befürchten war (s. S. 9, intrauterine Asphyxie).

8. Blut.

Da Pervitin und Benzedrin in ihrer Grundstruktur einen Benzolring enthalten, mußte fast zwangsläufig die Frage aufgeworfen werden, ob bei längerer Anwendung der Präparate nicht eine Schädigung des hämatopoetischen Systems zu befürchten wäre. Diese Frage scheint heute im wesentlichen entschieden. Auch bei längerem Gebrauch der Weckamine ist mit einer Schädigung der blutbildenden Organe nicht zu rechnen. Diese Tatsache war aber zu Beginn der Untersuchungen über die Benzedrinwirkung nicht so ohne weiteres zu erkennen.

Die ersten Untersucher DAVIES, KORNS und RANDALL behaupteten, Benzedrin verursachte eine Leukopenie, andere Autoren (BLOOMBERG, BRADLEY, DAVIDOFF und REIFENSTEIN, SCHUBE, SEIFERT) bestritten für Pervitin und Benzedrin diese Feststellung.

RASKIN und CAMPBELL kontrollierten die Blutbilder von 86 Versuchspersonen nach Gaben von 10—30 mg Benzedrin über einen Zeitraum von 14—30 Tagen; auch 6 und 12 Monate nach der Behandlung fanden noch Kontrollen statt. Veränderungen, die über den Bereich der Versuchsfehler hinausgehen, zeigten sich nach diesen Experimenten nicht.

Knochenmarkuntersuchungen durch FELLINGER und LACHNIT vor und nach Benzedrinmedikation wiesen auf keine nachteilige Beeinflussung der Blutbildungsstätten hin.

KAHLERT untersuchte die Einwirkung des Pervitin auf das Hämogramm und die biologische Leukocytenkurve. Er fand bei seinen über 24 Std. sich erstreckenden Untersuchungen fast regelmäßig eine Neutrophilie, eine weniger ausgeprägte Monocytose und im Endstadium der Pervitinwirkung fast stets eine Lymphocytose. Die Leukocytenwirkung erstreckte sich etwa über den gleichen Zeitraum der psychischen Wirkung des Pervitin und trat unabhängig von physiologischen Tagesschwankungen auf. Toxische Wirkungen fand KAHLERT nicht. Er nahm eine zentralgesteuerte Verteilungsänderung der Leukocyten an.

9. Stoffwechsel.

Die vielseitigen Eingriffe des Pervitin und Benzedrin in die vegetativen Regulationen (Kreislauf, Appetit, Veränderung der Gewichtsverhältnisse) und auch die psychischen Wirkungen forderten zu umfangreichen Stoffwechseluntersuchungen heraus. (COHEN und MYERSON, DOMLEY, MOLITSCH und FOLLIAKOFF, MYERSON, ULRICH, BEYER, EMERSON, ABREU, BERGGREEN und SÖDERBERG, PENROD, BÜSSEMAKER und SONNENBERG, FELLINGER und LACHNIT, PEOPLES und GUTTMANN, DILL, ALTSCHULE und IGLAUER, STORTZ, APFELBERG, KORNS und

Randall, Franke, Schwanke, Agnoli und Galli, Thaddea, Friedrichs und Köhns, Csinadi, Simonyi und Scent-Györgyi). *Es fanden sich aber keine so entscheidenden Veränderungen im Stoffwechsel, daß sie zur Erklärung des allgemeinen Wirkungsspektrums von Pervitin und Benzedrin wesentlich hätten beitragen können.* Zusammengefaßt zeigen alle Untersuchungen, daß beide Pharmaka in therapeutischer Dosierung im allgemeinen beim Gesunden keine nennenswerten Stoffwechselveränderungen machen. Büssemaker und Sonnenberg sahen auch keine Steigerung des Arbeitsstoffwechsels, und ihre Untersuchungsergebnisse stimmen im wesentlichen mit denen Olecks überein. Altschule bemerkte nur bei wenigen Versuchspersonen eine erhebliche Steigerung der Stoffwechselgrößen, nahm aber als Grund dafür nicht eine direkte Einwirkung auf den Stoffwechsel an, sondern die durch den zentralanaleptischen Effekt bedingte Unruhe der Versuchspersonen. Eine Grundumsatzsteigerung trat gewöhnlich deutlicher hervor, wenn der Ausgangswert des Grundumsatzes unter dem Normalwert lag (Emerson und Abreu). Agnoli und Galli glauben, daß unter pathologischen Verhältnissen („neurovegetative Dystonie") eine Erhöhung des Grundumsatzes und des spezifischen dynamischen Effektes auftritt.

Die extremen Ziffern für die Grundumsatzveränderung schwanken zwischen -10 bis $+21\%$. Die mittleren Werte für die von verschiedenen Untersuchern gefundenen Erhöhungen lagen zwischen $+7$ und $+15\%$ und *blieben* damit *im Bereich der Fehlergrenze.* (Altschule und Iglauer, Dill und Mitarbeiter, Beyer und Skinner, Penrod, Seifert).

Bei den Untersuchungen von Thaddea, Friedrichs und Köhns stellte sich heraus, daß das Muskel- und Leberglykogen bei Hunden, Ratten und Kaninchen durch Gaben von Veritol, Sympatol und Pervitin unbeeinflußt blieb. Bei gesunden Kaninchen trat durch die Pharmaka eine nur ganz geringe Blutzucker- und Milchsäuresteigerung auf. Bei pankreas-diabetischen Hunden konnte keine Blutzuckersteigerung nachgewiesen werden, auch führten die Mittel weder zur Glykosurie noch zur Kreatinurie und weder bei stoffwechselgesunden noch bei *zuckerkranken Menschen* kam es bei Gaben von Veritol, Sympatol und Pervitin zu einer Erhöhung des Blutzuckers und der Milchsäure. Im Gegensatz zum Adrenalin zeigten die untersuchten Pharmaka nach dem Schluß der Autoren eine ausgesprochene *Dissoziation zwischen Kreislauf- und Stoffwechselwirkung.*

Ganz anders sollen sich die Weckamine Pervitin und Benzedrin in hohen toxischen Dosen auf den Kohlenhydratstoffwechsel auswirken. $0{,}5-1{,}0$ mg/100 g bei weißen Ratten führten in den Versuchen von Haas zur Abnahme des Glykogens in der Leber. Das Muskelglykogen jedoch und auch der Ablauf der Phosphorelierungsvorgänge blieb unbeeinflußt.

Hohe Dosen von Benzedrin erhöhten bei Ratten erheblich die Körpertemperatur (Csinadi, Simonyi und Scent-Görgyi).

In den therapeutisch zur Anwendung kommenden Dosen beim Menschen spielt die Temperatursteigerung, soweit bekannt, bei Erwachsenen keine Rolle. Seifert fand bei Dosen von 15 mg eine Temperaturerhöhung um $0{,}5°$. Bei der Behandlung ihrer Säuglinge jedoch sahen Brieger und Stolte als Nebenerscheinung wesentlich höhere Temperatursteigerungen.

Eine praktische Anwendung der von manchen Autoren immer wieder vermuteten Wirkung auf den Kohlenhydratstoffwechsel durch Pervitin ergab sich bei der Insulintherapie der Psychosen, doch sind die hierbei gewonnenen therapeutischen Erfahrungen sehr umstritten. Es wurden von den Autoren Dosios und MINCIU, ACORNERO und GIORDANI, BAUER, auch keine genaueren Untersuchungen mehr darüber angestellt, ob es sich überhaupt um Stoffwechselwirkungen handelt, oder ob die erzielten Effekte, wie SELBACH annimmt, in der *Wegbereitung des* zum Insulinkoma führenden *Vagotonus* zu sehen sind.

DOSIOS und MINCIU berichteten über einen Patienten, der nach 200 Einheiten Insulin erst ins Koma kam, nachdem er 1 Stunde vor der Insulingabe 15 mg Pervitin erhielt. Diese Beobachtung ist vereinzelt geblieben. Unter unseren *eigenen* Untersuchungen konnten wir bisher zu keiner eindeutigen Feststellung eines solchen beschriebenen Pervitin-Effektes kommen. ACCORNERO und GIODANI, BAUER, DOSIOS und MINCIU berichteten über verkürzenden Einfluß auf die Zeit bis zum Erwachen aus dem Insulinkoma nach der Traubenzuckerunterbrechung. Sie sehen im Pervitin ein Mittel zur Verhinderung von Komplikationen bei der Insulinbehandlung, insbesondere zur Verhütung des verlängerten Komas. Nach *eigenen* Kontrolluntersuchungen an 40 Patienten können wir dieses Ergebnis nicht bestätigen. Wir fanden, daß sich Pervitin, dem Traubenzucker als Tablette zugesetzt, nicht statistisch erweisbar auf den Typus des Erwachens auswirkt. *Es verhindert nach unseren Untersuchungen weder das verzögerte Erwachen, die paradoxe Reaktion, den Nachschock, noch das protrahierte Koma*[1].

Die Wirkung auf den *Blutalkoholgehalt* untersuchten RINKEL und MYERSON für das Benzedrin und fanden den Blutalkoholspiegel nach Gaben von 40 mg Benzedrin beim Menschen um 87% gegenüber Kontrollpersonen herabgesetzt. Der Blutalkoholgehalt verringerte sich jedoch nicht, wenn der Alkohol i.v. gegeben wurde. Die Autoren konnten hieraus schließen, daß es sich nicht um eine Stoffwechselwirkung des Weckamins handelt, sondern der erniedrigte Blutalkoholspiegel auf die verlängerte Magenentleerungszeit nach Benzedringabe zurückgeführt werden mußte. Für das Pervitin kam SIEGMUND und auch ELBEL zu der gleichen Feststellung, nämlich, *daß der Blutalkoholspiegel nicht beeinflußt wird*. Der häufiger genannte Antagonismus zwischen Pervitin und Benzedrin einerseits und Alkohol andererseits bezieht sich nur auf die psychischen Auswirkungen.

10. Sexualität.

Schon vom Kat beschrieb LEWIN eine Wirkung auf die erotisch-sexuelle Sphäre des Menschen, denn unter den Arabern war es bekannt, daß Katesser kinderlos blieben. Die Türken wußten auch vom Kaffee bereits im 16. Jahrhundert, daß er die Potenz schwächt (LAMB). Auch die Weckamine Pervitin und Benzedrin greifen in diese Sphäre ein, doch haben die exakt experimentellen Untersuchungen wiederum keine eindeutigen Ergebnisse erbracht, und es wird sowohl beim Menschen, wie beim Tier von *potenzsteigernder, fehlender Wirkung* auf die Potenz, *sowie potenzsenkender Wirkung* gesprochen.

HAWTHORN will mit Benzedrin eine Stimulation der Sexualität beim Esel erreicht haben. PETERSEN fand dagegen keine Zunahme der Libido und Aktivität nach Benzedrin bei einem thyreoidektomierten Bullen, und ALPERN, FINKELSTEIN und GANDT beobachteten beim Hund eine verzögerte Ansprechbarkeit auf sexuelle Reize.

---

[1] Wir danken Herrn Prof. MÜLLER, Münsingen, der uns zu diesen Untersuchungen Gelegenheit gab. Bei den von ihm seit vielen Jahren unter konstanten Allgemeinbedingungen durchgeführten Insulinkuren ließen sich zweifelsfreie Ergebnisse für die Beurteilung der Pervitinwirkung auf das Erwachen aus dem Insulinkoma erbringen.

Bei LOEWIS' Beobachtungen von Ejaculation bei Mäusen nach letaler Dosis Benzedrin darf man wohl annehmen, daß es sich um eine subfinale Reaktion handelt, aus der sich kein spezifischer Einfluß des Mittels auf die Sexualsphäre herleiten läßt.

TOOLYTE sah nach Weckamingabe bei relativ vielen männlichen Patienten eine vorübergehende Schwellung der Brustdrüsen und führte diesen Befund auf eine erhöhte Produktion von oestrogenen Substanzen zurück. FELLINGER und LACHNIT möchten in dieser Wirkung eine Störung der zentral-hormonalen Steuerung sehen, weisen aber dabei auf die vereinzelt dastehende Beobachtung und die Möglichkeit der Verunreinigung des Medikaments hin.

Über *Steigerung der Libido* beim Menschen durch Benzedrin berichteten KORNS, MYERSON, SOLOMON. FISCHER-WINGENDORF zieht als Ursache für diese Wirkung die gebesserte Stimmungslage in Erwägung, da nach langer Anwendung von Benzedrin *die Erektionsfähigkeit* sinken, sich auf die Dauer also doch eine potenzschwächende Wirkung bemerkbar machen soll. Dies bestätigen auch die an Suchtpatienten gewonnenen Erfahrungen.

SAVOY fand, daß es bei der Frau durch Pervitin und Benzedrin zu einem Krampf des Uterus kommen kann, der den Coitus u. U. unmöglich macht (vgl. Neuweiler S. 16). Beim Manne dagegen soll es gelegentlich zu heftigen und länger dauernden Erektionen kommen und *die Zeit bis zur Ejaculation verzögert* sein.

Dieser Befund wird bestätigt durch Beobachtungen bei einem Patienten STAEHELINs, der nach wochenlanger Pervitinabstinenz 20 Tabletten als Einzeldosis nahm und danach masturbierend die Ejaculation um 10—14 Std. hinauszögern konnte, wobei seine Libido stark erregt gewesen sein soll. Bei dem gleichen Patienten zeigte sich eine Verringerung der Libido, wenn er 3—4 Tabletten Pervitin zu sich nahm, dann schwanden auch sexuelle Phantasien, die ihn in der Zeit ohne Pervitin erfüllten (Siehe auch s. 106).

Im ganzen sind die Berichte über die Wirkungen auf die Sexualsphäre des Menschen nicht sehr zahlreich. Breiter angelegte Untersuchungen zu dieser Frage wurden — soweit uns bekannt — nur durch MONROE und DRELL bei ihren Studien der Amphetaminwirkung an Insassen amerikanischer Gefängnisse gemacht. Nach längerem Benzedringenuß berichtete eine Reihe der Häftlinge über sexuelle Anregung (MONROE und DRELL setzten die am häufigsten auftretende „zeitverkürzende Wirkung" des Benzedrins gleich 100 und im Verhältnis dazu wurde die Häufigkeit der sexuellen Anregung mit 31 angegeben). Ob hierbei unter sexueller Anregung die Steigerung *eines Vitalbedürfnisses* verstanden wurde oder eine *gesteigerte Anregbarkeit sexueller Vorstellungen*, ist nicht ganz klar ersichtlich. Andere Häftlinge berichteten auch über die Furcht, impotent zu werden, da sie nach längerem Gebrauch des Mittels „*Penisschrumpfung*" bemerkten. In dieser Angabe kommt eindeutig eine Potenzschwächung zum Ausdruck, und sie bedarf keiner weiteren Erläuterung. Die anderen Feststellungen aber: Steigerung der Libido (KONS, MYERSON, SOLOMON), längerdauernde Erektionen (SAVOY), gesteigerte sexuelle Phantasien, um Stunden verzögerte Ejaculation (STAEHELIN), erotisierende Wirkung bei Frauen (KRAMER) bedürfen einer näheren Bestimmung ihres Verhältnisses zur Veränderung der sexuellen Triebstärke unter Pervitin- und Benzedrinmedikation.

Die zuletzt beschriebenen Weckaminwirkungen auf die Sexualität des Menschen sind zu einem großen Teil den bei chronischem Cocaingebrauch auftretenden Erscheinungen völlig gleich: Verlängerte Zeit bis zur Ejaculation und dadurch Verbesserung des Sexualgenusses, später immer mehr Zunahme sexueller Phantasien bei Abnahme der ursprünglichen sexuellen Vollzugsfähigkeit. Dieses Wirkungsschema gilt fast ausschließlich für Männer, während sich unter chronischem Cocaingenuß bei Frauen eine starke Zunahme sexueller Bedürfnisse einstellen soll (MAIER).

Unter allen diesen beschriebenen Auswirkungen auf die Sexualsphäre findet man keinen Anhalt dafür, daß es unter der Weckaminwirkung zu einer *Zunahme der Triebstärke* kommt, sondern alle Beobachtungen deuten darauf hin, daß der wesentliche Effekt in einer *gesteigerten sexuellen Anregbarkeit* liegt (z. B. auffallend starke „Hauterotik"; KRAMER, Fall 4). Es kann diese Anregbarkeit gekoppelt sein mit einer *Hemmungsbeseitigung*, so daß es über diese Wirkung erst zu einer allgemeinen Kontaktaufnahme zum heterosexuellen Partner kommt (KRAMER, Fall 8).

Die gesteigerte sexuelle Anregbarkeit bei der Frau veranlaßte CERNEA, das Pervitin für das einzige z. Z. zur Verfügung stehende Mittel in der Behandlung oder Beeinflussung der Frigidität der Frau zu halten und empfahl 4 × $^1/_2$ Tbl. über 3 Monate zusammen mit Kantharidis-Tabletten Madaus.

Über die erhöhte sexuelle Anregbarkeit hinaus wird aber bei Frauen, wie die Fälle von KRAMER zeigen, keine allgemeine Potenzsteigerung festgestellt, und so wird der Orgasmus gar nicht mehr intendiert, sondern es herrscht *die Ausbreitung der erotischen Erregung* und *Protrahierung eines libidinösen Stadiums* vor. Bei Männern dagegen kommt es offenbar auch nach stark ausgedehnten libidinösen Vorstadien u. U. noch zum Orgasmus, der dann mächtig übersteigert empfunden werden kann (Fall STAEHELIN). Bemerkenswert ist, daß Frauen unter der überhöhten libidinösen Erregung zur heterosexuellen Beziehungsaufnahme gedrängt werden, während sich bei Männern mit zunehmender Intensität des Medikamenteneffektes die von vitaler Triebdynamik getragene *Durchsetzungsfähigkeit* zum heterosexuellen Partner abschwächt und autoerotische Handlungen die Führung übernehmen. Unter Umständen kann sogar jeder sexuelle Handlungsvollzug überhaupt aufhören und sich die Wirkung nur noch in stark sexuell gefärbtem Spiel der Phantasie zu erkennen geben (HARDER, Fall II). Aber auch, wenn eine lockere Verbindung zum Partner gefunden wird, gewinnt das sexuelle Vorspiel in phantastischem Ausbau gegenüber der Erledigung der Triebspannung im Orgasmus erheblich an Übergewicht (eig. Fall 7, Seite 75).

Uns scheint sich in allen diesen Auswirkungen im Bereich der Sexualsphäre des Menschen eine eindeutige Abschwächung des eigentlich vitalen sexuellen Bedürfnisses zu zeigen. Man könnte hier leicht einen Parallelvorgang zur Wirkung auf die Vitalempfindung Hunger konstruieren. Auch hier kann es trotz des fehlenden biologisch begründeten Bedürfnisses auf dem Umweg über die Veränderung anderer seelischer Faktoren zur gesteigerten Nahrungsaufnahme kommen, so wie im Bereich der Sexualität trotz geschwächter Potenz die gesteigerte libidinöse Anregbarkeit zur Zunahme einer sexuellen Betätigung führt, ohne jedoch auf die Befriedigung eines Vitalbedürfnisses abzuzielen.

11. Sinnesorgane.

a) Sehen, Hören, Riechen.

Funktionsänderungen durch Pérvitin oder Benzedrin wurden auf manchem Gebiet *der Sinnestätigkeit* ziemlich eindeutig festgestellt. Diese Änderungen bestehen für das Auge und das Ohr in einer Steigerung der Funktion, wogegen Geruch und Schmerzsinn abgeschwächt werden. HUGSON und THOMSON fanden eine *erhöhte cochleare Erregbarkeit* nach Benzedrineinnahme bei Katzen, und auch beim Menschen beobachteten sie eine Zunahme der Hörschärfe. Sie wiesen dabei auf die Beziehungen zwischen Hörverbesserung und Blutdruckwirkung hin. Übereinstimmend mit diesen Ergebnissen beschrieben LEBESOHN und SULLIVAN eine Hörverschärfung, und zwar besonders für hohe Töne. Die gleichen Autoren konnten auch eine erhebliche Steigerung der Sehschärfe durch Benzedringabe erzielen, und YUTDKIN fand durch das Mittel eine Verbesserung der Dunkeladaptation. Dieses Ergebnis bestätigte v. STUDNITZ für das Pervitin. Er beobachtete nach Verbesserung der Adaptationsgrenze durch hohe Vitamin A-Gaben eine noch über diese gewonnene Leistungsgrenze hinausgehende Verbesserung, wenn er 6 mg Pervitin zusätzlich gab. SIMSONs Untersuchungen ergaben, daß die Fusionsgrenze des Auges nach Benzedrin heraufgesetzt ist, wonach auf eine Erregbarkeitssteigerung des *retino-corticalen Systems* von dem Autor geschlossen wurde.

Schwieriger zu beurteilen war die Wirkung der Weckamine auf den *Geruchssinn*, da hier die Erregbarkeit des Sinnesorganes nicht allein auf eine Veränderung des Funktionszustandes der nervösen Receptoren zurückgeführt werden konnte, sondern die Gefäßwirkung und schleimhautaustrocknende Wirkung der Mittel die Beurteilung der Funktionsänderung durch die Pharmaka störte. GÖTZL und STONE fanden den Geruchssinn nach 10 mg Benzedrin um 30—40% vermindert.

b) Einfluß auf die Schmerzempfindung.

Eine größere praktische Bedeutung gewann der Einfluß der Weckamine, vor allem des Pervitins, auf die *Schmerzempfindung*. Schon die Anwendung des Pervitins in Verbindung mit anderen Analgeticis unter der Geburt läßt auf eine schmerzlindernde Wirkung schließen.

Tierversuche von KIESSIG und ORZECHOWSKI bestätigten diese klinische Beobachtung. Sie fanden bei Hunden eine Herabsetzung der Schmerzempfindung nach Gaben von sympathicomimetischen Pharmaka, u. a. auch nach Pervitin.

PÜLLEN, JECEL, BRUNS berichteten über eine *Verbesserung des analgetischen Morphineffektes* bei einer *Kombination mit Pervitin*. BRUNS und MAYER beschäftigten sich experimentell mit dieser zunächst überraschenden Wirkung, denn nach den Untersuchungen HAUSCHILDs sollte zwischen beiden Pharmaka ein ausgesprochener Antagonismus bestehen. Wie sich zeigte, war diese Feststellung aber nur auf den sedativen Effekt des Morphins zu beziehen. Differenziertere sinnesphysiologische Untersuchungen wurden von HAUSCHILD nicht vorgenommen.

Bei ihren Experimenten stellten BRUNS und MAYER fest, daß die schmerzleitende Nervensubstanz entgegen der Anschauung von DU BOIS-REYMOND bei mehrfacher kurzdauernder aufeinanderfolgender Reizung einer Gewöhnung, Abstumpfung unterliegt und einer Erholung bedarf, um zu einer Reaktionsstärke von der Ausgangsgröße zu Beginn der Reizung zurückzukommen. Sie reizten die Zahnpulpa und fanden als Schwellenwert (erste Schmerzangabe) eine Spannung von 0,5 V im Leerversuch. Bei mehrfachen Reizwiederholungen im Abstand vom 1—2 sec blieb dieser Schwellenwert konstant. Nach Injektion von 0,01 Morphin änderte er sich. Bei erster Reizung in allerdings nicht näher angegebenem Abstand von der Injektion lag die Schwelle wieder bei 0,5 V, stieg dann aber bei Reizwiederholung im genannten Zeitabstand von 1—2 sec auf 0,5, 0,6, 0,7, 0,8 an, um nach 30 min post injectionem einen Endwert bei 1,0 zu erreichen. Die Grundschwelle von 0,5 V zeigte sich erst wieder nach längerer, nicht näher angegebener Dauer der Reizpause. Die Autoren fanden weiter, daß im Leerversuch bei Dauerreizung mit Grundschwellenwert (0,5 V) und Reizfrequenz von 15 sec die Schmerzempfindung nach 10—20 sec aufhört. Lediglich ein Schwirrgefühl blieb zurück. Nach kurzer Erholungszeit reagierte der Nerv wieder auf den ursprünglichen Reizschwellenwert. Diese

Erholungszeit soll individuell sehr verschieden sein, doch zeigt sie sich angeblich unabhängig von der Reizdauer, auch besteht keine Parallelität zwischen Zunahme des Reizes zu größerer Intensität und Erholungszeit. Unter Morphinwirkung kam es bei Versuchen der Autoren zu einer außerordentlichen Zunahme der Erholungszeit, die nun doch eine gewisse Abhängigkeit von der Reizungszeit zeigte.

Bei einer Frequenz von 15/sec trat die Empfindungsabstumpfung bis zum Schwirrgefühl im Mittel im Leerversuch nach 6,8 sec auf, während bei einer Frequenz von 4/sec die Abstumpfung sich erst nach 20 sec einstellte. Bei gleicher Frequenz kam es unter Morphinwirkung aber schon nach 12 sec zur Schmerzaufhebung.

Tabelle 1.

Reizungszeit in min	Erholungszeit ohne Morphin in sec	Erholungszeit mit Morphin in sec
1	22	26
2	38	44
3	26	55

Die Autoren mischten nun das Morphin mit Pervitin (0,01 Mo + 7,5—10 mg Pervitin). Danach wurde die sonst regelmäßig durch Morphin eintretende Bewußtseinsänderung weitgehend kompensiert, doch erstreckte sich die antagonistische Wirkung eindeutig nicht auf die morphinabhängige Schmerzempfindungsverminderung. Die Schmerzschwellenkurven stiegen in 11 von 15 Fällen sogar an. Bei den übrigen 4 Fällen verliefen sie wie bei reiner Morphingabe. Eindeutig feststellbar wurde die Morphin-Pervitin-Wirkung bei Untersuchung der Endreizschwellenkurven. Sie stiegen an, während die Anfangs- bzw. Grundreizschwellen sowohl nach Morphin wie nach Morphin + Pervitin dieselben blieben. Die Kombination Morphin + Pervitin führte weiter zu einer deutlichen Verlängerung der Erholungszeit sowie zu einer Verkürzung der Schmerzempfindungszeit nach Dauerreizung.

Tabelle 2.

Stärke des Reizstromes	Dauer der Schmerzempfindung in sec		
	ohne Morphium	mit Morphium	Morphium + Pervitin
0,8	7	4	—
1,0	6	3	—
1,2	8	3	3
1,4	7	3	5
1,6	6	3	4
2,0	10	18	3
2,4	58	20	5
2,8	46	21	16
3,0	27	23	16

Nach diesen Untersuchungsergebnissen scheint es also eindeutig feststellbare physiologisch gebundene Daten für die Pervitinwirkung auf die Schmerzempfindung zu geben. Man darf aber annehmen, daß das Pervitin auch noch auf anderem Wege als über die meßbare Erregbarkeitsumstimmung der nervösen Substanz in die Schmerzempfindung eingreift. Diese Annahme muß sich ergeben aus der stark bevorzugten Wirkung des Pervitins auf seelische Funktionsabläufe einerseits und der besonderen Koppelung der Schmerzempfindung mit allgemeinen seelischen Faktoren andererseits. Wie alle Sinnestätigkeit ist das Registrieren eines meßbaren Schmerzes nicht nur ein mit konstanten physiologischen Größen arbeitender receptiver Vorgang, sondern es steht in einer eigengesetzlichen Abhängigkeit zu anderen, nur psychologisch faßbaren Momenten. Wir können nicht diese Gelegenheit benutzen, das psychologische Problem des Schmerzes hier erschöpfend zu behandeln, auch würden wir damit das Verständnis für die Pervitinwirkung nicht weiter vertiefen, als es durch einige Hinweise schon möglich ist.

Was für den gesamten Kreis der Leibempfindungen gilt, nämlich, daß sich ihre *Wahrnehmbarkeit mit unbestimmbaren Grenzen erweitern läßt*, trifft auch für den Schmerz zu. *„Aufmerksamkeit kann durch Sorge den Schmerz steigern, durch objektive Beobachtung lindern, durch Ablenkung vergessen lassen"* (JASPERS, zit.

nach MOHR). Der Schluß aus diesem Zusammenhang des Schmerzerlebnisses mit anderen seelischen Abläufen bietet sich von selbst an, denn wenn es möglich ist, mit Pervitin die Aufmerksamkeitsspannung in Richtung auf die Umweltvorgänge zu steigern, dann muß die Aufhebung der Schmerzempfindung am Ende das Resultat dieser Medikamentwirkungen sein. Wir wollen aber nach den bisherigen Erfahrungen der Pervitinwirkung auf andere Gemeinempfindungen, wie z. B. den Hunger, skeptisch gegen derartige Deutungen als Sekundäreffekte bleiben. Daß der Körperschmerz den Vitalgefühlen zugerechnet werden könnte, wurde von BUYTENDIJK, PRADINS, KRANZ und BEHEIM-SCHWARZBACH angemerkt. Im Schmerz ein Vitalgefühl zu sehen, würde für uns aber auch die Konsequenz haben müssen, analog der Beeinflussung anderer Vitalzustände durch Pervitin auch hier an einen *unmittelbaren Einfluß* des Mittels auf diese biologisch begründete Allgemeinreaktion zu denken, der wesentlich über die Beeinflussung der lokalen Perceptionsfähigkeit hinausgeht. Wie bei der Einwirkung des Pervitins auf das Hungergefühl und den Sexualtrieb stehen wir auch hier wieder vor einem *biologisch-psychologischen Problem*.

12. Wirkung auf das Zentralnervensystem.

Nach den Untersuchungen an isolierten Organen oder Organteilen ist bewiesen, daß die Weckamine einen direkten Angriffspunkt an autonomen peripheren vegetativen Zentren haben. Die Wirkungen der Weckamine auf die körperlichen Funktionssysteme sind aber von so großer Vielfältigkeit, daß sie sich nicht auf das einfache Schema eines peripheren sympathicomimetischen Effektes bringen lassen. Diese Deutungsmöglichkeit der Benzedrin- und Pervitinwirkung wäre *nur für Einzelerscheinungen*, wie z. B. Veränderungen im Bereich der ableitenden Harnwege, gegeben, sie erwies sich aber schon für die Effekte auf das Funktionssystem des Kreislaufs als nicht tragfähig genug. Initiale Blutdrucksenkung im Tierversuch (ALLES) läßt eine adrenalinähnliche amphotrope Wirkung vermuten. Blutdrucksenkende und -steigernde Effekte mit gleicher Dosierung bei verschiedenen Versuchspersonen (DAVIDOFF und REIFENSTEIN u. a.) sowie die schließlich auch nicht als sympathicomimetische Wirkung erklärliche Steigerung der Nierendurchblutung und viele andere sich einem einfachen Deutungsschema entziehende Phänomene ließen verschiedene Autoren immer wieder auf die Beeinflussung zentraler Steuerungsgebiete hinweisen.

HEIM versuchte, den verschiedenen vegetativen und schwer voraussehbaren Regulationsänderungen nach Pervitin- und Benzedringabe eine zum Teil stark teleologisch ausgerichtete theoretische Fundierung zu geben, die an die SELBACHsche Kippschwingungstheorie erinnert:

Der Organismus ist bestrebt, eine mittlere vegetative Tonuslage aufrechtzuerhalten. So zeigt sich bei erniedrigtem Sympathicustonus eine hohe Wirksamkeit der Sympathicomimetica, doch prägt sich die Wirkung dieser Mittel geringer aus bei einem normalen oder erhöhten Sympathicustonus, weil in diesem Falle ein hoher Wirkungseffekt unzweckmäßig sein würde. Im Bestreben des Organismus, eine mittlere vegetative Tonuslage aufrechtzuerhalten, treten auch nur geringe Gegenregulationen nach Sympathicomimetica bei niedrigem Sympathicustonus auf, dagegen soll die Wirkung der Sympathicomimetica bei erhöhtem Sympathicustonus fast nur in der Auslösung von Gegenregulationen bestehen. Wenn aber eine Vagotonie sich als notwendige Reaktionslage für den Organismus ergibt, so erfolgt auf einen sympathicomimetischen Reiz keine Aufhebung der vagotonen Reaktionslage, sondern die Wirkungsumkehr und damit Vertiefung der Vagotonie.

Aber nicht nur die Unmöglichkeit, die vielseitigen Wirkungsäußerungen der Weckamine durch ein einfaches Deutungsschema zu erklären, lenkte den Blick der Untersucher auf die Beeinflussung zentraler Funktionsgebiete, sondern vor allem auch jene psychischen Veränderungen, die unter dem Schlagwort „*zentralanaleptischer Effekt*" zusammengefaßt wurden und bereits unumgänglich zur Deutung der Veränderung von Vitalempfindungen und -bedürfnissen nach Pervitin- und Benzedringabe herangezogen werden mußten. Diese Wirkung war nicht zu erklären als eine Folge der vielen, aber inkonstanten variablen körperlichen Funktionsänderungen, *zumal die psychischen Erscheinungen meist schon ein Optimum erreichen, bevor überhaupt körperliche Wirkungen voll einsetzen*. Dieser, zu bisher beschriebenen Körperwirkungen nicht in Korrelation stehende zentralanaleptische Effekt führte fast zwingend dazu, eine Beeinflussung zentral gelegener Gebiete der Nervensysteme anzunehmen. Die Beeinflussung der Sinnesfunktionen wie z. B. die Veränderung der Fusionsgrenze des Auges deuten schon auf eine Erregbarkeitsveränderung der nervösen Substanz hin. Wenn auch wegen des zentral-analeptischen Effektes vor allem auf „Rindenstimulation" geschlossen wurde, so läßt doch der Eingriff in die Organisation der vegetativen Funktionen auch die Wirkung auf tiefer gelegene Zentren nicht übersehen. Aber präzisere lokalisatorische Schlüsse waren schon allein wegen des inkonstanten und kaleidoskopartigen Körperwirkbildes nicht sicher zu ziehen, und zu einem befriedigenden, die Pervitin- wie Benzedrinwirkung einleuchtend machenden Ergebnis haben alle Untersuchungen bisher nicht geführt.

DAVIDOFF und REIFENSTEIN nahmen für das Benzedrin einen Einfluß auf das gesamte sympathische System an, erklärten aber, daß die Reaktionen wegen der individuellen Verschiedenheiten im autonomen System nicht vorauszusagen seien. Dem ist hinzuzufügen, daß die Abhängigkeit der Wirkung über individuelle Verschiedenheiten noch hinausgeht und sich in wechselndem Maße auf verschiedene individuelle Zuständlichkeiten erstreckt. GRAF formulierte: *Es besteht nicht nur eine interindividuelle Disposition, sondern es bestimmen auch intraindividuelle Schwankungen das Wirkungsbild.*

CHAKRAVARTI versuchte zu klären, ob das Benzedrin auf Medulla, Hypothalamus oder Hirnrinde wirkt und erprobte den Einfluß auf das Brechzentrum der Tauben. Dabei zeigte sich, daß Erbrechen nicht auftrat, und es scheint, daß mit diesem Ergebnis für die Angriffslokalisation nicht viel gewonnen wurde.

Elektroencephalographische Untersuchungen brachten zwar keine wesentlichen lokalisatorischen Erkenntnisse, können aber als ein weiteres Beweismoment für die Funktionsänderung der nervösen Substanz angesehen werden.

Schon 1937 beobachteten BLAKE, GERARD und KLEITMANN den Einfluß des Benzedrins auf *die Hirnstromwellen* und sahen, daß die Alphapotentiale nicht wesentlich beeinflußt wurden. Dagegen zeigte der Deltarhythmus eine erhebliche Verringerung von Frequenz und Amplitude. GIBBS konnte diese Ergebnisse nicht bestätigen und fand, daß Benzedrin das Elektroencephalogramm nicht beeinflusse.

Die Pervitinwirkung auf die Hirnstromwellen untersuchten zuerst GRÜTTNER und BONKALO. Sie sahen einen Zuwachs der Spannungsproduktion der Großhirnrinde, und SCHULTZ und DECKNER fanden beim Kaninchen, daß die automatische Tätigkeit im Thalamuskern nach Pervitin ebenso aktiviert wird wie die der Großhirnrinde[1]. Diese Untersuchungen sowie die weitere Feststellung Schultz und Deckners[2] von der Nutzzeitveränderung des sensiblen Nerven nach Pervitineinnahme sowie auch die von Kreienberg gefundene *Aktivierung autorhythmischer Ganglienzellen* des Regenwurms ließen darauf schließen, daß Pervitin eine Umstimmung der Erregbarkeitsverhältnisse des gesamten nervösen Systems hervorruft.

Andere Untersuchungen hatten zum Ziel, das Zustandekommen dieser Umstimmung stoffwechselchemisch zu klären, doch blieben die Deutungen der Untersuchungsergebnisse hypothetisch.

Mann und Quastel kamen bei Untersuchungen über den Hirnstoffwechsel in vitro zu der Annahme, daß Benzedrin nicht in direktem Angriff die Hirnrinde stimuliere, sondern in erster Linie die müdigkeitserzeugenden Toxine hemme. Dieser Annahme liegt eine andere In vitro-Feststellung zugrunde, daß Tyramin und Isoamylamin eine deutliche Verminderung der Sauerstoffaufnahme durch das Hirngewebe bewirken.

Doch nicht durch diese Amine, sondern vor allem auch ihre Oxydationsprodukte, die Aldehyde, sollen die „Hirnrestauration" behindern. Das diese Oxydation bewirkende Enzym, die Aminooxydase, soll durch Benzedrin zum Teil abgebunden werden, wobei das Benzedrin aber nur schwach oder gar nicht oxydiert wird. So tritt also das Benzedrin mit anderen Aminen, die stark durch die Aminooxydase oxydiert werden, in einen Wettbewerb. In relativ hohen Konzentrationen kann das Benzedrin allein die Hirnoxydation hemmen. Doch sollen nach Ansicht der Autoren andere Faktoren als die Aldehydbildung hierbei maßgebend sein.

Blaschko, Beyer, Jank bestätigten, daß Benzedrin nicht durch die Aminooxydase oxydiert wird. Phigini fand im Rattengehirn eine Verminderung des Acetylcholins und eine Verminderung der Cholinesterase nach Weckamingabe. Er nahm eine direkte Reizung der Hirnrinde durch Weckamine an. Heim jedoch glaubt nicht an eine direkte Wirkung der Weckamine auf die zentralnervöse Substanz. Er fand, wie auch Blaschko, Richter, Schlossmann, Orzechowski, daß die Aminooxydase durch Pervitin und Benzedrin sowie auch Ephedrin und Veritol gehemmt wird. Doch folgt er nicht der Hypothesenbildung von Blaschko, Beyer, Jank, d. h. er sieht die Weckaminwirkung nicht in einer Hemmung der Ermüdung erzeugenden Amine, sondern in einer Hemmung des körpereigenen Adrenalinabbaues, der ebenfalls durch die Aminooxydase bewirkt wird. Nach Heim wird also auf diese Weise durch die Aminooxydasehemmung bzw. -bindung die Adrenalinwirkung verlängert, und sie erzeugt den stimulierenden Effekt an der Hirnsubstanz. Tragfähig scheint aber auch diese Hypothesenbildung nicht zu sein und gegen alle genannten Hypothesen spricht die Feststellung von Richter und Tingey, nach der Ephedrin oder ähnliche Verbindungen zur Hemmung der Aminooxydase in so hohen Konzentrationen zur Anwendung kommen müssen, daß sie mit physiologischen Lebensbedingungen nicht vereinbar wären.

Von der Annahme ausgehend, daß Benzedrin ein Hirnrindenstimulans ist, kam Bailey zu dem Versuch, *die Schwellenstärke* für elektrische Konvulsionen bei der Behandlung von Psychosen mit dem Mittel herabzusetzen. Er fand auch tatsächlich, daß Benzedrin wirksam die Schwellenstärke erniedrigt.

Das Untersuchungsergebnis von Bailey läßt nach den Feststellungen Kröbers keinen Rückschluß zu auf die Gehirnerregbarkeitsverhältnisse beim Epileptiker. Hier führt jedenfalls „*die Rindenstimulation*" nicht zur Schwellenwerterniedrigung gegen krampfauslösende Reize, denn Kröber und Weinland und Kröber allein sahen *keine Zunahme der Anfälle*, auch wenn sie ihren Patienten wochenlang Pervitin gaben. Auf die fragliche krampfauslösende Wirkung intoxikativer Dosen wird später noch eingegangen werden.

---

[1] Weinland und Kröber fanden beim Studium der Pervitinwirkung auf die Elektroencephalogramme von Epileptikern eine mäßige Steigerung des Grundrhythmus der occipitalen Alphagruppen und eine deutliche zahlenmäßige Verminderung der Krampfpotentiale.

[2] Kiessigs und Orzechowskis.

Bei seinen therapeutischen Versuchen konnte KRÖBER beobachten, daß die Luminaldösigkeit der Kranken sich erheblich aufhellte, und er empfahl darum das Pervitin zur Anwendung bei Epileptikern, denen Luminal als Antiepilepticum gegeben wird. Bei schwerer Wesensänderung mit Neigung zur Gereiztheit, Verstimmbarkeit und groben Affektausbrüchen bewährte sich Pervitin nicht. Auch auf den Ablauf epileptischer Dämmerzustände blieb es ohne Einfluß.

Für das Benzedrin waren eine Reihe amerikanischer Autoren schon früher zu den gleichen Ergebnissen in der Epilepsiebehandlung gekommen wie KRÖBER.

Außer WEINLAND und KRÖBER untersuchten FAUST und FROWEIN die Pervitinwirkung bei krankhaft veränderter Hirnfunktion. Sie beobachteten an einem Patienten mit traumatischer Hirnleistungsschwäche eine ausgesprochen paradoxe Pervitinwirkung nach Gabe von 6 mg des Mittels. Der Patient konnte innerhalb der ersten Wirkungsphase $^{1}/_{2}$ Std. lang nur mit Mühe gegen den Schlaf ankämpfen. Erst nach dieser Phase stellte sich die typische Pervitinwirkung ein. Dieser Reaktionsablauf konnte bei dem gleichen Patienten später wiederholt produziert werden. Nach dieser Beobachtung benutzten die Autoren das Pervitin als Testmittel in der Diagnostik latenter organischer Hirnstammschäden. Sie fanden 5 für Hirnstammgeschädigte angeblich charakteristische Syndrome: 1. Einschlaftendenz (paradoxe Reaktion), 2. längerdauernde Bewußtseinsveränderungen mit deliranter Färbung und paranoid-halluzinatorischen Erlebnissen, 3. verstärktes Hervortreten neurologischer Symptome unter Bevorzugung extrapyramidaler Störungen, 4. übersteigerte Pervitinwirkung mit dysphorischer Komponente, 5. verstärkte dissoziierte Kreislaufwirkung (Blutdruckanstieg durch Frequenzabfall). Auch auf diese Untersuchungen kommen wir noch zurück (s. S. 60).

Außer bei der Epilepsie fanden Pervitin und Benzedrin auch noch bei anderen hirnorganischen Krankheitszuständen therapeutische Verwendung. Den *postencephalitischen Parkinsonismus* behandelten die amerikanischen Autoren mit Benzedrin. Es soll vor allem auf die Schläfrigkeit, die Akinese, die Stimmungslage, die Salviation und besonders günstig auf die Blickkrämpfe gewirkt haben. Weniger deutlich zeigte sich ein Einfluß auf die Muskelrigidität und den Tremor. Die Mehrzahl der Autoren verwendete das Benzedrin in der *Kombination mit Hyoscin, Strammonium und Atropin.*

Die Möglichkeit zur Behandlung des Parkinsonismus mit Pervitin wurde von DRAGOMIR und RETEZEANU, JANZ, WARSTADT, SAVOY, SCHOLTZ und ZUSCHNEID sowie STAEHELIN erwähnt.

BICKNER und SIMON behandelten die *multiple Sklerose* mit Benzedrin und wollen bei einigen Gangstörungen bessere Resultate als mit Ergotamin gefunden haben.

Für die *Myasthenia gravis* glaubte SCHAFER im Benzedrin ein wertvolles zusätzliches Therapeuticum zum Prostigmin gefunden zu haben.

Über die Behandlung der multiplen Sklerose und der Myasthenia gravis mit Pervitin liegen keine Erfahrungen vor. KATSCH und BERNHARD erwähnen das Pervitin für die Behandlung *postapoplektischer Zustände* zur Bekämpfung von Kollapserscheinungen und zur *Aufhellung des Sensoriums.*

MUNTNER sieht in der Erhaltung des Wachseins und der Herbeiführung eines Weckreizes durch Pervitin einen Beweis für den Angriff des Mittels am extrapyramidalen System, insbesondere an den Zentren des Hypothalamus. Unseres Ermessens kann man aber nach den bisherigen Experimentalergebnissen nicht ohne weiteres einen isolierten Angriff an den subcorticalen Zentren von Pervitin und Benzedrin annehmen. Die Ergebnisse sind nicht so eindeutig, daß genauere lokalisatorische Zuordnungen psychischer Wirkungen durch die Mittel zur Zeit möglich wären. Die Annahme MUNTNERs setzt außerdem voraus, daß die schlafhemmende Wirkung als eine unmittelbare Pervitinwirkung angesehen werden müßte.

Auch das scheint uns noch nicht restlos bewiesen, wenngleich es auch andererseits keinen eindeutigen Beleg dafür gibt, daß sie als ein Resultat anderer psychischer Funktionsänderungen angesehen werden kann.

Gerade im Zusammenhang mit der wiedergegebenen MUNTNERschen Auffassung müssen wir noch einmal auf die hirnphysiologischen Untersuchungen von GRÜTTNER und BONKALO eingehen, um zu demonstrieren, wie schwierig der Beweis einer Abhängigkeit der schlafhemmenden Pervitinwirkung von hirnphysiologischen Vorgängen überhaupt ist.

GRÜTTNER und BONKALO sahen bei EEG-Untersuchungen nach 1—2 Tabletten Pervitin noch keine Wirkung auf die Hirnpotentiale solcher Menschen, die zwar subjektiv Ermüdungsgefühle hatten, bei denen aber im EEG noch Ermüdungszeichen fehlten. Bestanden aber ausgesprochene bioelektrische Ermüdungssymptome, so wurde die Einflußnahme des Pervitin auf diese Zeichen sehr deutlich im Sinne einer Normalisierung der Hirnspannungsproduktion. Mehrfach fanden die Autoren eine Verstärkung der bioelektrischen Ermüdungszeichen 15—20 min nach Einnahme der Pervitintabletten. Bei einem spät am Abend gemachten Versuch war bei einer Versuchsperson vor der Pervitingabe (4 Tabletten) eine fast normale Spannungsproduktion vorhanden, und nach Pervitingabe kam es zu einer sehr starken Herabsetzung der Spannungsproduktion mit Auftreten abnorm träger Schwankungen als einzigem Ausdruck der Pervitinwirkung im EEG, später normalisierte sich das Hirnstromwellenbild bis auf einen Status vor dem Versuch. Die Versuchsperson jedoch spürte eine deutliche Pervitinwirkung im Sinne einer Ermüdungsaufhebung.

Auch auf die Ergebnisse der SCHULTZ-DECKNERschen Untersuchungen soll hier wieder hingewiesen werden, denn SCHULTZ und DECKNER fanden bei ihren EEG-Versuchen, daß bei ermüdeten Versuchspersonen die ermunternde Wirkung des Pervitin subjektiv einsetzte, bevor sich eine Aktivierung der Spannungsproduktion der Hirnrinde zeigte. Hieraus ergab sich die Frage, ob das Pervitin nicht auf subcorticale Zentren primär und früher einwirkt als auf die Hirnrinde und so der dem objektiven Befund vorlaufende psychische Effekt erklärt werden konnte. Die gleichzeitigen Untersuchungen der Potentialschwankungen am Thalamuskern und der motorischen Rindenfelder beim Kaninchen zeigten, daß die Aktivierung der Spannungsproduktion in beiden Ableitungsgebieten gleichzeitig auftrat. Eine Erklärung für das Phänomen des unterschiedlichen zeitlichen Eintritts von subjektiv empfundener Aufhebung des Ermüdungsgefühls und dem Einsetzen gesteigerter Potentialschwankungen im EEG-Bild war bisher also nicht möglich.

Drittes Kapitel.

Psychische Wirkungen.

Die Erforschung der Pervitin- und Benzedrin-Körperwirkungen stieß, wie sich aus den vorangehenden Darstellungen entnehmen, läßt auf erhebliche Schwierigkeiten. Viele Widersprüche blieben bis heute ungelöst, auch auf einfache körperliche Funktionen blieb die Wirkung mehrschichtig, inkonstant und offensichtlich von einzelnen und allgemein körperlich-vegetativen Faktoren abhängig, deren gesamte funktionelle Organisation noch nicht vollständig erforscht ist, und bei denen die exakte Erfassung eines gegebenen Funktionszustandes in einem bestimmten Zeitpunkt noch große Schwierigkeiten bereitet. Eine sichere Voraussage über den Eintritt oder das Ausbleiben eines bestimmten körperlichen Pervitin- und Benzedrineffektes läßt sich daher kaum machen.

Neben den Untersuchungen einer Vielzahl von Pervitin- und Benzedrin-Körperwirkungen nimmt auch die Erforschung der psychischen Wirkungen einen breiten Raum in der Literatur ein, und ihnen galt wohl nach Einführung des Mittels zuerst das größere Interesse.

Es wäre zu erwägen, ob die psychischen Wirkungen nicht *sekundär* den beschriebenen Körperwirkungen folgen, d. h. ob das Auftreten psychischer Funktionsänderungen abhängig ist von dem Auftreten einer bestimmten veränderten Organfunktionslage. Diese Annahme erweist sich aber schon angesichts der Inkonstanz aller vegetativen Phänomene nach Pervitin- und Benzedringaben als unhaltbar. Eine sichere Korrelation zwischen bestimmten Organzustandsänderungen und zentralanaleptischem Effekt bzw. leistungssteigernder Wirkung wurde nicht gefunden. Es müssen also diese Pervitin- und Benzedrinwirkungen bestimmt sein durch rein psychische Faktoren.

Wir wiesen darauf hin, daß psychische Faktoren in die Körperwirkungen eingreifen (Hunger, Sexualität, Schmerz) und die Betrachtung des Eingriffs seelischer Momente in die Organfunktion zeigt, daß einige Organe ganz allgemein und ohne grobe individuelle Verschiebungen in stärkerem und andere in geringerem Maße psychischer Beeinflussung unterliegen (zum Beispiel einerseits Herz, andererseits Nieren). Die Abhängigkeit vegetativer Funktionen von psychischen Faktoren kann, wie man am Schlaf sieht, so groß werden, daß die vegetative Steuerung gegenüber der psychischen mehr und mehr an Bedeutung einbüßt, bis man schließlich zu den sog. rein psychischen Faktoren gelangt wie *Stimmung, Antrieb, Hemmung, Denken, Vorstellen* usw., bei denen nun wieder die Organfunktionen eine nur noch untergeordnete Bedeutung haben.

An den Einfluß des Pervitin auf diese rein psychischen Faktoren knüpft sich die Entstehung des Begriffes „*zentral-analeptischer*" Effekt. Dieser Begriff mag als Allgemeinbezeichnung für die Wirkung auf die menschliche Psyche brauchbar sein, doch läßt seine allgemeine Fassung nicht erkennen, welche psychischen Funktionen vorwiegend von der Pervitinwirkung beeinflußt werden. Wenn man als Beweis für den „zentral-analeptischen" Effekt z. B. erstens anführt, daß LEHMANN und Mitarbeiter bei Versuchen am Fahrradergometer nach Gaben von 5—10 mg Pervitin Leistungssteigerungen beobachteten, die in Maximalfällen von 8000 m/kg auf 125000 m/kg stiegen, und zweitens mitteilt, daß WIEDING in Rechentestversuchen über die physiologische Schlafgrenze hinaus deutliche Leistungsverbesserungen nach Pervitineinnahme fand, so wird erkenntlich, daß in beiden Fällen der verzögerte Ermüdungseintritt wesentlich die Leistungsverbesserung bestimmt. Es wird aber an diesen Beispielen auch deutlich, daß hier nicht Ermüdung = Ermüdung zu setzen ist, und man sieht, daß durch die Pervitinwirkung sowohl der Eintritt einer Ermüdungsform verzögert wird, die sich am besten als körperliche Erschöpfung nach Erreichung einer Belastungsgrenze beschreiben läßt, als auch der Ermüdungseintritt im Zuge des *physiologischen Schlaf-Wach-Rhythmus*. Betrachtet man schließlich als weiteres Beispiel die durch Pervitineinfluß bedingte Verbesserung der Reproduktionsfähigkeit im tachystoskopischen Versuch von LEMMEL und HARTWIG, so stößt man wieder auf einen anderen Faktor im „zentral-analeptischen" Wirkungseffekt des Pervitins, nämlich auf die *Verschärfung der Aufmerksamkeitsspannung* als Ausdruck einer Veränderung der psychischen Antriebsgrößen durch die Pervitinwirkung und zugleich aber liegt in dieser Leistungsbesserung auch schon *ein enthemmendes Moment*, wie später noch darzulegen sein wird. Auch diese „enthemmende Wirkung geht in den Begriff „zentral-analeptischer" Effekt mit ein. In der Literatur finden sich für sie viele Beispiele. Übersieht man alle Untersuchungen über die psychische Wirkung des Pervitin, so lassen sich die gewonnenen Ergebnisse immer wieder auf drei entscheidende Effekte im psychischen Wirkungsbild zurückführen: *Verzögerung des Ermüdungseintrittes, Enthemmung, Antriebssteigerung.* Wir wollen diese Wirkungsformen im folgenden genauer betrachten und aufzuzeigen versuchen, wie sie in der weiter ausdifferenzierten Organisation der seelischen Leistungen zum Ausdruck kommen.

1. Schlaf und Ermüdung.

Die *Schlaf- sowie Ermüdungshemmung* einerseits und die *Schlafaufhebung* andererseits müssen getrennt betrachtet werden, denn sie bestimmen auch eine Trennung der therapeutischen Anwendung der Weckamine. Die schlafaufhebende Wirkung hat weniger praktische Bedeutung für die Unterbrechung des physiologischen Schlafes, als für die Erweckung aus pathologischen schlafähnlichen Zuständen, die besser mit Somnolenz, Narkose, Koma im einzelnen bezeichnet werden. Es soll hier zunächst die schlaf- und ermüdungshemmende Wirkung betrachtet werden.

a) Die schlafhemmende Wirkung.

Eine wesentliche Verzögerung des Schlafeintrittes durch Pervitin oder Benzedrin läßt sich bei genügend hohen Dosen fast regelmäßig erzwingen (MYERSON, REIFENSTEIN und DAVIDOFF).

KLETTMANN hielt seine Versuchspersonen bei verschiedenen Dosierungen mit Benzedrin *65 Std. wach*, und IVY erzwang mit einer Benzedringabe von 5 mg alle 12 Std. *172 Std. Wachheit* bei angeblich voller Aufmerksamkeit, während bei Kontrollversuchen ohne Benzedrin die Wachsamkeit nach 24 Std. verlorenging.

Wesentliche Verzögerungen des Schlafeintrittes wurden auch schon gleich bei den ersten Anwendungen des Pervitin beobachtet (FLÜGEL, WARSTADT, HESSE, SEIFERT, EICHHOLZ, SAVOY, BRUNS, PÜLLEN, STAEHELIN, LEMMEL und HARTWIG, LENDLE, PELMONT u. a.). Gewisse Unterschiede bestehen in der Angabe der Dauer der Wirkung auf den Schlaf, und die Berichte schwanken zwischen 6 und 24 Std. nach einmaliger Dosis von 3—9 mg.

PÜLLEN demonstrierte die schlafhemmende Wirkung an einem in der Literatur häufiger zitierten Fall. Seine Versuchsperson benötigte vor einem Urlaub innerhalb von 3 × 24 Std. nur einmal 3 Std. Schlaf und war fast unentwegt mit geistiger Tätigkeit beschäftigt, die jedoch, wie es nach dem Bericht scheint, vor allem in einer routinemäßigen Aufgaben-Erledigung bestand.

Die Schlafhemmung soll nach Pervitingenuß im allgemeinen nicht von gesteigerter innerer Erregung begleitet sein, wie z. B. häufiger nach Coffein, und niemals soll es auch zu einer — wie nach Coffein häufigen — Gleichzeitigkeit von allgemeinem Erschöpfungsgefühl und Schlaflosigkeit kommen (SAVOY, GRAF). Das würde bedeuten, daß Pervitin nicht nur eine rein schlafaufhebende Wirkung hat, sondern daß nach seiner Einnahme mehr ein *vital-stimulierter* Zustand eintritt.

Keine Einigkeit besteht darüber, ob auf die durch Pervitin erzwungene Schlaflosigkeit ein verkürzter, aber auch vertiefter Schlaf folgt. WARSTADT glaubt, im Selbstversuch einen verkürzten tiefen Schlaf beobachtet zu haben. Die Versuchspersonen von LEMMEL und HARTWIG jedoch berichteten zu 37% nach Einnahme des Mittels in den Vormittagsstunden über einen verkürzten und unruhigen Nachtschlaf.

Ganz unklar ist schließlich noch, ob nach der Pervitinwirkung ein *Schlafdefizit mit Nachholbedürfnis* eintritt oder nicht. Von den verschiedenen Versuchspersonen werden wohl ebenso viele Angaben für die Entstehung eines Schlafdefizits wie dagegen gemacht. Suchtpatienten dagegen berichten fast regelmäßig über verlängerte Schlafzeiten nach Absetzen des Pervitins. Wir kommen darauf im dritten Kapitel nochmals zu sprechen.

Trotz der großen Zahl von übereinstimmenden Ergebnissen über die schlafhemmende Wirkung des Pervitin gibt es doch einzelne Beobachtungen, die auf einen gegenteiligen Wirkungseffekt schließen lassen, wie er von FAUST und FROWEIN z. B. bei Hirngeschädigten beobachtet wurde. So berichteten die Versuchspersonen von LEMMEL und HARTWIG zu 5% über stärkeres Schlafbedürfnis nach Pervitineinnahme. PARADE teilte einen Fall von paradoxer Pervitinwirkung mit: Eine 49jährige Patientin mußte täglich $^1/_2$ kg Bohnenkaffee zu sich nehmen, um schlafen zu können, und es stellte sich bei der Behandlung heraus, daß sie unter Verzicht auf den Bohnenkaffee nach Pervitineinnahme ebenfalls einschlief. Nach BERTRAM soll bekannt sein, daß Pervitin auch bei Säuglingen ($^1/_2$ Tablette) schlaferzeugend wirkt.

Bemerkenswert ist noch, daß FINDEISEN wie auch FELLINGER und LACHNIT bei der Behandlung von allergischen Krankheiten und der Fettsucht mit relativ hohen Dosen von Pervitin oder Benzedrin fanden, daß über die anfangs der Behandlung häufig auftretende Schlaflosigkeit nach einiger Zeit *nicht mehr* geklagt wurde.

Daß allein in dieser schlafhemmenden Wirkung des Pervitin ein leistungssteigerndes Moment liegt, ist leicht verständlich, wenn man bedenkt, daß eine Tätigkeit bis in eine Zeit hinein ausgedehnt werden kann, die normalerweise dem Schlaf gewidmet wird. So dehnte WIEDING seine Leistungsprüfung mit dem Düker-Rechentest über 16 Std. aus und fand eine Leistungsaufbesserung, die zwischen 20 und 50% lag. Er sah keine negative Nachphase, d. h. keine unter dem Durchschnitt (ohne Pervitin) liegende Leistungsgröße nach Abklingen der Pervitinwirkung, und er hob hervor, daß die Wirkung über 24 Std. erheblich hinausgeht. Auch ALLWAL fand den leistungsverbessernden Effekt. Er gewann seine Ergebnisse an einer großen Zahl von Versuchspersonen, denen unter militärischen Verhältnissen durch Nachtmärsche der Schlaf entzogen wurde und die er durch seine Versuchsanordnung außerdem einer erheblichen körperlichen Belastung unterzog. Die mit Pervitin vorbehandelten Versuchspersonen zeigten bei anschließenden psychischen Testuntersuchungen eine deutlich bessere Leistung als die unbehandelten Kontrollpersonen. Bemerkenswert ist, daß ALLWAL für den Eintritt einer nebenwirkungsfreien Pervitin- oder Benzedrinmedikation Ermüdungserscheinungen voraussetzt.

b) Behandlung der Narkolepsie und „Übermüdungsinsomnie".

Die Beeinflussung des Schlafbedürfnisses unter Pervitin und Benzedrin versuchte man sich therapeutisch zunächst bei der *Narkolepsie* zunutze zu machen. Das Ephedrin war bereits mit Erfolg verwendet worden, als man fand, daß sich Benzedrin etwa dreimal so wirksam zeigte zur Verhinderung der Schlafattacken. Durch Benzedrin wurden die Schlafanfälle wie auch die „kataleptischen" Symptome im allgemeinen vollständig aufgehoben (BLOOMBERG, CUSHNY, GOLDSMITH,

GORREL GOODMAN, LOCKE und BAILEY, PRINZMETAL und BLOOMBERG, PRINZMETAL und ALLES, SCHAFFER, SHAPIRO, ULRICH, YOUNG und SCOVILLE).

PRINZMETAL und BLOOMBERG sahen in manchen Fällen eine fast vollständige Beseitigung der Symptomatik nach Gaben von 3mal täglich 10—40 mg Benzedrin. Die Optimaldosis soll schwanken zwischen 5—120 mg pro Tag, und die Autoren konnten feststellen, daß sich Benzedrin über Jahre hinaus bei der Narkolepsie ohne nennenswerte Toleranzentwicklung geben ließ. Wenn man auch in Amerika der Überzeugung ist, daß das Mittel keine heilende Wirkung hat, so erwähnte GORREL doch, daß bei leichteren Fällen gelegentlich das Benzedrin abgesetzt werden konnte, ohne daß ein Rückfall erfolgte. Auch ließ sich mit einer intermittierenden Behandlung eine Besserung erzielen.

Wir können die Beobachtungen amerikanischer Autoren hier nur zitieren, doch scheint uns eine gewisse Zurückhaltung den beschriebenen Erfahrungen gegenüber notwendig, da wir aus den uns zugänglichen Berichten keinen genauen Rückschluß machen können auf die diagnostische Orientierung der Untersucher. Die Beobachtungen GORRELs z. B. lassen es möglich erscheinen, daß die von ihm behandelten „leichteren" Fälle von uns nicht zur Krankheitsgruppe der Narkolepsie gerechnet worden wären. Ohne Kenntnis der Gesamtpersönlichkeit eines Erkrankten fällt die Abgrenzung gegen psychogene Einschlafanfälle schwer. Besonders Krankheitsfälle, bei denen die Symptomatik nur rudimentär ausgeprägt ist, sich auf das Einschlafen beschränkt, und andere Krankheitszeichen, wie *affektiver Tonusverlust, vegetative Dysregulation* oder *verspätetes psychomotorisches Erwachen* fehlen. Von der kritischen diagnostischen Einstellung würde aber auch die Beurteilung der Heilerfolge mit Pervitin abhängen.

LÜTHI sieht im Pervitin ein spezifisches Mittel gegen die Narkolepsie. Er berichtete über 3 Fälle, von denen 2 einen guten Behandlungserfolg zeigten. Bei dem dritten Fall zeigte Pervitin keine Wirkung. Ein einheitliches Dosierungsschema fand er nicht. Im ersten Fall konnten zunächst 2 Tabletten, am Morgen gegeben, die Schlafanfälle weitgehend vermindern, dann machte sich angeblich ein gewisser kurativer Einfluß bemerkbar, und die Medikation konnte auf 2—3 Tabletten in der Woche eingeschränkt werden. Im Militärdienst traten bei dem Patienten Schlafstörungen auf und damit verbunden tagsüber gehäufte Schlafanfälle. Die Dosis mußte zur Besserung des Zustandes bis auf 4 Tabletten am Tage gesteigert werden. Nach der Entlassung aus dem Militärdienst konnte der frühere Behandlungsstatus mit 2—3 Tabletten in der Woche wiederhergestellt werden. Der zweite Fall LÜTHIs sprach weniger gut auf die Behandlung an. Selbst mit 2—3 Tabletten am Tage war der affektive Tonusverlust nicht ganz zum Schwinden zu bringen.

SPECKMANN berichtete über die Behandlung von 5 Narkolepsiekranken; bei zweien gelang es, sie mit Pervitin praktisch anfallsfrei zu halten, ein dritter Patient konnte soweit gebessert werden, daß er arbeitsfähig wurde, und in zwei Fällen war eine wesentliche Wirkung nicht zu erzielen. SKALWEIT sieht in der Pervitinmedikation der Narkolepsie eine symptomatische Behandlung. Er fand, daß sie sich gut bewährte. THIELE, diagnostisch sehr kritisch zur Narkolepsie eingestellt, mißt den therapeutischen Behandlungsversuchen mit Pervitin und Benzedrin kaum eine praktische Bedeutung bei.

Unsere Erfahrungen mit Pervitin in der Behandlung der Narkolepsie sind so gering, daß wir zu keiner verbindlichen Stellungnahme kommen können.

Eine andere therapeutische Anwendungsmöglichkeit für die Beeinflussung des Schlafbedürfnisses fand ERNST bei Behandlung der „Übermüdungsinsomnie" mit Pervitin. Er gab morgens 1—2 Tabletten und mittags eine Tablette. Damit gelang es ihm, den Ermüdungseintritt bei seinen Patienten am Tage zu verhindern, um auf diese Weise den physiologischen Schlaf-Wach-Rhythmus mit dem

Eintritt der Ermüdung nach Abklingen der Pervitinwirkung in den Abendstunden zu erzwingen. Nach 14 Tagen setzte er das Mittel ab, und die Patienten sollen dann wieder vollkommen normal schlafen können.

Diese therapeutische Verwendung des Pervitin hat sich auch bei uns gelegentlich bewährt. Es ergab sich uns die Indikation etwa zu dem gleichen Krankheitsbild wie ERNST. Bei Patienten mit von nächtlicher Unruhe begleiteten Schlafstörungen, Erschöpfungs- und Ermüdungsgefühl am Tage nach durchwachter Nacht gewinnt man den Eindruck, als käme es zu einer Nivellierung des Schlaf-Wach-Rhythmus. In diesen Fällen läßt sich durch psychomotorische Anregung mit Pervitin in den Morgenstunden eine *Dehnung der Spanne* zwischen den Schlaf- und Wach-Situationen erreichen.

c) Die ermüdungshemmende Wirkung.

Die bisher wiedergegebenen Untersuchungsergebnisse bezogen sich auf einen Eingriff der Pervitin- und Benzedrinwirkung in den physiologischen Schlaf-Wach-Rhythmus und auf pathologisches Schlafbedürfnis. Die schlafhemmende Wirkung des Pervitins besteht aber zugleich in einer ermüdungshemmenden Wirkung unter großer körperlicher und psychischer Belastung außerhalb der physiologischen Schlafperioden, und diese Wirkung kann im Hinblick auf die Leistungssteigerung unter Umständen von großer Bedeutung sein.

POTTHOFF und OLECK berichteten über Versuche am Drehkurbelergometer. Es ließ sich unter Pervitinwirkung eine Verlängerung der Arbeitsdauer um 35% erreichen. Auch LEHMANN, STRAUB und SZAKALL sahen eine Verzögerung des Ermüdungseintrittes, die nicht durch Kreislauf- oder Stoffwechselwirkung bedingt war, sondern von ihnen als zentralpsychisch aufgefaßt wurde, und die Autoren erklärten diese Wirkung mit einer *Angleichung der subjektiven Leistungsgrenze an die objektive*. EICHHOLTZ erklärte, daß Pervitin und Benzedrin die stärksten Mittel zur Bekämpfung körperlicher und geistiger Ermüdungserscheinungen sind, und SEIFERT sah eine wesentliche Leistungsverbesserung durch die Aufhebung des Ermüdungseintrittes bei Gepäckmärschen, Nachtdienst und Autofahren. Aus diesem Grunde wies auch STRAUB auf die Bedeutung der ermüdungsverzögernden Wirkung durch Pervitin und Benzedrin hin bei Anwendung der Mittel unter militärischen Verhältnissen, wobei sich die Leistungssteigerung durch die Hemmung des physiologischen Schlafeintritts, als auch durch verzögerten Eintritt von Ermüdungs- und Erschöpfungsgefühlen im Gefolge körperlich-seelischer Belastungen zeigt. STAEHELIN machte jedoch auf die Gefahr der Überforderung des Organismus aufmerksam und beschreibt Erregungszustände bei Teilnehmern an einem 8 km langen Geländelauf, die zuvor Pervitin in nicht genau angegebener Dosierung und dazu noch andere belebende Mittel genommen hatten. Genauere Untersuchungen stellten HEYRODT und WEISSENSTEIN an, und es zeigte sich, daß im Langstreckenversuch die Laufdauer der Versuchspersonen bis zur Erschöpfung mit Pervitin wesentlich gesteigert werden konnte.

PELMONT versuchte, die Indikationsgebiete abzugrenzen für Coramin, Coffein und Pervitin und fand, daß Pervitin den Eintritt der psychischen Ermüdung verzögert im Gegensatz zum Coramin, das den Eintritt der körperlichen Ermüdung hinausschiebt, während Coffein sowohl bei psychischer, als auch bei körperlicher Ermüdung wirksam sein soll. Diese Feststellung kann man aber wohl beim Überblicken des gesamten Untersuchungsmaterials nicht so ausschließlich treffen. Die Untersuchungsergebnisse von HEYRODT und WEISSENSTEIN, BÜSSEMAKER und SONNENBERG, OLEK u. a. zeigen, daß körperliche Mehrleistungen in erheblichem Maße unter Pervitinwirkung zustande gebracht werden. Die Feststellung, daß es nach Pervitineinnahme niemals zu gleichzeitigem allgemeinem Erschöpfungsgefühl und Schlaflosigkeit komme (SAVOY, GRAF), scheint gerade gegen das Untersuchungsergebnis von PELMONT zu sprechen. Dieser von PELMONT herausgestellte Unterschied zur Coffein- und Coraminwirkung würde auch in das sonstige körperlich-psychische Wirkungsbild des Pervitins schlecht hineinpassen. Das körperliche wie das psychische Ermüdungsgefühl sind biologisch begründete Gemeinempfindungen, durch deren Gesamtveränderung (meist Minderung oder Aufhebung) sich die Pervitinwirkung bevorzugt zu erkennen gibt.

Die ermüdungshemmende Wirkung zeigt sich, wie es scheint, auch immer dann in besonderem Maße, wenn es sich um sehr einförmige und wenig Abwechslung bietende, ganz schematische Tätigkeiten handelt. Eine Reihe von Testuntersuchungen (Rechen-, Abstreich-, Perlreihteste) ließen die Pervitinwirkung in dieser Hinsicht eindeutig erkennen (LEMMEL, HARTWIG, GRAF, WIEDING, PELMONT und auch DÜKER).

Eine Wirkung der Weckamine Pervitin und Benzedrin auf den Schlaf im Sinne einer Verringerung der Schlaftiefe wird von vielen Versuchspersonen angegeben. Die Ansprechbarkeit auf umgebungs- und körpergebundene Reize wird unter der Wirkung der Medikamente vermehrt, und einige der Versuchspersonen LEMMELs berichteten wahrscheinlich auch aus diesem Grunde über unruhigen Schlaf.

d) Behandlung der Enuresis nocturna.

Therapeutisch nutzten erstmalig MOLITSCH und POLLIAKOFF Pervitin und Benzedrin mit ihrer Wirkung auf die Schlaftiefe bei der Behandlung der *Enuresis nocturna* aus, in der Annahme, daß der von der gefüllten Blase ausgehende Weckreiz sich besser durchsetzt[1]. Unter dem gleichen theoretischen Aspekt wandten MUNTNER und später auch HELLER das Pervitin bei Enuresis nocturna an. Die Störung schwand bei allen behandelten Patienten in kurzer Zeit. MOLITSCH und POLLIAKOFF wiesen bereits darauf hin, daß nicht nur die verminderte Schlaftiefe den therapeutischen Effekt zeitigen könnte, da Inkontinenz auch in den Stunden des Wachseins durch Amphetaminmedikation zu bessern sei. Sie dachten dabei an eine zusätzliche Wirkung auf die Blasenmuskulatur (Kontraktion des Sphincter versice, Dilatation des Detrusor vesicae s. S. 16)[1].

Auch bei uns bewährte sich die Anwendung des Pervitin bei Enuretikern. Als dritter Faktor für das Zustandekommen des Therapie-Effektes scheint uns die später noch näher zu erörternde *Verbesserung der Antriebsverhältnisse* wesentlich zu sein. Die *Hinwendung auf den Blasenreiz*, die verbesserte *Impulssetzung zum Handeln* aus der Abulie der Halbschlafsituation heraus sind Momente, die sich allein aus einer verminderten Schlaftiefe nicht herleiten lassen und auf eine Antriebssteigerung durch das Medikament hinweisen.

---

[1] Die Verminderung der Schlaftiefe spielte auch bei der älteren Behandlung mit Ephedrin schon eine entscheidende Rolle (CHRISTOPHERSON u. BROADBENT, EDERER und v. LEDERER) und PARKHURST führte als wesentliches Wirkungsmoment auch bereits die sympathicomimetische Wirkung auf die ableitenden Harnwege unter dem gleichen Gesichtspunkt wie MOLITSCH und POLLIAKOFF an.

e) Die schlafaufhebende Wirkung und Behandlung der Barbitursäureintoxikation und anderer Vergiftungen.

Von einer schlafaufhebenden und -verkürzenden Wirkung der Mittel spricht man, nachdem es schon früh gelungen war, Tiere aus Narkosezuständen zu erwecken (ALLES, ORTH, SPIEGEL, TAINTER).

CHAKRAVARTI hielt Benzedrin für die wirksamste Substanz, um eine Barbituratnarkose bei Mäusen aufzuheben. Er fand Benzedrin wirksamer als Cardiazol und Pikrotoxin. Für toxische und letale Dosen der Narkotica, insbesondere der Barbiturate soll das Benzedrin jedoch nutzlos gewesen sein, zur Kumulierung führen und die Mortalität steigern[1]. Hiergegen fanden wieder MICHELSEN und VERLOT, daß bei Hunden und Kaninchen letale Avertindosen erfolgreich mit Benzedrin bekämpft werden konnten.

LUMIÈRE und MEYER verglichen die Wirkung von Strychnin und Benzedrin bei der Barbitursäurevergiftung des Meerschweinchens. Ihre Untersuchungen zeigten, daß Strychnin intrakardial injiziert bei eingeschläferten Meerschweinchen klonische Zuckungen hervorruft, ohne die Tiefe des Schlafes zu vermindern. Erst auf stärkere Dosen trat eine vorübergehende Unterbrechung des Schlafes mit erneutem Einschlafen nach einigen Minuten ein. Der Schlaf dauerte später dann so lange wie derjenige der Vergleichstiere. Benzedrin zeigte dagegen eine viel günstigere Wirkung. Die Tiere erwachten sofort nach der Injektion, schliefen auch wieder ein, aber der Schlaf blieb oberflächlicher als bei den Vergleichstieren, und seine Dauer war um einige Stunden verkürzt. Das Benzedrin wurde in Dosen von 6—12 mg/kg gegeben.

HAUSCHILD betonte schon in seinen ersten Veröffentlichungen, daß Pervitin eine ausgesprochen antagonistische Wirkung gegen bekannte Narkotica, wie Chloralhydrat, Veronal-Natrium, Pernocton und Alkohol im Tierversuch hatte.

Es handelt sich bei diesen tierexperimentell gewonnenen Ergebnissen um medikamentös erzeugte schlafähnliche Zustände, die — wie schon eingangs angemerkt wurde — besser als Somnolenz, Narkose oder Koma bezeichnet werden sollten. Sie haben mit dem Schlaf die veränderte Bewußtseinslage gemeinsam, gründen sich aber im übrigen auf ganz andere physiologische Bedingungen. Die zu den angewandten Pharmaca „antagonistische" Weckaminwirkung ist dabei von der Art der zugeführten „schlaferzeugenden" Stoffe abhängig. So sind z. B. Pervitin und Benzedrin nach unseren Untersuchungen unwirksam für die Erweckung aus einem mit Insulin erzeugten Koma, wie wir im Kapitel II/9 ausführen.

Beim Menschen wurde Benzedrin wirkungsvoll zur Beendigung von Amytalnarkose durch LOMAN, RINKEL und MYERSON, REIFENSTEIN und DAVIDOFF verwendet. MYERSON und Mitarbeiter gaben an, daß 30—40 mg Benzedrin i.v. eine Narkose durch 0,5—1,0 g Natrium-Amytal aufhoben. Blutdruckabfall während der Barbituratnarkose ließ sich verhindern, Intoxikationserscheinungen bekämpfen (DAVIDOFF und REIFENSTEIN, MYERSON und Mitarbeiter, REIFENSTEIN und DAVIDOFF). Zur Beendigung von Avertin-Narkose und zur Wiederherstellung des abgesunkenen Blutdruckes fanden MICHELSEN und VERLOT Benzedrininjektionen von 20 mg wirksam. BOYD kam zu dem gleichen Ergebnis bei Kindern.

Diese an Tieren und bei der Beendigung von narkotischen Zuständen beim Menschen gewonnenen Erfahrungen mit Benzedrin wurde auf *Barbitursäurevergiftungen* übertragen. MYERSON und LOMAN empfahlen bei schweren Vergiftungsfällen einen intravenösen Benzedrintropfeinlauf (50 mg in einer ein

---

[1] Diese tierexperimentell gewonnenen Ergebnisse führten neuerdings zur Ablehnung der Weckamine in der Behandlung der Barbitursäurevergiftung: (Internisten-Kongreß, Hamburg 1954). Vgl. hierzu: BLEULER: Über das autistische Denken in der Medizin.

Vierzigstel prozentigen Lösung im Verlauf von 1—2 Std.). Sie sahen vor allem Verbesserung der Atmungsverhältnisse und Einfluß auf den abgesunkenen Blutdruck. DAVIDOFF und REIFENSTEIN äußerten sich jedoch gegen diese Ansicht und glaubten, daß Benzedrin hierfür keinen Wert besitze und bei drohender Atemlähmung sogar schädlich sein könnte. FRIEDREICH und LANDBERG veröffentlichten schließlich 12 Fälle von Barbitursäurevergiftung, die einheitlich mit Benzedrin behandelt wurden. 11 Patienten genasen, einer starb an pulmonalen Komplikationen. BOLTANSKI sah einen sehr instruktiven Fall und veröffentlichte ihn zum Vergleich der Strychnin- und Benzedrinwirkung. Der Patient wurde zunächst mit 15 mg Strychnin behandelt. Es trat ein Trismus auf und die Behandlung wurde mit Benzedrin in Dosen von 10, 20, 50, 70 mg in einer Zeit von 4 Std. fortgesetzt. Nach Ablauf dieser Frist soll der Patient vollständig erwacht gewesen sein.

JUSTIN-BESANÇON berichtete über die schnell einsetzende Weckwirkung des Benzedrin und hob als weiteren Vorzug seine große therapeutische Breite hervor. RENARD erwog nach den aus der Literatur bekannten und seinen eigenen Erfahrungen das Strychnin und Pikrotoxin bei Behandlung der Barbitursäurevergiftungen regelmäßig durch Amphetaminderivate zu ersetzen. Er fand bei seinen vergifteten Patienten, daß Pervitin besser wirkte als Benzedrin.

Bis 1945 wurden aber nur vereinzelt Berichte über die Behandlung der Barbitursäurevergiftungen mit Pervitin abgegeben. POSTMA hatte 1943 über eine 63 jährige Patientin berichtet, die sich mit 7 g Veronal vergiftete. Magenspülung, wiederholte Gaben von Lobelin und Coramin bis zum Mittag des zweiten Tages nach der Aufnahme brachten keine Änderung in das Zustandsbild. Das Koma der Patientin vertiefte sich und sie schien verloren. In diesem Zustand wurden mit der Sonde 17 Tabletten Pervitin zugeführt. Nach 1 Std. soll die Patientin die Augen aufgeschlagen haben, später sank sie wieder in einen tiefen Schlafzustand zurück. Auf wiederholte Pervitingaben bahnte sich aber von diesem Zeitpunkt eine Besserung an.

1945 stellte FRANKE vergleichende Untersuchungen an 60 Vergiftungsfällen an. Es handelte sich um Schlafmittel-, Kohlenmonoxyd- und Alkohol- sowie Morphin- bzw. Opiumvergiftungen. Je 30 Fälle wurden mit Pervitin oder anderen Analeptica behandelt. Die Ergebnisse sprachen nach Deutung FRANKEs für das Pervitin, doch scheint uns diese Untersuchung statistisch noch nicht breit genug angelegt, um eindeutig die Überlegenheit des Pervitin vor anderen Analeptica zu beweisen, wenn sich auch aus den Untersuchungsergebnissen schließen läßt, daß Pervitin andere Analeptica in der Therapie der angeführten Vergiftungen vollkommen zu ersetzen vermag.

Auch DAENEN hielt das Pervitin für ein ideales Mittel bei Behandlung der Barbitursäurevergiftungen, ohne aber seine Auffassung durch beweisende Untersuchungsergebnisse zu stützen.

Mit *Beobachtungen an 46 pervitinbehandelten Schlafmittelvergiftungen* versuchte ZUR VERTH Klarheit über die Grenzen der Pervitinmedikation zu gewinnen. Auch sie konnte über erstaunliche Besserungen im Einzelfall berichten, nachdem andere Mittel versagten. Vor allem erwies sich nach ihren Untersuchungsergebnissen die große therapeutische Breite des Mittels. So wurde als *höchste Gesamtdosis* im Verlauf von 5 Tagen *2700 mg* (180 Amp.) und als *höchste Tagesdosis 900 mg* (60 Amp.) gegeben, ohne daß sich nach dem Erwachen bei den Patienten Schädigungen nachweisen ließen. Aber auch mit dieser hohen Dosierung scheint noch nicht die Grenze einer toxisch wirkenden Menge erreicht zu sein. Von einem Vergiftungsfall aus der Heidelberger Psychiatrischen Klinik wurde mitgeteilt, daß er mit *3000 mg (200 Amp.) Pervitin in 2 Tagen behandelt* wurde ohne Nachwirkungen im Anschluß an das Erwachen aus der Vergiftung zu zeigen. Über einen jüngst beobachteten Fall mit noch höherer Gesamtdosis berichten wir im Kapitel über die Intoxikationen.

Hervorzuheben ist noch die Feststellung ZUR VERTHs, daß auch Pervitin dann wirkungslos zu sein scheint, wenn *mehr als die tödliche Menge* eines Schlafmittels eingenommen und resorbiert wurde. Die Untersuchungsergebnisse von FRANKE und auch von RENARD widersprechen dieser Feststellung. Wie aus ihren Darstellungen ersichtlich, konnte RENARD einen Patienten retten, der 8 g Luminal zu sich genommen hatte. Er kam nach 4 Std. zur Behandlung und erwachte nach 72 Std. Angaben über Magenspülung oder vorausgegangenes Erbrechen wurden nicht gemacht, so daß nicht zu erkennen ist, ob die 8 g Luminal auch resorbiert wurden. Dieser Einwand trifft auch für die Fälle FRANKEs zu, von denen ein Patient 60 Tabletten Adalin, ein zweiter 35 Tabletten Phanodorm und ein dritter 6 g Luminal zu sich nahmen. FRANKE und besonders später FRANKL empfahlen bei schweren Vergiftungen die suboccipitale Applikation des Pervitin *in den Liquorraum*. FRANKL ging von der Annahme aus, das Pervitin werde auf diese Weise unmittelbar in die *lebenswichtigen Zentren* gelangen.

Wenn umfangreiches statistisches Material bis heute auch nicht vorliegt, so möchten wir doch annehmen, daß Pervitin bei der Behandlung der Schlafmittelvergiftungen sehr häufig zur Anwendung kommt. Die Zahl der Veröffentlichungen hierüber nimmt aber immer noch keinen großen Raum ein, und die Frage, in welchem Maße das Pervitin anderen Mitteln in der Vergiftungstherapie überlegen ist, scheint damit noch nicht in statistisch gesicherter Weise geklärt. *Unsere Erfahrungen in der Therapie der Schlafmittelvergiftungen haben uns stets gezeigt, daß vergleichende Untersuchungen auf fast unüberwindliche Schwierigkeiten stoßen.* Die Angaben der Patienten über die eingenommene Schlafmittelmenge sind zum überwiegenden Teil unzuverlässig und in einer großen Zahl von Vergiftungsfällen kann man nicht erfahren, welches Mittel und wieviel von diesem eingenommen wurde. Versucht man, ein Urteil vom Vergiftungsbild her zu gewinnen, so ist im allgemeinen die Unterteilung in leichte, mittelschwere und schwere Fälle üblich, doch sahen wir, daß auch aus dem Vergiftungsbild kein zuverlässiges Maß für die Menge eines zugeführten Schlafmittels zu erlangen ist. Einen einigermaßen objektiven Anhalt für die Schwere eines Vergiftungszustandes hätte man unseres Ermessens erst, wenn es gelänge, mittels klinisch brauchbarer quantitativer serologischer Untersuchung einen Anhalt für die Menge *eines resorbierten* zur Vergiftung benutzten Pharmakons zu gewinnen. Ein für klinische Verhältnisse brauchbarer Test dieser Art ist uns nicht bekannt. Wir könnten nach unseren Erfahrungen nicht entscheiden, ob es uns schon einmal gelungen ist, Patienten zu retten, die mehr als die nach pharmakologischer Ansicht tödliche Dosis eines Schlafmittels zu sich nahmen. Bei vorsichtiger Beurteilung der Behandlungsergebnisse würden wir uns der Feststellung ZUR VERTHs anschließen und zu dem Ergebnis kommen, daß es gelingt, Patienten, die die Grenzdosis eines Schlafmittels eingenommen hatten, gelegentlich mit Pervitin, aber auch mit anderen Mitteln zu retten. Der Therapie-Erfolg ist immer dann, wenn größere

Mengen eines Schlafmittels eingenommen und resorbiert wurden, sehr weitgehend abhängig vom Zeitpunkt des Behandlungsbeginns.

ZUR VERTH weist darauf hin, daß bei der Schlafmittelvergiftung sogar die sonst sehr verpönte Polypragmasie empfohlen wird. Auch uns scheint dieses therapeutische Vorgehen besonders in desolaten Fällen berechtigt, doch sollte es auf keinen Fall zu einer blind durchgeführten schematischen Behandlungsweise führen. Wenn man Gelegenheit hat, viele Schlafmittelvergiftungen zu beobachten, so fällt bald auf daß bei manchen mehr die Neigung zum Kreislaufversagen, bei anderen die Neigung zum Versagen der Atemregulation besteht und bei allen schweren Vergiftungen sich Komplikationen durch Capillar- und Alveolarwandschädigungen im Lungenkreislauf einstellen. Diesen Besonderheiten muß sich die Therapie anpassen. Wir sind der Meinung, daß die Behandlung schon vor der Einweisung in die Klinik einsetzen müßte. Schwere Schlafmittelvergiftungen sind u. U. außerordentlich kreislauf- und atmungslabil und starben bei uns nicht selten in der ersten halben Stunde nach der Aufnahme in die Klinik, da sie die mit dem Transport verbundenen Belastungen nicht vertrugen. Häufig konnten wir beobachten, daß vor dem Transport 1 cm³ Pervitin, Cardiazol oder Lobelin gegeben wurden. Diese Dosen sind unzulänglich und bei schweren Vergiftungszuständen wirkungslos. Unter der Voraussetzung, daß der Transport sofort nach Auffindung eines vergifteten Patienten durchgeführt werden kann, würden wir die Gabe von 5 cm³ Pervitin i.v. und bei schwereren Vergiftungsbildern noch zusätzlich 5 cm³ Pervitin i.m. vorschlagen. Damit würde zwar die gesetzlich zulässige Abgabe einer Gesamtdosis von 100 mg an einen Patienten pro Tag überschritten werden, aber wenn der Transport nicht sofort durchführbar ist, sollte man u. E. keine Bedenken haben, sie noch um ein Vielfaches weiter zu überschreiten. Die gesetzlichen Bestimmungen müssen für diese Behandlung eine Änderung erfahren, denn für die *vorklinische Behandlung* ist das Pervitin wegen seiner langdauernden Wirkung allen anderen Mitteln überlegen und kann nicht durch diese ersetzt werden.

Wir haben schon früher Cardiazol in großen Mengen bis zur Überschreitung der Krampfdosis in der Behandlung Barbitursäurevergifteter benutzt und versuchten es jetzt erneut nach den Vorschriften einer von der Firma Knoll herausgegebenen monographischen Darstellung der Cardiazolwirkungen, doch können wir nach bisherigen Erfahrungen nicht von einer Überlegenheit des Cardiazols über das Pervitin sprechen.

Besonders das intravenös gegebene Pervitin hat nach unseren Beobachtungen eine gute Wirkung auf Atmung und Blutdruckverhältnisse. Gelegentlich ruft es bei schneller Injektion Erbrechen hervor. Die Aspirationsgefahr ist bei zweckmäßiger Lagerung des Kopfes nicht groß. Wir haben hierdurch noch keine Komplikationen gesehen. Das Erbrechen ist meist vorteilhaft, wenn die Vergiftungsmittel erst kurze Zeit zuvor genommen wurden.

Die Durchführung der weiteren klinischen Behandlung machen wir immer von dem meist wechselnden Vergiftungsbild abhängig und können kein festes Schema angeben. Die Magenspülung wird gemacht, wenn nicht mehr als 10 Std. seit der Einnahme vergangen sind. Sie wird als erste Maßnahme durchgeführt, wenn die Atmungs- und Kreislaufverhältnisse des Patienten gut sind. Zeigt sich aber *lebensbedrohliche* Kollapsneigung oder Atemlähmung, so wird zunächst eine Behandlung vorgenommen, die darauf abzielt, diese vegetativen Systeme vor dem Versagen zu schützen. Patienten mit niedrigem Blutdruck und besonderer Neigung zu Kreislaufkollaps erhalten gleich nach der Aufnahme Pervitin i.v. bis zu 10 cm³ und anschließend in Abständen von 15 oder 30 min je nach Schwere des Zustandes auch andere Analeptica. Außerdem geben wir sofort Strophanthin. Steht die Schädigung des Atemzentrums im Vordergrund des Vergiftungsbildes, so sahen wir vom Lobelin i.v. in Einzelgaben von 1—2 cm³ meistens noch eine intensivere Wirkung auf die Atemregulation als durch Pervitin. Diese Injektion wurde wiederholt, die Wiederholungen in sehr schweren Fällen nicht auf ein zeitliches Schema festgelegt, sondern abhängig gemacht von dem Zustande der Atemtätigkeit. Besteht eine Cyanose, so geben wir Sauerstoff. Niemals stützen wir uns allein auf die Therapie mit Analeptica. Da Methoden zur Beschleunigung des Ab- und Umbaues der modernen Schlafmittel nicht bekannt sind (ORZECHOWSKI), richten wir unsere weiteren Maßnahmen im wesentlichen auf eine funktionelle Entgiftung des Organismus. Je nach Lage der Kreislaufverhältnisse werden Infusionen, Tropfklistiere und Diuretica gegeben. Wir achten darauf, daß den vergifteten Patienten etwa 2000—2500 cm³ Flüssigkeit am Tage zugeführt werden. Zur Vermeidung der stets drohenden toxischen Schädigung der Lungencapillaren und Alveolen versuchten wir die Anwendung von Calcium in hohen Dosen, jedoch ohne sichtbaren Erfolg. Regelmäßig erhalten unsere Patienten zur Vorbeugung gegen Pneumonien Penicillin. Sie werden außerdem bei sonst guter Warmhaltung mit Eiswasser abgerieben und abgeklatscht. Speichel und Trachealschleim werden mit Katheter und Wasserstrahlpumpe abgesaugt. Auf diese Weise lassen sich, wie wir glauben, viele Patienten, die nicht mehr als die absolut tödliche Menge eines Schlafmittels zu sich genommen haben, retten, weil die nach Einnahme einer größeren Schlafmittelmenge immer drohenden *Komplikationen* wie Pneumonie oder Decubitus durch Verkürzung des Komas verhindert werden können. Der Schwerpunkt für alle therapeutischen Maßnahmen liegt u. E. häufig in der ständigen *zweckvollen Beschäftigung* mit den Patienten, wie sie die oben aufgeführte Schlafmitteltherapie mit sich bringt. Injektionen, Infusionen, Einläufe, Abreibungen wechseln sich ständig ab und erhalten dem Patienten in ihrem Zusammenwirken einen *vegetativen Minimaltonus*, durch den das Abgleiten in den möglicherweise irreversiblen atonischen Zustand eines tiefen Komas vermieden wird.

2. Hemmung und Steuerungsfähigkeit.

In der schlaf- und ermüdungshemmenden Wirkung des Pervitin und Benzedrin zeigte sich bereits ein wesentlicher Faktor für die Steigerung körperlicher und psychischer Leistungsmöglichkeiten. Ein anderes Moment für die Leistungssteigerung ist in der enthemmenden Wirkung der Mittel zu sehen. Sie erstreckt sich vorwiegend auf den Zustrom von Denk-, Vorstellungsinhalten und sprachlichen Produktionen, doch beeinflußt sie auch *das Handlungsgefüge* unmittelbar. Dabei ist sie u. U. verbunden mit einer Lockerung der Steuerungsfähigkeit und der kritischen Stellungnahme zu Eigenproduktionen. Es ergibt sich hieraus, daß die Wirkung sowohl eine Leistungssteigerung zur Folge haben kann, nämlich dann, wenn vermehrte individuelle Hemmungen oder andere interindividuelle Hemmungsfaktoren (z. B. Erschöpfung, Ermüdung) die Leistung beeinträchtigen, doch kann die Wirkung ebenso auch zu einer Minderleistung führen, wenn der enthemmende Effekt sich zu stark ausprägt und eine *gesteuerte kritische Stellungnahme* verhindert. In einem Versuchsprotokoll von WUNDERLE zeigt sich die Enthemmung und verminderte Steuerungsfähigkeit nach Pervitineinnahme sehr deutlich:

„Keine vegetativen Symptome, jedoch fiel Dr. J. beim Mittagessen auf, daß ich ganz gegen sonstige Gewohnheiten viel sprach, und als ich ihm sagte, ich hätte Pervitin genommen, meinte er: ‚Also daher.' Tatsächlich fühlte ich mich auch leicht angeregt und redelustiger als gewöhnlich, ohne daß dabei etwa besonders viele Gedanken gekommen wären. Immerhin redete ich über so allgemeine Dinge wie: daß es besonders lohnend sei, noch die Epilepsie und den Schwachsinn genauer psychopathologisch zu bearbeiten, weil dies im Gegensatz zu den großen Psychosen wenig geschehen sei. Das ergab sich aus der dem Mittagessen vorhergegangenen Beschäftigung mit der W'schen Arbeit. Im Anschluß daran kam eine Reihe von Einfällen, wobei ich dachte, die müßte man beschreiben, und die ich auch kurz notierte. Dies geschah in einer auch sonst üblichen torsohaften Weise stenographisch mit unausgeschriebenen Sätzen. Der ganze Zustand einer leichten Anregung ohne besonders auffallende oder wesentliche Ideen unterschied sich in keiner Weise von den auch sonst spontan vorkommenden Zuständen, in denen man z. B. ein Experiment oder eine Arbeit aufgreift und sich dabei angeregt und einfallsreich fühlt. Bemerkenswert ist jedoch, daß gar keine qualitativ besonders wertvollen Einfälle kamen, obwohl kurze Zeit das Gefühl, sie zu haben, da war."

Ob in diesem Beispiel die enthemmende Wirkung einen Niederschlag auch in der schriftlichen Produktion fand, ist aus der Art der Wiedergabe nicht zu sehen. Trotzdem wird aber die eingeschränkte Fähigkeit zur Steuerung des eigenen Verhaltens deutlich. Zwar kontrolliert die Versuchsperson ihre psychische Veränderung, doch bewirkt auch diese Kontrolle kein *der Veränderung entgegengerichtetes Einsetzen von Steuerungsfunktionen*.

Noch deutlicher zeigt sich die Enthemmung und verminderte Steuerungsfähigkeit in der von LEMMEL und HARTWIG wiedergegebenen Selbstbeobachtung des Psychologen Prof. SCHNEIDER:

„Das Tempo wurde wesentlich erhöht, und zwar sowohl im rezeptiven Auffassen von Gelesenem und Geschriebenem wie auch im Sprechen. (Ich beobachtete z. B., daß ich mich infolge gesteigerter Sprechgeschwindigkeit öfter versprach.) Während ich sonst sehr knapp schreibe, habe ich unter Pervitin besonders abends sehr viel geschrieben, was ich zum Teil an den folgenden Tagen wieder ausstrich. Der Denkablauf zeigte wesentliche Verkürzungen und ging nicht mehr streng logisch. An zwei Abenden verfiel ich auf ganz unbegründete Hypothesenbildungen, die sich am nächsten Tage als nicht stichhaltig erwiesen. Dafür war die Steigerung der Phantasie fast immer zu bemerken, und zwar immer in Verbindung mit angenehmen Gefühlen. Stärker gesteigert wurde jede Art von Initiative, was wiederum mit der geradezu optimistischen Gerichtetheit der Gefühle zusammenhing. Ein Brief, den ich unter Pervitinwirkung schrieb, wurde von dem Empfänger mit dem Satz beantwortet: „Ich habe mich über Deinen kindlichen Optimismus gefreut."'

In diesem Falle wurde die Versuchsperson offensichtlich in ihrer Produktion vollkommen von der Pervitinwirkung bestimmt. Reflektionen über die Veränderung von Vorstellen und Denken kamen meistens nicht auf, und wenn sie aufkamen, fanden sie doch keinen Niederschlag in der Produktion.

In noch stärkerem Maße zeigt sich die hier gemeinte Pervitinwirkung bei einer anderen Versuchsperson von WUNDERLE. Sie berichtet über:

Unangenehmes Gefühl der Getriebenheit, Schwierigkeit, die Gedanken zu beherrschen, manchmal Mühe, die richtige Auswahl zu treffen, d. h. die Assoziationen, die von allen Seiten herbeiströmen, zu steuern, motorische Getriebenheit, die das Stillsitzen zur Qual macht.

In diesem Falle liegt bereits eine nicht mehr beherrschbare *intoxikative Wirkung* vor, die über eine „*assoziative Enthemmung*" und *aufgehobene kritische*

Stellungnahme hinausgeht und bei der sich ein Übergang zu allgemein-motorischer Unruhe und Aufhebung jeder produktiven Leistungsfähigkeit zeigt.

Die enthemmende Wirkung des Mittels scheint uns auch bei den tachystoskopischen Untersuchungen von LEMMEL und HARTWIG eine Rolle zu spielen:

Eine Reihe von Versuchspersonen hatten kurz exponierte Schwarz-Weiß-Zeichnungen nachzuzeichnen. Dieser Test wurde nach Gabe von Pervitin und Benzedrin vorgenommen. Die gezeichneten Wiedergaben ließen sich bei allen Versuchen in drei qualitativ voneinander unterschiedene Gruppen teilen: 1. naturgetreue Wiedergabe, 2. verstandesmäßige Abänderung der Vorlage durch Schematisierung, 3. gefühlsmäßige Abänderung durch Sinnerfüllung mit mehr oder weniger starkem Abweichen von der Vorlage.

Unter Pervitin- und Benzedrinwirkung nahmen gegenüber den Leerversuchen die naturgetreuen Wiedergaben bis zu 30% zu, dabei offenbar unter Pervitinwirkung mehr als unter Benzedrinwirkung. Die verstandesmäßigen Abänderungen dagegen nahmen eindeutig ab, und zwar bei Benzedrin um 38% und bei Pervitin um 52%. Dafür nahmen die gefühlsmäßigen Abänderungen durch Sinnerfüllung wieder wesentlich zu.

Tabelle 3.

	Gefühlsmäßige Abänderungen der Sinnerfüllungen	Naturgetreu	Verstandesmäßige Abänderungen der Schematisierungen	Summe
Leerversuch	7	90	77	174
Benzedrin .	19	107	48	174
Pervitin . .	19	118	37	174

LEMMEL und HARTWIG sahen in diesem Versuchsergebnis einen Beweis für die Steigerung des *Phantasielebens* durch Pervitin und Benzedrin. Wir glauben aber, daß die Zunahme der naturalistischen Wiedergaben schon in Andeutungen ein Überwertigwerden des Details (s. Pervitinpsychosen) und die Abnahme gesteuerter rational überformter Veränderungen der Vorlagen bei gleichzeitigem Zuwachs von Veränderungen auf primitiverer Stufe (gefühlsmäßig) die enthemmende Wirkung des Mittels besonders deutlich zeigen. Natürlich handelt es sich bei diesen Versuchen nicht um Leistungen, die auf ein einfaches seelisches Geschehen rückführbar sind. So dürften die ermüdungshemmende Wirkung, die Freisetzung von Antriebsreserven und die damit konstant durchgehaltene Aufmerksamkeitsspannung, hieraus resultierende Veränderungen der Wahrnehmungsleistung, für die u. U. auch physiologische Zustandsänderungen des Auges eine Rolle spielen können, für eine Verbesserung der Leistung, wie sie sich in der Zunahme der naturgetreuen Wiedergabe spiegelt, von Bedeutung sein.

In Selbstversuchen fand auch GRAF als eine wesentliche Pervitinwirkung die Enthemmung:

„Der Gedankenablauf wird reger, gelegentlich Gefühl des Übersprudelns, dabei aber nie die Empfindung von Störungen im Sinne der Oberflächlichkeit oder Ideenflucht, ohne daß einmal direkt Euphorie beobachtet worden wäre - die Gefühlssphäre scheint, abgesehen von Beseitigung von Ermüdungsgefühlen oder dem angenehm empfundenen Ausbleiben derselben, im Gegensatz zu Alkohol und ähnlich wirkenden Stoffen auffallend unberührt zu bleiben — war der Zustand meist angenehm, so wie man eben eine gute Arbeitsdisposition als angenehm empfindet. Es tritt gleichsam keine spezifische Färbung zusätzlich auf. Es erfolgt keine aktive Hebung des Niveaus, aber es fehlen die Hemmungen und Widerstände; manchmal allerdings trat eine Übersteigerung der Anregung auf, die man als allgemeine innere Unruhe, als Rede- oder Betätigungsdrang empfindet."

Die zuvor angeführten Momente: gelegentliche Kontrolle der Wirkung, aber *Steuerungsunfähigkeit*, wurden also auch von GRAF registriert. Er stellte demgemäß auch fest, daß eine eigentliche Euphorie bzw. eine Veränderung des Stimmungsgrundes *nicht* auftritt, und es wird einleuchten, daß GRAF von einer rein ,,assoziativen Enthemmung" sprechen möchte. Diese Beobachtung GRAFs über das Fehlen einer Wirkung auf das Stimmungsniveau möchten wir betonen. Zwar wird in der Literatur immer wieder über das Auftreten eines euphorischen Effektes, über optimistische Stimmungsrichtung (SCHNEIDER) berichtet, doch scheint uns die unter Pervitin einsetzende Veränderung mit diesen Bezeichnungen nicht ganz getroffen. Die angebliche Stimmungsänderung ergibt sich, wie wir glauben, vielmehr aus den vertriebenen, Dysphorie erzeugenden Ermüdungsgefühlen und Hemmungen. Die sog. stimmungsverändernde Wirkung ist also demnach eine sekundäre, die sich aus der Veränderung anderer psychischer Funktionen ergibt. Auch bei höheren Pervitindosen bis zu 45 mg als Einzeldosis im normalen Wachzustand haben wir bei einer Versuchsperson eine eigentliche Stimmungsänderung etwa im Sinne einer *hypomanischen Stimmungsschwankung* nie beobachtet. Aus dem Bilde des Hypomanischen oder Euphorischen zeigen die Patienten lediglich die verminderte Hemmungs-, Steuerungs- und Kritikfähigkeit.

Eher kommt es bei hoher Dosierung zu meist ängstlich gefärbten dysphorischen Stimmungslagen oder zu Getriebenheit und Unruhe, die wir bei der Besprechung der Pervitinpsychosen näher schildern werden.

Die zuvor gegebenen Beispiele zeigen, daß es graduelle Unterschiede in der hier besprochenen Pervitinwirkung geben muß, und die Wirkungen brauchen nicht immer soweit zu gehen, daß sie als Beeinträchtigung zur Fähigkeit kritischer Stellungnahme gegenüber Vorstellungs- und Denkinhalten angesehen werden können. WARSTADT berichtet aus Selbstversuchen, daß ihm eine Erleichterung der Assoziationen bei ständiger ,,zweckvoller Gedankenarbeit" unter Pervitineinfluß immer wieder zum Bewußtsein kam, doch niemals zeigte sich bei ihm das Denken *ideenflüchtig, unlogisch* oder *sprunghaft*. Auch ein Patient PÜLLENs gab an, daß er niemals unter Pervitineinfluß entstandene schriftliche Arbeiten zu korrigieren brauchte.

STAEHELIN sieht die psychische Wirkung der Weckamine Pervitin und Benzedrin in einer Anregung oder Enthemmung der ,,*triebhaften Aktivität*", das ,,*Es*"-*Wollen* wird stimuliert, nicht aber das ,,*Ich*"-*Wollen*. Diese Auffassung begründet er, indem er ausführt, daß gerade die Ich-Aktivität, gegeben in der aktiven Aufmerksamkeit, die erst eine konzentrierte intellektuelle Leistung durch schnelles Auffassen ermöglicht, dann eine Leistungsminderung zeigt, wenn bei nichtermüdeten Personen, die sich im Leistungsoptimum befanden, mittlere oder große Pervitindosen gegeben wurden.

Tatsächlich zeigte sich bei den Untersuchungen durch GRAF, daß eine Leistungssteigerung im Rechenversuch beim Nichtermüdeten, zu optimaler Leistung Befähigten, durch Pervitingabe nicht zu erzielen war, sondern daß durch die Zunahme sonst randständig bleibender Bewußtseinsgehalte die konzentrative Hinwendung zur geforderten Leistung litt. Zu ähnlichen Ergebnissen mit Pervitin und Benzedrin war auch ALWALL gekommen. Nach ihm führten wir bereits aus, daß erst, wenn die Ermüdung hemmend in die Leistung eingreift, die Pharmaka eine optimale Wirkung zeigen. Aus diesem Grunde wies ALWALL darauf hin, daß die Dosierung vom Grad der Leistungsminderung abhängig gemacht werden muß. CZINADY und DIRNER kamen zu ähnlichen Ergebnissen.

Zusammenfassend könnte man nach den vorliegenden Beobachtungsergebnissen nur sagen, daß die Wirkung der Weckamine Pervitin und Benzedrin sich dann in optimaler Weise zu erkennen gibt, wenn Hemmungsmechanismen entweder als Ermüdung nach Überforderung oder als Eintritt des physiologischen Schlafbedürfnisses oder auch als Hemmung im Sinne einer persönlichen Eigenschaft sich leistungsmindernd vor allem auf intellektuelle Leistungen auswirken.

Veränderung der Bewußtseinsstruktur.

ZUTT kam bei Betrachtung der Pervitinwirkung auf Hemmung, Steuerungsfähigkeit und Ermüdungszustände zu einer besonderen Interpretation der *Struktur des Bewußtseins*. Er stellte sich die Frage, ob das Pervitin eine Veränderung des normalen Wachbewußtseins bewirkt. Dabei sah er das wache Bewußtsein eines Menschen nicht als einen Grenzzustand an, sondern als einen mittleren Bewußtseinszustand, der ebenso *Benommenheit* wie *Hypervigilität* vermeidet. Diese Gegenüberstellung ZUTTs von Benommenheit und Hypervigilität zeigt *die Unklarheit* und *Vieldeutigkeit* dessen, was man als Bewußtseinszustand im ganzen ansieht. Für uns wäre die Benommenheit eine einfache reine Bewußtseinsqualität, und wir würden ihr darum nicht die Hypervigilität, in der wir ein komplexes seelisches Geschehen sehen, gegenüberstellen. ZUTT kommt aus seiner umgreifenden Formulierung auch zu der Annahme einer *Überhelle des Bewußtseins* unter Pervitineinfluß. Wir glauben, daß sich diese Annahme schwer beweisen läßt und möchten eher annehmen, daß die „Beleuchtungsintensität" des normalen Wachbewußtseins maximal ist und es auch nach Pervitingabe in therapeutischer Dosis bleibt. Man könnte evtl. anführen, daß ein dem normalen Wachzustand zugehöriger Dunkelrand im Felde des Bewußtseins aufgehellt wird und sich auf diese Weise die Helligkeit ausdehnt, doch ergibt sich uns kein beweisender Hinweis für eine Veränderung in der Beleuchtungsqualität des zentralen Bewußtseinsfeldes. Eine Überhellung des aktuellen Bewußtseins, wie sie etwa in der Aura vor epileptischen Anfällen von WEBER und JUNG beschrieben wurde und auch in ekstatischen Episoden vorkommen soll, haben wir nach einmaligen therapeutischen Pervitingaben niemals gesehen. Dazu liegt im hirnorganischen wie im psychotischen oder psychogenen Ausnahmezustand die Bewußtseinssteigerung zu abnormer Helligkeit, soweit nachweisbar, mehr im subjektiven Erleben. Es liegt dem ganzen Phänomen unverkennbar fast immer ein „*als ob*"-Erlebnis zugrunde, und bei den von uns beobachteten Vorgängen dieser Art ließ sich am Patienten auch immer eine Umlagerung ihres gesamten Bewußtseinszustandes nachweisen, so daß sie objektiv eher bewußtseinsgetrübt und eingeengt wirkten. Mit diesen fraglichen Bewußtseinssteigerungen in verschiedenen Ausnahmezuständen hat die Bewußtseinsveränderung durch Pervitin in experimentellen oder therapeutischen Dosen nichts zu tun. Dagegen kommen im Verlauf von Psychosen bei chronischer Einnahme von hohen Dosen Pervitin ekstatische Episoden vor (s. S. 99f), die Ähnlichkeit mit den erwähnten Ausnahmezuständen haben. Es erscheint durchaus fraglich, inwieweit man die hierbei auftretenden ekstatischen Erlebnisse der Bewußtseinsausweitung und Überhellung auf eine Pervitinwirkung unmittelbar beziehen kann, oder ob sie nicht vielmehr, wie HEUBNER bereits einwandte, psychische Intoxikationserscheinungen, aber auch, wie wir eher meinen möchten, medikament-unabhängige psychotische Erscheinungsweisen vom Typus der

Verstimmung darstellen, an denen eine Pervitinwirkung nur in Einzelerscheinungen beteiligt ist, ohne das Syndrom im ganzen zu tragen (s. Kap. Pervitinpsychose).

Es ergibt sich die Problematik zu diesem Fragenkomplex auch wesentlich aus der Verwendung *bildhafter Begriffe*, wie Bewußtseins-Raum, -Feld, -Beleuchtung, -Helligkeit, -Trübung, -Einengung usw., denen die reale Bewußtseinsstruktur und Funktion immer nur ausschnittweise entspricht, deren arbeitshypothetischer Wert unbestritten bleiben soll, während sie doch wegen ihrer Bildhaftigkeit *nur in Grenzen* gültig sein können. Der Einfluß des Pervitin auf das Bewußtsein zeigt sich, neutraler ausgedrückt, im Zuwachs gegenständlicher Bewußtseinsinhalte. Dabei ist diese Zunahme an Inhaltssetzungen gebunden an eine Veränderung der dem Einzelinhalt beigemessenen Bedeutung. Unter veränderten Dosierungen kommt es zu charakteristischen Umlagerungen dieser Beziehung. Innerhalb eines meist schmalen Dosierungsbereiches gewinnen sonst unter- und nebengeordnete Inhaltssetzungen an Bedeutungsgehalt ohne einen zunächst ins Gewicht fallenden Verlust an zentrierenden Gesichtspunkten. Es steht, anders ausgedrückt, mehr Material zur Reflexion zur Verfügung, ohne daß ursprüngliche Besetzungen einen Stellenwertverlust erleiden, mit dem eine Auflösung des inneren Zusammenhanges der Bewußtseinsinhalte verbunden wäre. Erst bei steigender Dosierung erfolgt schon bald ein Übergang zu einem Stadium, in dem es zum *Abbau in der Rangordnung der Bedeutung der Einzelelemente kommt,* so daß raffende und überschauende Gesichtspunkte verlorengehen.

3. Antrieb.

Bei der Betrachtung der Benzedrin- und Pervitinwirkung auf den Antrieb ist es unumgänglich, zunächst einmal zu erläutern, was unter dem seelischen Phänomen „*Antrieb*" hier verstanden werden soll. Man könnte meinen, daß jede Art von lebendiger Funktion Antrieb im Sinne einer physikalisch treibenden Kraft voraussetzt. Das ist auch richtig, und ein derartiger Antriebsfaktor liegt auch in der Pervitinwirkung für den Organismus. Er würde sich ausdrücken in einer allgemeinmotorischen Unruhe und stellt sich nach unseren Erfahrungen bei Dosen ein, die eine intoxikative Wirkung haben. Es zeigt sich diese Wirkung im Tierversuch in der motorischen Unruhe deutlich. Man erkennt aber auch, daß in einem hier zur Frage stehenden leistungssteigernden Antriebszuwachs durch Pervitin und Benzedrin mehr liegt als die Steigerung allgemeiner psychomotorischer Funktionen. Antriebszuwachs im gesamten seelischen Gefüge setzt neben der reinen Erregungszunahme auch noch eine Zunahme der „*vitalen Füllkraft*" (ALBRECHT) voraus, die sich nicht lediglich in einer lebendigeren Motorik äußert, sondern, wie ALBRECHT darlegte, das Handeln bestimmt, ausrichtet auf die Forderung durch die Umwelt. Aber auch dieses nicht im Sinne einer *zwischengliedlosen Reaktion auf einen Umweltreiz,* etwa wie im Frühkindesalter oder beim hyperprosektisch Manischen, sondern in einer *Distanzierung* vom Umweltgeschehen und von den eigenen inneren Regungen, in einer Freistellung zur Auswahl unter einer Fülle von Möglichkeiten. In der Bewältigung dieser Möglichkeiten bedarf es des Antriebes zur Anfangsetzung, zur Konzentration und zum Durchhalten. Betrachtet man so die Funktion des psychischen Antriebes beim Menschen auf ihre Veränderung durch Pervitin hin, so wird es verständlich, daß es Ergebnisse aus

Tierversuchen, die auf eine Leistungssteigerung im Sinne der psychischen Leistungsänderung wie beim Menschen schließen lassen, nicht gibt. Die dem Tier eigene „*spezialisierte Daseinsweise*" (GEHLEN) läßt einen Vergleich mit den psychischen Veränderungen beim Menschen durch Pervitin nicht zu. Erst das „*weltoffene*", unspezialisierte Dasein des Menschen macht überhaupt den Eingriff in die geschilderte komplizierte, außerordentlich störbare menschliche Antriebsfunktion möglich. Gerade diese Störbarkeit der menschlichen Antriebsstruktur bringt es aber auch mit sich, daß in diesem psychischen Sektor die Pervitinwirkung schnell einen intoxikativen Charakter annimmt.

Die antriebsfördernden Momente des Mittels haben demnach auch nur einen sehr *schmalen Wirkungsbereich*. Die Aktivierung des „Es"-Wollens (STAEHELIN) bedeutet schon eine Entdifferenzierung der menschlichen Antriebsstruktur. Die Distanzierung den eigenen inneren Regungen gegenüber wird auf dieser Wirkungsstufe bereits aufgehoben; die geraffte Konzentration, die Kontinuität und die zweckentsprechende Ökonomie im Denken, Verstehen, Schließen und Handeln werden gestört. Auch die Distanzierung vom Umweltgeschehen wird nicht mehr geleistet. Immer mehr situationsgesteuert kommt es zu einer gedehnten Handlungskette, ohne daß sich ein Erfüllungs- oder Sättigungserlebnis einstellt. Wir glauben aber, daß nach Pervitingabe einem intoxikativen Wirkungseffekt eine echte Steigerung und Stabilisierung der Antriebsfunktionen vorausgehen kann. Diese Wirkung wird dann von den Versuchspersonen meist mit verbesserter Initiativkraft, Aktivitätssteigerung, Hebung des Lebensgefühls, Tatendrang, Unternehmungslust bezeichnet und läßt sich auch in dieser Form objektivieren.

a) Veränderungen der Produktivität, des Denkens und Vorstellens.

Hier schließt sich die Frage an, ob mit der durch Pervitin bedingten Steigerung der Antriebskraft auch eine Produktivitätssteigerung im Sinne eines Zuwachses *schöpferischer Potenzen* verbunden sein kann. In der Literatur wird zu diesem Komplex meist von qualitativer Leistungsverbesserung gesprochen. Wir vermögen diese Frage nicht eindeutig zu beantworten. Wenn man den Produktivitätsbegriff eingrenzt auf neue einmalige Leistungen, wäre eine exakte Beantwortung möglich, wenn nicht die außerordentliche Seltenheit derart schöpferischer Akte einer Aussagemöglichkeit im Bereiche dieser psychischen Leistung entgegenstünde. Die in der Literatur beschriebenen Selbstbeobachtungen lassen eine qualitative Steigerung intellektueller Vollzüge im oben geschilderten Sinne nicht erkennen, sondern die Beispiele zeigen deutlich, daß die leicht auftretende übersteigerte Enthemmung und Beeinträchtigung der Steuerungsfähigkeit eine Niveausenkung in qualitativer Hinsicht mit sich bringen kann (s. Selbstbeobachtung Prof. SCHNEIDER). Wir glauben aber nicht, daß man auf Grund dieser Beobachtungsergebnisse allgemein von einer Niveausenkung für die produktiven Leistungen des Vorstellens und Denkens sprechen sollte. Es gibt auch andere Beobachtungen, aus denen zu ersehen ist, daß neben dieser Möglichkeit zur Leistungsverschlechterung eine Hebung des Leistungsstandes möglich ist. Im Bereich des Vorstellens und Denkens scheint das leistungssteigernde Moment weniger in einer qualitativen Verbesserung der Vorstellungs- und Denkinhalte zu liegen, als vielmehr durch die gleichzeitige Enthemmung und Antriebssteigerung in einem *reicheren Angebot* und im *Schneller-zur-Verfügung-Haben* zum Ausdruck zu kommen. Von den Versuchspersonen wurden diese Veränderungen meist empfunden als eine Bereicherung in den Modi der Vergegenwärtigung: Vorstellen und Denken. Immer wieder wird darum auch angegeben, daß nach Pervitineinnahme die anschauliche Vergegenwärtigung sowie die Beziehungssetzung im Urteilen, schließen, Begreifen eine Zunahme erfährt. In einem Versuchsprotokoll bei WUNDERLE heißt es:

Die Denktätigkeit stand unter dem Einfluß einer sprudelnden Fülle von rasch wechselnden Vorstellungen. In einem sich überstürzenden Fluß reihte sich in losem Zusammenhang Vorstellungsbild an Vorstellungsbild. Das Angebot an Vorstellungsmaterial konnte man kaum bewältigen. Eine Menge von längst vergessenen Bildern schien hochgeschwemmt zu werden, wenn sich der Gedankenfluß nur irgendwie ihnen näherte ... Die Vorstellungen selbst hatten zweifellos an Anschaulichkeit gewonnen.

In einem anderen Beispiel wird ausgesagt:

Es sind ziemlich viele Gedanken da, sie sind vielleicht umfassender und vielseitiger als sonst, so daß das Ordnen manchmal etwas schwerer fällt. Dann sehe ich viele Bilder vor mir; sie sind inhaltlich sehr schön und erfreulich und manchmal richtig lustig. Ich sehe sie in schillernden kräftigen Farben und ziemlich handgreiflich und plastisch.

Ein Patient PÜLLENs berichtete:

Wenn ich mir schon lange etwas überlegt habe, dann nehme ich Pervitin gern, um das längst Erarbeitete in der endgültigen Form in einem Zuge niederzuschreiben.

Und in einem weiteren Beispiel heißt es:

Die Gedanken bei den Konstruktionen kommen mir alle so plötzlich und alte Kenntnisse, die ich mir sonst mühsam aus dem Unterbewußtsein hervorkramen mußte, hatte ich bereit.

Aus dieser Pervitinwirkung ergibt sich ein wesentliches Indikationsmoment, wenn man das Pharmakon zur Verbesserung der Leistungen im Bereich des Vorstellens und Denkens benutzen will: Sobald die kritische Durchleuchtung eines Sachverhaltes abgeschlossen vorgegeben ist, wird man bei geeigneter Dosierung eine optimale Wirkung zur Steigerung des Produktionsantriebes und zur Füllung der bereits vorgegebenen Denkschemen erwarten können. Streng genommen handelt es sich also bei dieser Leistungsaufbesserung nicht um eine Verbesserung des Vorstellens und Denkens, sondern um eine Leistung, die sich mit ZUTT am besten unter dem Begriff „*erledigen*" fassen läßt.

b) Veränderung von Stimmung und Interesse.

An dieser Stelle möchten wir noch einmal auf die Ausführungen ZUTTs zurückkommen. Er hat die Bedeutung des Interesses unter Pervitineinfluß hervorgehoben und wies darauf hin, daß der Mensch unter Pervitinwirkung weniger in einer freudigen Erregung verweilt, als in stetiger gesteigerter Interesseneinstellung, die zielhaften Charakter hat. Neben dieser zielhaften Interesseneinstellung kennt ZUTT aber noch ein „Interesse als Stimmung", das seine Erfüllung nicht in der Erreichung des Zieles, sondern in der Haltung des freudig Erregten finden soll. Wie weit man ZUTT in dieser Doppelbedeutung des Begriffes Interesse folgen kann, soll hier nicht diskutiert werden. Für unsere Auffassung von der psychischen Pervitinwirkung in therapeutischen Dosen möchten wir aber noch einmal hervorheben, daß Veränderungen an einem, alle psychischen Abläufe tragenden Stimmungsgrund nicht mit der Pervitinwirkung in Zusammenhang gebracht werden sollten. An der freudigen Erregung des Interessierten läßt sich, wie wir meinen, eine veränderte Gestimmtheit, nicht aber eine gehobene endogene Stimmungslage ablesen.

Auch ist die freudige Gestimmtheit des Interessierten nur ein Beiwerk, wesentlicher erscheint uns die Interessiertheit selbst und die mit ihr zum Ausdruck kommende gesteigerte Bereitschaft des Antriebs nicht nur zum Anspringen auf einen äußeren Reiz hin, sondern auch zum aktiven Aufsuchen solcher Reize. Die Beiwerkhaftigkeit der Gestimmtheit wird dabei an dem raschen Umschlag, z. B. ins Dysphorische, deutlich, wie wir später noch näher schildern werden.

Die veränderte Interesseneinstellung ist für ZUTT der kausale psychologische Faktor einer *zeitverkürzenden Wirkung* des Pervitins, es tritt eine Kurzweile ein, in der ZUTT den polaren Gegensatz zur Langeweile sieht. Die zeitverkürzende Wirkung wurde in der Literatur mehrfach angemerkt. Auch WUNDERLE machte sie zum Gegenstand ihrer Untersuchungen. Sie kam zu der Feststellung, daß vor allem längere zu schätzende Zeitstrecken von 50—60 sec zu kurz geschätzt wurden. Die Insassen amerikanischer Gefängnisse gaben bei den Untersuchungen durch MONROE und DRELL an, daß sie Amphetamin nahmen, weil die Zeit unter der Wirkung schneller verstreicht. Dieser subjektiv empfundene *Zeitverkürzungseffekt* wurde bei den Untersuchungen durch MONROE und DRELL als die häufigste Amphetaminwirkung gefunden.

An unserer antriebspsychologischen Deutung festhaltend, würden wir meinen, daß gerade der Zeitverkürzungseffekt und die damit verbundene Aufhebnug des Zustandes der Langeweile die antriebssteigernde Potenz des Mittels charakterisiert. Die beschäftigungslose Ruhe der Langeweile ist infolge einer Schwäche des „*Antriebstonus*" durch von außen unkontrollierbare Vorstellungen, Wünsche, Begehrungen bei frustranen intentionalen Regungen gekennzeichnet, wodurch Spannungen geschaffen werden, die den Grund für eine Gestimmtheit mit negativem Vorzeichen abgeben (ALBRECHT). Man erkennt, wie aus diesem Zustand heraus eine verbesserte Antriebskraft sekundär das Stimmungsbild verändern kann.

c) Veränderung der Konzentrationsfähigkeit.

Kehren wir nun wieder zur Betrachtung der Beziehungen zwischen Antriebssteigerung und Veränderungen im Bereich mnestischer Funktionen zurück, so zeigt sich, daß die *Konzentrationsfähigkeit* unter Pervitineinfluß uneinheitlich beurteilt wird. GRAF z. B. glaubt eine Herabsetzung gefunden zu haben, andere aber fanden eine Verbesserung der Konzentrationsfähigkeit (z. B. DÜKER). Wir glauben auch nicht, daß man nach den Untersuchungen GRAFs zu der allgemeinen Annahme einer Konzentrationsverschlechterung kommen kann. Eine Verringerung der Konzentrationsfähigkeit ist möglich durch Pervitingabe und diese Möglichkeit durch Hinweis auf die GRAFschen Rechenversuche am Nichtermüdeten und zu optimaler Leistung Befähigten auch beweisbar. Es würde damit aber lediglich bewiesen, daß die Konzentration nicht über einen erreichbaren Schärfegrad hinaus gesteigert werden kann, sondern statt einer verbesserten Konzentrationsfähigkeit sich ein Zustand der Entdifferenzierung zuvor geraffter Antriebsreserven einstellt, der zu einer Niveausenkung der Leistung führt. Man könnte zu dem Schluß kommen, daß für die Konzentrationsfähigkeit das gleiche gilt wie für andere psychische Leistungen, nämlich daß das Leistungsniveau zuvor gesenkt sein muß, bevor sich der Effekt einer Leistungssteigerung durch Amphetamine ausdrücken kann. Besonders wenn sich die Ermüdung reduzierend auf die

Antriebsreserven auswirkt und demnach das Beharrungsvermögen, die Konzentrationsspannung absinken und die Tätigkeit in einem leeren Verdösen versiegt, oder in einer Vorstufe des Erlöschens der Antriebsgrößen bei nachlassender Spannkraft ein leeres und mehr durch wechselnde Umweltfaktoren bestimmtes *Beschäftigungshandeln* einsetzt, kann das Pervitin oder Benzedrin wohl unbestritten zu einer Aktivierung der Antriebsfunktion einerseits und Müdigkeitsverdrängung andererseits führen. Über diese Wirkung kann dann auch ein optimales Maß an Konzentrationsschärfe wieder erreicht werden.

d) Behandlung der Rekonvaleszenz und des Röntgenkaters.

Es muß in diesem Zusammenhang auch noch einmal auf die Situation des Rekonvaleszenten eingegangen werden. Jede Erkrankung kann über die speziellen Organerscheinungen hinaus zu einer *Asthenisierung* der Gesamtpersönlichkeit führen und damit Symptome erzeugen wie emotionale Auflockerung, Reizbarkeit, Schwäche neben allgemeinen körperlich-vegetativen Dysregulationen. In der Einregulierung dieser unter Umständen langdauernden Störungen besteht das Wesen der Rekonvaleszenz (BONHOFF). Man könnte in diesem keineswegs krankheitsspezifischen, sondern universellen *hyperästhetisch-emotionellen Schwächesyndrom* den Ausdruck fehlender „vitaler Füllkraft" sehen. Erst eine Belebung des Antriebstonus (nach EWALD: Biotonus) führt zur Richtung und Regulierung der disharmonischen psychischen und körperlichen Abläufe. Die von PÜLLEN und auch HEINEN beobachteten guten Wirkungen des Pervitin in der Behandlung von Rekonvaleszenten werden damit verständlich. Ob Pervitin routinemäßig zur Behandlung der beschriebenen Störungen verwendet werden sollte, ist schwer zu entscheiden und wird z. B. auch davon abhängen, ob ein vor diese Frage gestellter Therapeut in der Rekonvaleszenz eine sinnvolle biologische Schutzmaßnahme sieht, durch die sich der Organismus die benötigte Ruhe über eine Steigerung der pathischen Funktionen erzwingt, oder ob er hierin lediglich einen Schwächezustand sieht, den es abzukürzen und zu überwinden gilt. Dazu wird die Wahl eines bestimmten therapeutischen Vorgehens außerdem von den Besonderheiten jedes Einzelfalles abhängig zu machen sein, so daß sich auch für die Pervitinanwendung im Zustande der Rekonvaleszenz keine allgemeinverbindliche Empfehlung geben läßt. Im Falle einer verzögerten oder verschleppten Rekonvaleszenz bei Menschen mit Neigung zum Versagen oder auch neurotischer Fixierung ihrer Schwächesymptomatik zögern wir nicht, das Pervitin im Zusammenhang mit allgemein aktivierenden Maßnahmen (Aufhebung der Bettruhe, Gymnastik, leichte Arbeiten, u. U. auch Krankenhausentlassung und ambulante Weiterbehandlung) zur Anwendung zu bringen. Das Mittel wirkt in diesen Fällen fast immer gut und kann meist schon nach kurzer Zeit wieder abgesetzt werden.

Die Rekonvaleszentensymptomatik steht in enger Beziehung zu dem als „*Röntgenkater*" bekannten Zustandsbild. Auch hierbei handelt es sich um ein hyperästhetisch-emotionelles Schwächesyndrom, dessen besonders intensive vegetative Dysregulationen meistens ein therapeutisches Eingreifen erforderlich machen. DIETER und GLOMME empfahlen hierzu das Pervitin, zumal es bei der Strahlenbehandlung Carcinomkranker häufig den analgetischen Effekt des Morphins verlängert.

e) Behandlung psychotischer Zustandsbilder.

Die enthemmende und antriebssteigernde Wirkung der Amphetamine führten unter verschiedenen Gesichtspunkten zu weiteren therapeutischen Anwendungen in der Psychiatrie.

Während man den wesentlichen Wirkungsfaktor der Verzögerung des Schlafeintrittes durch Pervitin und Benzedrin in der Behandlung der Narkolepsie auszunutzen suchte, fanden sie wegen ihrer enthemmenden Wirkung in Kombination mit Evipan Anwendung bei der Narkoanalyse. Bei uns zeigte es sich in dieser Mischung (10 cm^3 Evipan/0,3 cm^3 Pervitin) dem Penthothal keineswegs unterlegen.

Unter Nutzung des enthemmenden und antriebssteigernden Wirkungsprinzips empfahlen JANZ und SEILER das Pervitin als diagnostische Hilfe bei unklaren Psychosen, um sie symptomenproduktiver zu machen. Bei diesem Vorgehen wird reines Pervitin genommen und JANZ nannte das Verfahren *„Weckanalyse"*.

Besondere Bedeutung erlangte aber der enthemmende und antriebssteigernde Effekt in Behandlungsversuchen von psychotischen Hemmungszuständen. Im wesentlichen erstreckten sich diese Versuche zunächst auf die Therapie von Depressionszuständen. Viele amerikanische Autoren griffen die Behandlungsmöglichkeit mit Benzedrin auf (ANDERSON, DAVIDOFF und REIFENSTEIN, DUB und LURIE, FINKELMANN und HAFFRON, GORREL, GUTTMANN und SARGAN, MILLER, MYERSON, ROSENBERG, SCHAFFER, SCHILDER, WILBUR, MCLEAN und ALLEN, WINNER und WOOLEY).

Man glaubte, günstigere Reaktionen besonders bei leichten Depressionszuständen zu sehen, während man bei schweren Depressionen, wenn sie mit ängstlicher Erregung verbunden waren, wegen der Verstärkung der Angst von der Behandlung abriet. Einige Autoren kamen zu der Feststellung, daß die Anregung der *„psychomotorischen Aktivität"* bei den Patienten streitsüchtige oder selbstmörderische Tendenzen hervorzurufen vermöchte.

Nicht nur zur Behandlung wurde das Benzedrin empfohlen, sondern auch prophylaktisch zur Verhinderung der Ausbildung schwerer Depressionszustände, indem man annahm, daß bei leichten Depressionen die Aufhebung der Insuffizienzgefühle durch Benzedrin den Patienten zu neuer Tätigkeit ermutige und ihm Selbstvertrauen gäbe.

Schon frühzeitig kam man zu der Feststellung, daß Benzedrin besser wirkt bei der Behandlung reaktiver Depressionszustände als bei der Behandlung endogen psychotischer Phasen. Von den endogenen Verstimmungen reagieren nach GUTTMAN und SARGANT wieder die leichten, von Hemmung und Verlangsamung begleiteten Erkrankungen am besten. Diese Autoren wiesen als erste darauf hin, daß in Ausnahmefällen auch ängstlich gefärbte Zustandsbilder mit Benzedrin gebessert werden konnten, doch sahen auch sie im allgemeinen in der Angst und den damit verbundenen Vegetativerscheinungen, wie Herzklopfen und Zittern, eine Gegenindikation.

Für die schweren depressiven Psychosen ist nach dem Ergebnis der meisten Untersuchungen nur ein sehr bedingter günstiger Effekt zu erwarten. Die Erkrankten sollen durch die Behandlung für die psychotherapeutische Führung zugänglicher und für die Arbeitstherapie besser lenkbar werden. GUTTMAN maß der größeren Aufgeschlossenheit gegenüber der Psychotherapie besondere Bedeutung bei und führte an, daß in seltenen Fällen durch die Benzedrinwirkung ein Circulus vitiosus zu durchbrechen sei. Er hielt es auch für besonders angezeigt, in der abklingenden depressiven Phase Benzedrin zu geben.

Die statistischen Angaben der amerikanischen Autoren über die mit Benzedrin erzielten Behandlungserfolge weichen stark voneinander ab. So berichteten WILBUR und Mitarbeiter über 80%, ANDERSON über 30% und WOOLEY über 25% Besserungen nach Benzedrinmedikation.

DAVIDOFF und GOODSTONE *kombinierten* in der Behandlung *Benzedrin mit Natriumamytal* und berichteten 1943 über eine vierjährige Erfahrung mit dieser Behandlungsweise. Sie sprachen allgemein von guten Erfolgen[1].

DAVIDOFF, REIFENSTEIN und LURIE rieten von einer Benzedrintherapie bei Involutionsmelancholien und psychopathologischen Veränderungen auf der Grundlage cerebraler Gefäßschädigungen ab.

In Deutschland wurde das Pervitin zum erstenmal von FLÜGEL in der Behandlung psychischer Hemmungszustände untersucht.

FLÜGEL unterteilte seine Behandlungsfälle in verschiedene, durch psychopathologische Besonderheiten geprägte Gruppen. Dabei fand er, daß von 10 Stuporzuständen 5 auf 3—4 mg Pervitin eine deutliche Wirkung zeigten. Die Kranken standen auf, sprachen spontan, antworteten sinngemäß im Rapport. Die Wirkung war auf wenige Stunden beschränkt; sie trat bei fortlaufender Behandlung nicht immer in Erscheinung. FLÜGEL sah die größere Bedeutung

---

[1] In welchem Umfange weitere Literaturberichte nach dieser ersten Veröffentlichung mit der Kombinationsbehandlung herausgegeben wurden, können wir nicht übersehen. Zugänglich für uns wurden im Referat oder im Original die veröffentlichten Untersuchungsergebnisse von LEWIN, RINKEL, GREENBLATT (1949), GOTTLIEB (1950), GRAHN (1952), ANCHERSON (1952), JOHNSEN (1952) und ÖDEGAARD (1953). Alle Autoren stimmen in der Beurteilung in bezug auf eine günstige symptomatische Beeinflussung mittelschwerer bis leichter Depressionszustände verschiedener Genese überein, und vereinzelt wird vornehmlich in der skandinavischen Literatur die Überzeugung geäußert, daß diese Behandlungsart u. U. eine Schocktherapie ersetzen könne.

Wir haben in der Kombinationsbehandlung nur Erfahrungen mit dem Metrotonin. Wenn auch in diesem Präparat der zentralanaleptische Wirkungsfaktor nicht so stark ist wie im Benzedrin, so zeichnet sich doch im klinischen Gebrauch eine gewisse Übereinstimmung zwischen unseren und den aus der Kombinationsbehandlung Benzedrin/Natrium-Amytal gewonnenen Untersuchungsergebnissen ab. Was von den skandinavischen Untersuchern als Hebung der Initiativkraft, Beseitigung von Morgenverstimmung, Selbstvorwürfen, Apathie, seelischer Schwäche bezeichnet wurde, erschien uns im einzelnen das Ergebnis einer Veränderung der Beziehungen zwischen Antrieb, Hemmung, Steuerungsfähigkeit und Ermüdung zu sein und sich in einer Erleichterung des Zustroms von Denk- und Vorstellungsinhalten bei gleichzeitigem Flüssigerwerden sprachlicher Produktionen zu zeigen. Vor allem aber scheint das Präparat wie auch Pervitin und Benzedrin bei allen mit Verlust an körperlich-seelischer Spannkraft einhergehenden Krankheitszuständen eine Mobilisation sonst nicht ohne weiteres zugänglicher Leistungsreserven zu erwirken. Am deutlichsten zeigt sich der Gesamteffekt bei solchen depressiven Krankheitsbildern mit Selbstunsicherheit und Hemmungen. Aber auch bestimmte Formen von nicht zu schweren Zuständen ängstlicher Erregung können durch das Metrotonin günstig beeinflußt werden. Für schwerere endogene Psychoseformen erschien uns weder der zentralanaleptische noch der sedierende Effekt tiefgreifend genug, um die Krankheitssymptome erkennbar zu beeinflussen. Der im Verhältnis zum Benzedrin und Pervitin milde zentralanaleptische Effekt läßt das Metrotonin nach unseren bisherigen Erfahrungen für leichtere Verstimmungszustände endogener und reaktiver Genese oder auch in der Nachbehandlung schwererer psychotischer Episoden am geeignetsten erscheinen, so daß es in der ambulanten Praxis zur Erhaltung der Arbeitsfähigkeit der Patienten Bedeutung erlangen wird.

dieser Auflockerungsmöglichkeit in der zumindest temporär zu erreichenden Verringerung pflegerischer Schwierigkeiten, z. B. bei der Nahrungsaufnahme.

Von 5 Depressionsfällen, bei denen Hemmungserscheinungen im Vordergrund des Krankheitsbildes standen, haben 3 erkennbar reagiert; in einem Falle zeigte sich ein ängstlicher Zug, bei den anderen Patienten gab sich die Wirkung in größerer Aussprachebereitschaft und Schwinden der depressiven Stimmungslage zu erkennen.

Ausnahmslos reagierten auf das Pervitin depressiv gehemmte Patienten, die dazu einen Zug von Gespanntheit boten. Bei ihnen stellte sich nach der Medikation Erregung, Lebhaftigkeit, Rededrang ein. Einer der Patienten wurde ausgesprochen gereizt, ein anderer sehr ängstlich und ein dritter ängstlich-stuporös.

Leicht depressiv-gehemmte Kranke waren nur zur Hälfte durch das Mittel in günstigem Sinne beeinflußt. Zum Teil kam es zu einem sichtlichen Schwinden der depressiven Grundstimmung.

Von 5 abulisch schizophrenen Defektzuständen sprachen nur 2 nennenswert an. Einer wurde lediglich etwas regsamer und motorisch lebhafter, der andere zeigte sich ausgesprochen gehemmt.

Als eine letzte Gruppe untersuchte FLÜGEL Patienten, bei denen sich keine Zeichen einer endogenen Psychose fanden und die als weiche-sensitive oder asthenische Versagertypen mit reaktiv-depressiven Zügen aufgefaßt wurden. Diese Fälle blieben durch Pervitin fast unbeeinflußt; nur ein Patient mit ausgesprochen anankastischen Erscheinungen reagierte mit vorübergehender Besserung der Zwangssymptomatik.

Nach FLÜGEL untersuchte noch eine Reihe weiterer Autoren die Pervitinwirkung auf psychotische Krankheitsbilder (WARSTADT, NEUMANN, SPECKMANN, STAEHELIN, DRAGOMIR und RETECEANU, BELART, BISCHOFF, WATTS u. a.).

NEUTHARD untersuchte die Pervitinwirkung an kataton-stuporösen Patienten. Er behandelte 6 Wochen lang. Zwar reagierten die Patienten, doch waren diese Reaktionen nicht als Besserungen im jeweiligen Krankheitsbild zu bewerten. Im Gegensatz zu FLÜGEL beobachtete er auch keine Zustandsänderungen durch Pervitin, mit denen eine Erleichterung der pflegerischen Betreuung verbunden gewesen wäre. Drei seiner Patienten mußten durch Monate mit einer Schlauchsonde ernährt werden; hieran änderte auch die Pervitingabe nichts, die Fütterung wurde z. T. sogar erschwert.

WARSTADT untersuchte die therapeutischen Möglichkeiten des Pervitin noch im gleichen Jahre wie FLÜGEL und fand, daß sich Müdigkeit und Schwächezustände gut beseitigen lassen, daß das Mittel sich besonders bei gehemmten Psychopathen bewährte und bei leichteren Depressionszuständen endogener sowie reaktiver Art. Regelmäßig ließen sich nach seinen Feststellungen auch katatone Stuporen beeinflussen, und er stimmte mit SPECKMANN darin überein, daß stumpf-flache Hebephrene durch Pervitingabe zu optischen und akustischen Halluzinationen anzuregen sind.

SPECKMANN sah auch eindrucksvolle Erfolge bei endogenen Depressionen und bei einer Dosierung bis zu 4 Tabletten am Tage; er konnte außerdem feststellen, daß sich das Pervitin bei Involutionsdepressionen bewährte und sich in ambulanter Behandlung die Leistungsfähigkeit der Kranken durch die Medikation erhalten ließ.

DRAGUMIR und RETECEANU empfahlen Pervitin für die Behandlung leichter und mittlerer Grade von depressiven Verstimmungen, und wie bereits von STRÖM-OLSEN vom Benzedrin berichtet, sahen die Autoren auf Pervitinmedikation das Schwinden hypochondrischer Symptomatik.

STAEHELIN warnte dringend davor, das Pervitin bei erregten oder ängstlichen Menschen anzuwenden. Auch er empfahl es aber für die ambulante Praxis bei reaktiven und einfach gehemmten oder leer apathischen Depressionszuständen.

BELART versuchte, pathogenetische und therapeutische Gesichtspunkte aus Pervitinversuchen an Schizophrenen zu gewinnen. 15 „antriebslosen Stuporösen" oder „depressiven Schizophrenen" injizierte er 15 mg Pervitin. Er fand 2 wesentliche Wirkungsmodi: 1. allgemeine Belebung, 2. Aktivierung des Krankheitsprozesses. Hieraus folgerte er: Nur, wo die Remission weit fortgeschritten ist, die zweite Wirkung nicht die erste übertönt, kann sich die günstige therapeutische Pervitinwirkung durch die allgemeine Belebung des Patienten in voller Ausprägung zeigen. Im allgemeinen — so schloß BELART — ist die Pervitinwirkung bei Behandlung von Schizophrenen zweifelhaft. Depressiv gefärbte Psychosen werden verschlechtert; bei erregten Schizophrenen ist Pervitin kontraindiziert.

Diese Annahme einer Kontraindikation kann bei BELART u. a. nur zu einem Teil von der unmittelbaren Beobachtung der Pervitinwirkung bei Erregungszuständen ausgehen. Sie dürfte zu einem anderen Teil wesentlich bestimmt sein durch das gradlinige einfache Denkschema: das Pervitin wirkt enthemmend und antriebssteigernd, und ein Zustand, der durch gesteigerte psychomotorische Entäußerung gekennzeichnet ist, kann nur noch durch Summationswirkung weiter gesteigert und dadurch verschlechtert werden. Diese Betrachtung folgt aus einem Analogieschluß, der seine Parallele in bestimmten einfachen, mechanisch-physikalischen Phänomenen findet, und sie wird zweifelhaft, wenn man die spezifisch menschlichen Antriebsverhältnisse, wie wir sie im Antriebskapitel darzulegen versuchten, beachtet. BELART u. a. stoßen mit ihrer simplifizierten Betrachtungsweise der Pervitinwirkung bei psychotischer Erregung auch bei BISCHOFF auf Widerspruch.

BISCHOFF führte aus, daß die psychomotorische Erregung dem Pat. die Möglichkeit nimmt, sich seiner Umgebung zuzuwenden. Er sieht in dem Erregungszustand den untauglichen und über das Ziel hinausschießenden Versuch des Kranken, mit allen ihm noch zu Gebote stehenden Mitteln den Kontakt mit der Umwelt herzustellen. „Wie jede affektive Besessenheit führt besonders die den motorischen Erregungszustand begleitende zur Einengung der Umweltbeziehungen und zur weitgehenden Absperrung aller Zugangsmöglichkeiten." Aus dieser Betrachtung bieten sich zwei therapeutische Möglichkeiten an, um den mit dem Einsetzen der Erregung gegebenen Circulus vitiosus zu durchbrechen. Einmal der Dauerschlaf (KLAESI), der den Patienten „der ärztlichen Hilfe und Pflege bedürftig macht" und so dazu führt, daß passiv der Umweltrapport hergestellt wird, zum anderen die Anwendung der Weckamine Pervitin und Benzedrin, die dem Patienten die Kraft verleihen, aktiv einen geordneten Umweltbezug aufzunehmen. Der Patient „erwacht" aus der affektiven Erregung, und das Resultat dieses Mechanismus ist die allgemeine Beruhigung und Ordnung der psychischen Antriebe.

BISCHOFF gab 30—40 mg des Präparates Aktedron und fand, daß diese Dosis eher noch zu gering ist. Es reagierte nach seinen Untersuchungen nur ein kleiner Prozentsatz der Patienten nicht oder nur ungünstig auf das Mittel. Unter 15 behandelten Patienten waren 6 akute erregte Psychosen. Vier davon wurden durch die Behandlung entlassungsfähig. Nur in einem Falle gewann BISCHOFF den Eindruck, daß das Mittel den Erregungszustand steigerte.

BISCHOFF deutete diesen *paradox erscheinenden Wirkungseffekt*, indem er annahm, daß im Verhältnis zur viel größeren erregenden Energie des Krankheitsprozesses diejenige des Medikaments unerheblich ist und gar nicht zur Anwendung kommt, sondern durch das Medikament der gesamte Krankheitsprozeß erfaßt und günstig beeinflußt wird, was zum Abklingen der Unruhe führt. Es kommt nach BISCHOFF zu einer aktiven Erweiterung des durch den Krankheitsprozeß eingeengten psychischen Raumes, indem mangels Entäußerungsmöglichkeiten die krankheitserhaltenden und -fördernden Kräfte einen hochgespannten Zustand unterhalten. Das Grundschema dieser Deutung würde sich mit unserer antriebspsychologischen Interpretation decken.

So wie BISCHOFF das Pervitin auf psychotische Erregungszustände beruhigend wirken sah, fanden BAWEKIN und BERTRAM eine wesentliche motorische Ruhigstellung nach Benzedrin- und Pervitinmedikation auch bei *erethischen Kindern*. In der Deutung dieses Effektes schließen wir uns ALBRECHT an, der ausführte, daß in manchen Fällen von motorischer Unruhe des Kindesalters die Ursache nicht in einem übersteigerten Antrieb zu sehen ist, sondern vom Eigenantrieb ungesteuerte, durch Umweltreize zur Auslösung gebrachte motorische Impulse ablaufen, die erst durch eine Mobilisation der Antriebsreserven aufgefangen und organisiert werden können.

Viertes Kapitel.

Benzedrin- und Pervitin-Intoxikationen.

Über die Symptome einer schweren *Vergiftung* durch Amphetaminderivate *beim Menschen* sich ein zuverlässiges Bild zu machen, ist bislang noch schwierig. Es ist anzunehmen, daß es sich um Substanzen handelt, von denen einige Gramm für einen erwachsenen Menschen tödlich wirken dürften. Während z. B. für die zu Suicidzwecken häufig verwendeten Barbiturate die sicher tödliche Dosis aus zahlreichen Beobachtungen relativ genau zu ermitteln ist, gibt es solche Erfahrungen mit Amphetamin-Substanzen offenbar nicht. Sicher ist nur, daß ihre Wirkungsbreite beim Menschen wesentlich größer ist als die der Barbiturate; das Ausmaß der Wirkungsbreite spiegelt sich schon in der Diskrepanz zwischen den in Tierversuchen verwendeten Dosen und den Mengen, die beim Menschen subjektiv wirkungsvoll erscheinen. Sie kommt auch in den unterschiedlich großen Mengen zum Ausdruck, die von den psychotischen Suchtpatienten angegeben wurden; sie schwanken zwischen 45 mg (WALTHER), ja sogar 18 mg (KEYSERLINGK I) als unterer Grenze, 75—300 mg in der Mehrzahl der Fälle und im Höchstfall 450 mg (HARDER I) als über längere Zeit eingenommener 24 Stunden-Menge, und schließlich 600 mg (Benzedrin) als einmalig genommener Tagesdosis — soweit man den Angaben dieser Suchtkranken Glauben schenken darf.

a) Letaldosis.

Die für den Menschen sicher letale Dosis läßt sich nur abschätzen; sie dürfte etwa das Tausendfache der minimalen therapeutischen Dosis (3 mg) betragen. Für weiße Mäuse ermittelte HAUSCHILD (1938) als im Zitterkäfig registrierbare minimal erregende Dosis dagegen nur ein Hundertstel der letalen Dosis.

Für *verschiedene Tierarten* schwankt die Letaldosis je nach der Art, dem Alter und den Versuchsbedingungen anscheinend erheblich. Die im Tierversuch allerdings selten verwendete orale Applikationsart bedingt wesentlich höhere Letaldosen als bei subcutaner Injektion notwendig sind.

Für Ratten, Meerschweinchen, Kaninchen, Hunde, Schafe und Affen sind die Mengen des Benzedrin von EHRICH-LEWY und KRUMBHAAR ermittelt worden. Bei Ratten und Meerschweinchen benötigt man für junge Tiere das Doppelte oder Mehrfache der Letaldosis erwachsener Tiere, während dieses Verhältnis z. B. bei Affen umgekehrt ist. Die niedrigsten Mengen werden für junge Affen (5 mg/kg) und Schafe (15 mg/kg) angegeben, es folgen Hunde (20 mg pro kg), ausgewachsene Affen (20—25 mg/kg), Kaninchen (20—50 mg/kg), Meerschweinchen (40—150 mg/kg) und Ratten (35—200 mg/kg). Ungefähr in diesen Höhen halten sich auch die Angaben der übrigen Autoren (s. u.); für Ratten hatten schon HARTUNG und MUNCH 1931 als kleinste tödliche Dosis 25 mg/kg ermittelt. CHAKRAVARTI gab für Mäuse die Letaldosis mit 155 mg/kg an, doch verwendete er eine alkoholische Lösung, während der Alkoholzusatz nach REIFENSTEIN und auch WERNER die Toxizität des Benzedrin wesentlich verringern soll.

Nimmt man die minimale Letaldosis im Mittel mit etwa 40 mg/kg bei subcutaner Injektion an, so würde das auf den Menschen (75 kg) übertragen eine Dosis von etwa 3 g bedeuten; Ivy gab berechnet auf 50 kg Gewicht 1,0 bis 1,25 als letale Dosis an. Der Unterschied gegenüber den Tierversuchen würde dann im wesentlichen auf der besseren Erfassungsmöglichkeit der minimalen wirksamen Dosis beruhen; in der Tat ist ja die Registrierung im Zitterkäfig eine äußerst grobe Methode.

Soweit wir wissen, ist eine Dosis von 3 g bei einem Menschen bislang nicht versucht worden[1]; immerhin kommt man in Einzelfällen innerhalb der Behandlung des Barbiturat-Komas mit der 24 Std.-Menge schon relativ dicht an diese Dosis heran.

Die größte uns bekannt gewordene Injektionsmenge von Pervitin beträgt etwas über 2 g in 24 Std.; es handelte sich um eine 18jährige Patientin (G. K., Pr. Nr. 2774/53), die einen Suicidversuch mit 5,5 g Luminal unternommen hatte und in den ersten $3^1/_2$ Tagen 75 cm³ Pervitin intravenös und 447 cm³ Pervitin intramuskulär bekommen hatte. Die gesamte Pervitinmenge betrug somit 7,830 g. Die durchschnittliche 24 Stunden-Menge liegt etwas über 2 g, sie lag in der Mitte der Behandlungszeit beträchtlich über 2 g. Die Patientin wirkte nach dem Aufwachen in den nächsten Tagen etwas euphorisch und allgemein enthemmt, jedoch motorisch nicht gröber auffällig. Sie wurde uns am 11. Behandlungstag überwiesen wegen des Verdachtes auf eine Psychose, der schon vor dem Suicidversuch aufgetaucht war; es handelte sich um eine leichte cyclothyme Schwankung. Auffällige Folgezustände der Luminal-Vergiftung oder der Pervitin-Behandlung lagen nicht vor.

Ein ähnlicher Fall ist uns mündlich aus der Heidelberger Universitäts-Nervenklinik berichtet worden. Der die Barbitursäurevergiftung überlebende Patient bekam in zwei Tagen 3 g Pervitin.

Zur Verth ist in der Behandlung des Barbiturat-Komas bis 900 mg am Tage gegangen.

Diese Mengen sind um so beachtlicher, als nach Hjort und Mitarbeitern sich die Toxicität des Amphetamins bei Mäusen unter gleichzeitiger Narkose etwa verdoppelt.

Den Temmler-Werken wurde ein unveröffentlichter Fall eines überlebten Suicidversuches mit 600 mg Pervitin bekannt. In dieser Höhe liegt dann auch schon der Kulminationspunkt der 24 Std.-Dosis bei Suchtpatienten (Harder I).

b) Tödliche und schwere Vergiftungsfälle.

Todesfälle nach Pervitin- oder Benzedrineinnahme sind beim Menschen, soweit wir sehen, sehr selten. Der kausale Zusammenhang ist in keinem Fall eindeutig und zweifelsfrei.

Smith berichtete 1939 über einen amerikanischen Studenten, der während eines Examens nach Einnahme von 30 mg Benzedrin kollabierte und starb; die Todesursache konnte auch durch die Sektion nicht geklärt werden.

Pontrelli gab 1942 einen Bericht von einem 25jährigen italienischen Soldaten, der nach Einnahme einer unbekannten, auf etwa 100 mg geschätzten Menge Benzedrin (Sympamin) nach kurzer Zeit Vergiftungserscheinungen in Form von Übelkeitsgefühl, heftigem Schweißausbruch und allgemeiner Schwäche zeigte. Dann traten Brechneigung, Blässe, Abkühlung der Extremitäten, leichte Atemnot auf, der Puls wurde klein, die Frequenz lag bei 100/min, nach 5 Std. erfolgte der Tod unter tonisch-klonischen Krämpfen, während das Bewußtsein bis dahin erhalten geblieben war. Die Sektion ergab punktförmige Blutaustritte unter Pleura und Epikard sowie massive Stauungen des Kleinhirns, der Lungen, Nieren und der Leber. Pontrelli nimmt auch für diesen Fall eine ungewöhnliche Überempfindlichkeit an.

Einen fraglich sekundären Todesfall schilderten Mitchell und Denton 1950; es handelte sich um eine Krankenschwester, die seit 9—12 Monaten Dexedrin (zuletzt in 26 Tagen mindestens 1,25 g) nahm; Tod an akuter, therapieresistenter Panmyelophthise.

---

[1] Ein Patient von Ehrich-Lewy-Krumbhaar wollte in zwei Tagen 20 g Benzedrin eingenommen haben, doch erscheint diese Angabe recht fragwürdig.

Das *schwere Vergiftungsbild* äußert sich bei Tieren am auffälligsten in der äußerst gesteigerten Motorik. Es treten perseverierende Putz- und Manegebewegungen auf; die Tiere nagen, schnuppern und lecken, ohne zu fressen oder zu trinken, ununterbrochen; im vorgeschrittenen Stadium fressen sie sich die Pfoten und Bauchdecken an. Es tritt Hyperthermie, Protrusio bulbi und Nasenbluten auf. Der Tod tritt nach HAUSCHILD im Zustand starrer Lähmung durch Atemstillstand ein, wobei Krämpfe selten sein sollen; SCHOEN betont die Neigung zu Krämpfen im Terminalstadium mehr.

Ausführlicher und speziell vom verhaltens-psychologischen Standpunkt aus beschreibt CHANCE die Reaktionen von Mäusen auf 10 mg Benzedrin (pro Kilogramm Körpergewicht); in der ersten halben Stunde beginnen die Tiere herumzurennen und zu quieken, intervallartig unterbrochen durch Ruhepausen; die Haare sträuben sich, die Augen sind weit geöffnet, die Hoden herabgestiegen, die Vorderpfoten werden faustartig geballt, der Oberkörper unnatürlich aufgerichtet; die Tiere laufen dabei anders als normale Mäuse, vorzugsweise an der Wand entlang, besonders in den Ecken. Mehrere Tiere in einem genügend engen Käfig verhalten sich zunächst genau so, sie weichen dabei einander so wie jedem anderen Hindernis aus. Dann aber in einem zweiten Stadium nehmen sie eine ,,sprungbereite, aufmerksame" Haltung ein und springen, sobald eine andere Maus quiekt. Sich begegnende Mäuse reagieren in diesem Stadium gleichmäßig entweder mit Sitzenbleiben oder Davonlaufen. Im ersteren Fall sitzen beide, Nase an Nase, einander gegenüber und schwingen unter gelegentlichem Quieken gleichphasig die Köpfe hin und her; die Gesamthaltung (ohne das Kopfpendeln) wird der auch sonst bekannten ,,Demutshaltung" verglichen. Im dritten Stadium geht dann dieses Defensivverhalten in Angriffshandlungen, Beißereien und Aufsteigen über; endlich folgen ganz abnorme Zustände und bedrohliche Krämpfe.

Die besonders im zweiten Stadium ausgeprägte akustische Übererregbarkeit und allgemeine Hypermotorik wird zu Verhaltensweisen von Säugetieren nach Leukotomie in Beziehung gesetzt.

So wenig Amphetaminderivate in therapeutischen Dosen z. B. im Rahmen der Epilepsie-Behandlung mit der Entstehung von *Krämpfen* zu tun haben, in toxischen Dosen und unter besonderen Umständen vermögen sie doch wohl Krämpfe auszulösen. BLUM, BLUM und CHOW (1950) konnten nach Rindenexcisionen in verschiedenen Hirnregionen bei Affen mit Benzedrin-Dosen von 1,4—18,0 mg/kg in 50% der Fälle Krämpfe auslösen, während die nichtoperierten Affen bei diesen Dosen keine Krämpfe zeigten; die obere Grenze der angegebenen Dosierung liegt allerdings schon in der Nähe der Letaldosis.

FISCHER-WINGENDORF erwähnt in seiner zusammenfassenden Darstellung das Auftreten von kompletten Krämpfen nicht ausdrücklich, sondern vermerkt lediglich allgemeinen Tremor, klonische Zuckungen oder vollständige Erschöpfung im Terminalstadium. Diese Asthenie soll nach SCHUBE und RUSKIN (1940) an den Vorderbeinen eher auftreten als an den Hinterbeinen; letztere Autoren erwähnen auch wieder Konvulsionen.

Von den gleichen Autoren stammen auch *hirnpathologische Befunde*. Allem Anschein nach handelt es sich um das unspezifische Intoxikationsbild, vielleicht ausgezeichnet durch eine besondere Neigung zu Hämorrhagien. Eine lokalisatorische Bevorzugung scheint nicht ausgeprägt zu sein. SCHUBE und RUSKIN fanden eine allgemeine Kongestion mit Dilatation der Gefäße und Subarachnoidalsowie Ventrikelblutungen in der Untersuchungsserie mit längerer Benzedrin-Applikation; in der anderen Serie mit akuten Todesfällen nach 40 mg und mehr Benzedrin (Meerschweinchen und Ratten) fanden sich ausgedehntere Hämorrhagien auch im Thalamus, Frontal-, Parietal- und Occipitallappen.

Ähnliche Erscheinungen werden auch von den übrigen Körperorganen berichtet; es kommt zu subpleuralen und -perikardialen Blutungen, zu Stauung und Stase in den Körperorganen allgemein und gelegentlich auch zu Hämorrhagien, im Einzelfall auch zu Nekrosen in Leber und Milz (ALLES, EHRICH-KRUMBHAAR, desgl. und LEWY, GUNN und Mitarbeiter).

Die körperlichen Erscheinungen einer Intoxikation durch Amphetamin-Derivate *beim Menschen* sind bei den einzelnen Organsystemen bereits erwähnt worden. Es handelt sich neben Veränderungen der Atmung vor allem um kardiovasculäre Symptome wie Blutdruckveränderungen, meist im Sinn der Steigerung, Veränderungen der Pulsfrequenz, — Tachy-, gelegentlich auch Bradykardie, Extrasystolie, paroxysmale Tachykardie usw. — und Kollapszustände mit Schweißausbrüchen; daneben werden hämatologische Veränderungen sowohl bei Menschen als auch bei Tieren beschrieben. Subjektiv besonders unangenehm sind vor allem die Herzsensationen, die starke Trockenheit im Mund und ein Brennen am Gaumen; mehr auffällig als unangenehm sind die ausgeprägte Schlaflosigkeit, der Appetitmangel und der folgende Gewichtsverlust bei chronischer Pervitin-Einnahme in höheren Dosen. Erwähnenswert wären noch die Änderungen in der Sexualfunktion und im Tierversuch auch an den Sexualorganen. Viele dieser Reaktionen können im Einzelfall auch einmal entgegengesetzt gerichtet sein.

Einzelfälle akuter schwererer Vergiftungen beim Menschen sind vorwiegend in der Anfangszeit der therapeutischen Verwendung des Pervitin oder Benzedrin veröffentlicht worden; in neuerer Zeit sind sie spärlich geworden.

DAVIES berichtete 1937 von einem 26jährigen britischen Studenten, der etwa 14 Tage lang je 20 mg Benzedrin genommen hatte; es stellten sich zunehmend Kopfschmerzen, Schlaflosigkeit, Schwindelgefühl ein, und zwei Tage nach dem letzten Benzedrin-Gebrauch kam es zu einem peripheren Kreislaufkollaps mit heftigem Erbrechen und Bewußtlosigkeit, der etwa drei Tage anhielt. Dieser Fall war durch eine akute aplastische Anämie kompliziert.

APFELBERG schilderte 1938 einen Patienten, der durch 140 mg Benzedrin in einen schweren komatösen Zustand geraten war. Die Hautfarbe war zunächst aschgrau, später im Gesicht fast erythematös; es bestand im Koma Inkontinenz; Krampfanfälle traten auf, die Extremitäten waren kalt und schweißbedeckt, der Puls kaum fühlbar, die Herzfrequenz betrug 60/min; es kam zum Erbrechen; Tremor und fibrilläre Zuckungen traten auf, außerdem ein positiver Babinski und ein Hippus teils spontan, teils auf Lichteinfall; die Temperatur stieg an, die Atmung wurde zeitweise stertorös. Das Koma dauerte 36 Std. Danach bestand noch einige Zeit ein verworren depressiver Zustand, es kam zu einer Pneumonie mit Herpes, im Urin wurden Erythrocyten gefunden. Der Patient blieb 4 Nächte schlaflos, erholte sich danach vollständig.

In den beiden Fällen von v. ISSEKUTZ (1939), bei denen anläßlich eines Tanzfestes offenbar unter Alkoholwirkung 60 bzw. etwa 200 mg Pervitin genommen wurden, traten Schlaflosigkeit, Unruhe mit Muskelzuckungen, Erbrechen, Pupillenerweiterung sowie Herzsensationen (Tachykardie und Arrhythmie) auf; die Wirkung hielt bis zu 55 Std. an.

Im Fall von AGNOLI und GALLI (1939) handelte es sich um einen 15jährigen Patienten in der Rekonvaleszenz; er nahm 4 Tabletten Pervitin (12 mg) in nüchternem Zustand; nach einer Dreiviertelstunde stellten sich Unwohlsein, Unruhe, Druckgefühl in der Herzgegend, das sich zu präcordialen Schmerzen steigerte, und Luftbedürfnis ein. Das Gesicht wurde blaß, die Haut kalt, blieb jedoch trocken, die Pulsfrequenz stieg auf 150/min, der Blutdruck auf 140 mm Hg systolisch (gegenüber 120 in Ruhe vorher); dann trat ein tetanischer Anfall mit typischen Karpopedalspasmen auf, der sich nach Stunden und am nächsten Tage noch einmal wiederholte. — Zweifellos handelt es sich bei diesem Fall um eine besondere Überempfindlichkeitsreaktion.

DITTMAR schilderte 1941 und 1942 einen 32jährigen Mann, der 1937 eine rechtsseitige Kieferhöhleneiterung durchgemacht und zu dieser Zeit schon einmal einen Anfall von Bewußtlosigkeit erlitten hatte. Er soll damals schon — auf Grund persönlicher Beziehungen zur Herstellerfirma — Pervitin genommen haben. Später nahm der Patient etwa 30 Tabletten (90 mg) Pervitin regelmäßig und betrieb außerdem einen erheblichen Nicotinabusus. Zwei Tage nach einem grippalen Infekt mit Fieberanstieg kam der Patient zur Aufnahme, nachdem sich seit mittags eine zunehmende Bewußtseinstrübung eingestellt hatte. Bei der Aufnahme abends befand sich der Patient in einem komatösen Zustand mit Opisthotonus und Streckstarre sämtlicher Extremitäten. Die Hautfarbe war blaß, es bestand kalter Schweiß, die Atmung war zunächst tief und beschleunigt; Puls 90/min. RR 110/60 mm Hg, Temperatur normal. Die Bauchdecken- und Cornealreflexe fehlten, die übrigen Reflexe waren im Starrezustand nicht prüfbar, nach dessen Lösung jedoch normal vorhanden; die Pupillen reagierten verlangsamt und unausgiebig; es bestand Trismus und eine leichte Facialisschwäche rechts, während der Babinski-Reflex links positiv war. Bei mechanischer Reizung zeigte der Patient Ausweichbewegungen. Der Opisthotonus schwand nach einer Lumbalpunktion; der Liquor zeigte normale Werte. Eine halbe Stunde danach trat unter Abfall der Pulsfrequenz CHEYNE-STOKESsche Atmung auf[1], die sich nach Lobelin wieder regularisierte; eine halbe Stunde später war der Patient für eine Dreiviertelstunde wach und klar, fiel aber in den komatösen Zustand zurück. Am anderen Tage erwachte der Patient zu sofort klarem Bewußtsein, schlief allerdings noch viel und wurde am dritten Tage entlassen[2].

STAEHELIN beschrieb 1941 Intoxikationszustände durch Pervitinwirkung nach einem Geländelauf. In mehreren Fällen kam es zu leichteren vegetativen Erscheinungen, in zwei Fällen auch zu psychischen Alterationen. Ein Patient geriet in eine schwere motorische Unruhe mit Verwirrtheit, er wollte Glasscherben essen und mußte gefesselt ins Spital gebracht werden. Ein anderer geriet in einen schweren ängstlichen Erregungszustand, in dem er meinte, er komme vor das Gericht; es traten Zuckungen der Muskulatur auf; der Patient stürzte sich plötzlich in einen Bach, wo er ertrank. STAEHELIN erwägt, ob nicht in diesen Fällen Hitzschlag als zweite Noxe hinzugekommen sei.

CHRISTENSEN und v. KNUDSEN berichteten 1943 über eine 30jährige Frau mit nur geringen Vergiftungserscheinungen (Herzklopfen, Rauschgefühl, Trockenheit im Munde) nach 125 mg Benzedrin.

Hingewiesen sei auch noch auf den Fall von MONROE und DRELL (s. S. 121) mit den ungewöhnlichen Symptomen eines sehr heftigen Kopfschmerzes und anfallsartigen Taubheitsgefühles der linken Körperseite mit Vernichtungsangst und anschließender kurzdauernder paranoid-halluzinatorischer Psychose. Ein ähnliches Taubheitsgefühl, allerdings im Anschluß an einen Kollapszustand nach Benzedringenuß, schilderten SMITH und CHAMBERLIN von einem Patienten mit einer Anämie. Dieser hatte nur 30 mg, der von MONROE und DRELL 200 mg Benzedrin genommen.

Es folgen noch ähnliche leichte Vergiftungsfälle von CURRY — einen 23jährigen Mann betreffend, der nach Einnahme von 250 mg Benzedrin aus einer Inhalatorfüllung tetanische Zuckungen bekam und nach einigen Tagen unter Tachykardie mit Extrasystolen, Atemnot und ängstlich-depressiver Verstimmung litt — und von HART: eine junge Frau nahm in einer Konfliktsituation innerhalb 14 Tagen mindestens 9 Inhalatorfüllungen zu 250 mg Benzedrin als Teeaufguß zubereitet. Es traten die bekannte sprachliche und allgemein-motorische Enthemmung auf mit euphorisch-expansiven Zügen und nach Absetzung des

---

[1] Veränderungen der Atmung in Richtung auf den Cheyne-Stokes-Typ konnten GROSS und MATTHES bei bestimmt disponierten Versuchspersonen experimentell schon durch 3 bzw. 5 mg Pervitin i.v. erzeugen.

[2] Der Fall erinnert an einen der seltenen Coffein-Intoxikationsfälle. KOPF beschrieb eine Patientin, die in zwei Stunden 11,4 g Coffein genommen hatte, sich zunächst berauscht fühlte und dann ohnmächtig zusammenbrach. Es stellten sich tonisch-klonische Krampfzustände ein, die trotz Eukodalinjektion über eine Stunde anhielten und dann in einen starrkrampfähnlichen Zustand mit Trismus und Opisthotonus übergingen; Pupillenreaktionen prompt, sonstige Reflexe nicht auslösbar. Die Patientin schien dabei nicht völlig bewußtlos, man hatte den Eindruck, daß sie sich bemühte, auf Fragen zu antworten. Nach SEE-Injektion und Chloralhydratklysma schlief die Patientin ein und erwachte nach 11½ Std. beschwerdefrei. Pulszahl maximal 100/min, Blutdruck nach dem Einschlafen schwankend zwischen 102/84 und 105/75 mm Hg.

Mittels ein Schlafzustand von 48 Std. Dauer. Einen Intoxikationszustand durch Benzedrin-Inhalator bei einem 2jährigen Kind schildert DUNCAN (1951): heftige Erregungszustände mit erweiterten Pupillen, Dauer 54 Std., Therapie mit Phenobarbital i.m.

Für die hier angegebenen Benzedrinmengen ist von Bedeutung, daß nach MONROE und DRELL sich nur etwa ein Fünftel der gesamten Imprägnationsmenge des Benzedrin eines Filterstreifens in Wasser löst; etwas besser löst sich die flüchtige Amphetaminbase in alkoholischen Getränken und zu etwa zwei Dritteln im Magensaft; daher wird das Kauen und Verschlucken der Filterstreifen als die wirksamste Form der Einnahme angesehen.

Insgesamt sind diese bedrohlicheren Vergiftungszustände auf Grund der Einnahme von Amphetaminderivaten nicht sehr charakteristisch; mehrfach wird von einem Kreislaufkollaps (z. T. bei schon gestörter vegetativer Ausgangslage) berichtet, weiter von komatösen Zuständen mit epileptischen Anfällen oder dem Bild einer Enthirnungsstarre (Streckspasmen mit Opisthotonus) und endlich von psychotischen Zuständen. Dabei schwanken die eingenommenen Mengen beträchtlich. Es erscheint daher bislang noch unmöglich, auf Grund dieser spärlichen Hinweise das klinische Bild einer schweren Weckamin-Intoxikation beim Menschen zu konstruieren.

c) Choreatisches Syndrom.

Als eine Sonderform der Pervitinintoxikation sahen wir in eigenen Beobachtungen mehrfach einen passageren Zustand ausgesprochener *choreatischer Unruhe*. Immer handelte es sich dabei um Patientinnen, die einen Suicidversuch mit Schlafmitteln unternommen hatten und mit größeren Dosen Pervitin während des Komas behandelt wurden. Eine Patientin stand allerdings nur unter dem Verdacht, Schlafmittel genommen zu haben, und erhielt, da man annahm, die Einnahme sei erst kurz vorher erfolgt, 5 cm³ Pervitin (neben Coramin und Lobelin) i.v.; sie hatte, wie sich später herausstellte, kein Schlafmittel, sondern Strophoral genommen. Die choreiforme Unruhe entwickelte sich in diesem Fall bald nach der Injektion, in den übrigen Fällen mit dem Aufwachen aus dem Koma, und klang in Stunden, spätestens in zwei bis drei Tagen wieder ab.

Das Bild ist so eindrucksvoll, daß wir im zuerst beobachteten Fall glaubten, die Patientin, über deren Vorgeschichte zunächst nichts weiter bekannt war, litte an einer Chorea; erst das Abklingen am zweiten Tage nach dem Aufwachen und die anamnestische Klärung zeigten, daß es sich um eine vorübergehende Reaktion handelte.

Da wir auch immer einmal in Fällen von Schlafmittelvergiftungen kein Pervitin, sondern z. B. Cardiazol in großen Dosen anwendeten und hierbei bislang niemals im Aufwachstadium ein ausgesprochen choreatisches Bild, sondern andere passagere hyperkinetisch-psychotische Zustände auftreten sahen, so möchten wir zunächst das choreatische Syndrom speziell auf die Pervitingabe beziehen.

Es hat eine Entsprechung in allerdings weit weniger ausgeprägter Form in der motorischen Unruhe der Pervitinsüchtigen unter Einwirkung hoher Dosen. Während aber hier die gesteigerten motorischen Impulse meist zweck- und ausdrucksmäßig abgefangen und verarbeitet werden, als Nesteln, als übertriebene Gestik und als Ausdruck der „nervösen Erregung" in Erscheinung treten und nur hier und da das Zuckend-Einschießende an etwas Choreatisches erinnert, hat die Unruhe in den pervitinbehandelten Fällen von Schlafmittelvergiftung einen fast rein neurologischen Charakter. Die hier und da ständig wechselnd einschießenden Zuckungen werden nicht mehr verarbeitet, sondern als unwillkürlich erlebt. Die

Patienten verhalten sich dabei auch im übrigen nicht unruhig, sie liegen im Bett oder bewegen sich unauffällig, eher etwas zurückhaltend gehemmt. Dem choreatischen Bewegungsüberschuß entspricht auch nicht erlebnismäßig ein Zustand innerlicher Unruhe und Getriebenheit. In unseren Fällen überwog vielmehr eine leicht depressive Verfassung, die als Reaktion auf die mit dem Erwachen wieder bewußt werdende Konfliktsituation zu deuten war. Es fehlten somit auch die sonstigen psychischen Wirkungen des Pervitin: der Rededrang, die assoziative Auflockerung, die Ablenkbarkeit usw. Die aktivierende Wirkung des Pervitin schien in diesen Fällen rein ins systemgebundene Motorische abgedrängt. In dem erwähnten Fall des Suicidversuches mit Strophoral allerdings war psychisch ein gewisser ängstlicher Erregungszustand mit dem choreatischen Syndrom kombiniert.

Durch das Tempo der Zuckungen, die Isolierung auf einzelne Muskelgruppen niederer Ordnung, durch den raschen Wechsel der Lokalisation und das völlige Fehlen eines athetoiden Momentes erinnert das Bild in den bislang beobachteten Fällen eher an eine Chorea minor (SYDENHAM) als an eine HUNTINGTONsche Krankheit. Allerdings waren die bislang beobachteten Patientinnen auch relativ jugendlich (abgesehen von dem ersten Fall). Die Beschränkung unserer Beobachtungen auf das weibliche Geschlecht dürfte wohl auf das ungleich häufigere Vorkommen von suicidalen Schlafmittelvergiftungen bei Frauen zurückgehen. Unser zuletzt beobachteter Fall legt nahe, daß für das Auftreten des choreatischen Syndroms das Mißverhältnis zwischen der Schwere der Schlafmittelintoxikation und der relativ zu hohen therapeutischen Pervitingabe verantwortlich ist.

Die Patientin (Frl. R. O., 19 J., Pr. Nr. 525/53) kam im somnolenten Zustand zur Aufnahme; es war bekannt, daß sie neben einer unklaren Menge Rattengift 15 Tabletten Schlafmittel eingenommen hatte; sie erhielt in den ersten vier Stunden 2×5 und einmal 3 cm^3 Pervitin, insgesamt somit fast 200 mg, wodurch die Patientin ausreichend geweckt schien. Sie schlief dann vorübergehend in den letzten Nachtstunden und befand sich in den Morgenstunden nach dem Erwachen in einem deutlich choreatischen Zustand, der bis in den Vormittag anhielt.

Das erwähnte Rattengift konnte als „Rataxt", ein relativ harmloses Meerzwiebelpräparat, festgestellt werden; das Schlafmittelpräparat war nicht ärztlich verordnet worden, offenbar handelte es sich um ein frei käufliches, leichteres Mittel. Es ist deshalb anzunehmen, daß die Pervitinbehandlung in diesem Falle überdosiert war.

Vielleicht ist andererseits für die Flüchtigkeit des choreatischen Syndroms in diesem Falle die im Vergleich zu anderen Fällen relativ geringe Pervitin-Menge verantwortlich. Wir sahen das choreatische Syndrom in Fällen eines Barbituratkomas längerer Dauer und größerer Tiefe, in denen auch entsprechend höhere Pervitindosen gegeben worden waren, bis zum dritten Tage anhalten. Auch in diesen Fällen überdauerte die Pervitinwirkung immerhin die Wirkung der Schlafmittel, wie es ja auch bei Kombinationen dieser beiden Medikamente etwa zu narkoanalytischen Zwecken zu beobachten ist. Zur Aufstellung exakter Beziehungen zwischen den verschiedenen Medikamentenmengen sind unsere Beobachtungen zahlenmäßig noch zu gering und die Angaben gerade dieser Patienten über die eingenommenen Mengen auch zu unzuverlässig.

Die übermäßig hohe Pervitin-Dosis allein ist jedenfalls nicht für das Auftreten des flüchtigen choreatischen Syndroms maßgeblich, wie der anfangs erwähnte Fall K. (s. S. 54) mit einer Tagesdosis von über 2 g zeigt. Gewiß muß man mit einer bestimmten Disposition rechnen, doch haben wir bislang noch keinen Fall gefunden, in dessen Anamnese etwa in der Jugend oder in der Schwangerschaft schon einmal eine Chorea vorgekommen wäre.

Manches, wie z. B. das Auftreten des choreatischen Syndroms innerhalb einer endogen-psychotischen Hyperkinese, spricht dafür, daß es sich um ein unspezifisches Bewegungsmuster, eine latente Grundlage unseres willkürlich form- und gestaltbaren motorischen Verhaltens handelt, die aus verschiedenen Ursachen so in den Vordergrund rücken kann, daß die Willkür-Überformung unmöglich wird.

Die erwähnte Erfahrung mit der Pervitinwirkung bei einer Strophoral-Vergiftung legt die Vermutung nahe, daß das choreatische Syndrom im wesentlichen auf die Pervitinwirkung zurückgeht und daß an seiner Genese die vorhergehende und möglicherweise partiell restierende Barbitursäurevergiftung, wie sie in den übrigen Fällen vorlag, nicht notwendig beteiligt ist. Doch bleibt unklar, warum ein choreatisches Syndrom in den Beschreibungen von Weckamin-Intoxikationen in der Literatur keine Rolle spielt.

Vielleicht ist die Nachwirkung der Barbitursäurevergiftung doch dafür verantwortlich, daß die aktivierende Pervitinwirkung fast rein im Motorischen in Erscheinung tritt und die psychischen Veränderungen fehlen.

d) Vorherige Hirnerkrankungen.

Erhöhte Aufmerksamkeit verdienen schließlich die Berichte, nach denen die Toxicität der Amphetamin-Derivate nach vorhergehenden Hirn-Verletzungen oder -Erkrankungen ganz erheblich gesteigert sein soll. Doch handelt es sich auch hierbei bislang um sehr spärliche Erfahrungen. Es sei zunächst noch einmal an die oben besprochenen Versuche von BLUM, BLUM und CHOW erinnert, bei denen das Benzedrin nach vorhergehenden Hirnrindenoperationen krampfauslösend wirkte (s. S. 55).

SCHULTE schilderte den eigenartigen Fall eines Mannes, der mit 28 Jahren eine subakute atypische Encephalitis mit Fieber, Krampfanfällen, Dämmerzuständen und einer latenten spastischen Hemiparese links durchgemacht hatte. Nach einem Jahr bestanden nur noch allgemeine, hypochondrisch-asthenische Beschwerden, die mit gutem Erfolg mit 2 × $^1/_2$ Tabl. Pervitin behandelt wurden. An einem schlechten Tage nahm der Patient eine ganze Tablette abends ein, es traten danach Zuckungen in den Brustmuskeln auf, die sich bald generalisierten, es kam zu starkem Schweißausbruch mit Angstzuständen. Bei der Aufnahme bot der Patient das Bild einer choreatischen Hyperkinese. Nach 48 Std. stellte sich ein Erschöpfungszustand mit depressiver Verstimmung ein, der noch einen Tag anhielt.

FAUST und FROWEIN machten eine bemerkenswerte Erfahrung mit einem Hirnverletzten, der im Anschluß an eine fronto-basale Impression einen langdauernden Dämmerzustand durchlaufen hatte. Wegen einer erheblichen traumatischen Hirnleistungsschwäche befand er sich in Behandlung und erhielt einmal 2 Tabletten Pervitin (6 mg); nach 10 min trat paradoxerweise ein fast unüberwindliches Schlafbedürfnis auf, das erst nach etwa einer halben Stunde von dem erwarteten Zustand psychomotorischer Angeregtheit abgelöst wurde. Auf Grund dieser Erfahrungen gaben die Autoren zu diagnostischen Zwecken 45 Hirngeschädigten in langsamer intravenöser Injektion 7,5 mg Pervitin ($^1/_2$ Ampulle). In etwa der Hälfte der Fälle trat die geschilderte Einschlafneigung mehr oder weniger stark auf; einige schliefen etwa 10 min nach der Injektion ein, andere äußerten, sie fühlten sich müde, möchten am liebsten schlafen, seien aber durch eine gewisse innere Unruhe am Einschlafen gehindert. Dabei kam es häufig zu einem Blutdruckanstieg bei unveränderter Pulsfrequenz. Die sonst bekannte erregende Wirkung des Pervitin setzte erst Stunden nach dieser Einschlafphase ein und ging vielfach mit einer Steigerung der üblichen Reaktionen einher. Sechs Patienten, die nach ihrer Verletzung eine organische Psychose durchgemacht hatten, gerieten nach der Pervitin-Injektion erneut in einen Ausnahmezustand mit Verkennung der Situation, illusionären Umdeutungen und ängstlich paranoiden Symptomen; dabei sollen die Patienten deutlich bewußtseinsgetrübt gewesen sein und delirante Erlebnisse gehabt haben. — Andere Patienten zeigten wieder eine Verstärkung der neurologischen Symptomatik, die „traumatischen und postencephalitischen Choreatiker" darunter besonders eindrucksvoll; wieder andere gerieten in einen ratlos-dysphorischen Erregungszustand mit „dranghaftem" Hin- und Herlaufen.

Die Schilderung ist allerdings stichwortartig und reiht die summarisch angeführten Symptome nur nebeneinander auf, ohne daß ihre wechselseitigen Beeinflussungen deutlich würden. Die nachfolgende Auslegung ist so einschienig auf das vegetative System und die Lokalisation im Stammhirn ausgerichtet, daß die Autoren nur zu der sehr allgemeinen Meinung kommen, es handele sich um „Fehlsteuerungen" des ergotropen und trophotropen Regulationsprinzips.

Diese Erfahrungen von der Gefährlichkeit der Pervitin-Behandlung beim Vorliegen eines organischen Hirnschadens dürfen jedoch in ihrer Bedeutung nicht überschätzt werden. Schon die in Amerika in größerem Umfang betriebene Weckamin-Behandlung des Parkinsonismus spricht gegen eine so allgemeine Gefährlichkeit. Auch haben wir selbst verschiedentliche Behandlungsversuche mit Pervitin bei organischen Hirnstörungen, insbesondere solchen mit im Vordergrund stehendem Antriebsmangel hirnorganischer, jedoch im einzelnen unterschiedlicher Genese vorgenommen und hierbei teils gute Erfolge gesehen, ähnlich wie Ris bei seinem Einzelfall, der nun schon über lange Zeit 20—25 Tabletten Pervitin täglich bekommt; teils war ein positiver Erfolg nur flüchtig oder blieb ganz aus. Irgendwie bedrohliche Zustände sahen wir bislang jedoch dabei nicht auftreten.

e) Zusammenfassung.

Rechnet man die im Verlauf einer Weckamin-Sucht oder -Psychose auftretenden Erscheinungen zunächst nicht hinzu, so sind die Erfahrungen mit Vergiftungen durch Amphetamin-Derivate beim Menschen bislang noch sehr spärlich. Die wenigen Einzelfälle erscheinen zum Teil wenig stichhaltig oder sind teilweise kompliziert durch andere Krankheitszustände oder Noxen. Die in ihnen zur Wirkung kommenden Medikamentmengen halten sich unter denen, die im Rahmen einer Sucht über längere Zeit vertragen werden, und liegen um das Zehn- bis Hundertfache unter der aus Tierversuchen zu errechnenden letalen Dosis, während Mengen etwa dieser Größenordnung dagegen in Einzelfällen bei Behandlung eines Barbituratkomas vertragen werden.

Das klinische Bild ist in den meisten Fällen durch ein Kollaps-Syndrom ausgezeichnet, wobei es vereinzelt zu epileptischen Krampfanfällen kommt. Möglicherweise ist dieses Kollaps-Syndrom als eine reziproke Reaktion des kardiovasculären Systems auf die Weckamingabe (vgl. S. 5) anzusprechen; diese Deutung wird noch wahrscheinlicher dadurch, daß die Todesursache in einer akuten, umfassenden vegetativen Dysregulation liegt, zu der das Weckamin nur den höchstens auslösenden Anstoß gibt. Echte absolute Todesfälle durch Weckamingaben, analog den in Tierversuchen erreichbaren Verhältnissen, scheinen beim Menschen bislang nicht beobachtet worden zu sein. Ganz vereinzelt traten Schmerzzustände auf oder ein, evtl. halbseitiges Taubheitsgefühl. Psychische Erscheinungen fehlen entweder — möglicherweise überdeckt durch das rasch einsetzende Kollapssyndrom — oder hielten sich im Rahmen der bekannten psychischen Wirkungen des Medikamentes; nur selten kam es zu stärkeren

Erregungszuständen und kurzdauernden psychotischen Veränderungen. Hin und wieder wurden tetanische Symptome beobachtet.

Aus Tierversuchen ist ein solches Kollapssyndrom infolge schwererer Intoxikation nicht bekannt, vielmehr kommt es zu einer exzessiven Hyperkinese und erst im Anschluß daran terminal zu einem schlaffen, manchmal aber auch starren Lähmungszustand mit Tremor, Klonismen oder kompletten motorischen Anfällen. Bei menschlichen Vergiftungsfällen ist dagegen ein Zustand ausgesprochener psychomotorischer Hyperkinese nicht beobachtet worden. Andererseits sahen wir im Verlauf der Behandlung von Schlafmittelintoxikationen mit hohen Pervitindosen ein passageres choreatisches Syndrom, ohne ausgesprochenere, begleitende psychische Pervitin-Wirkungen, das nach unseren bisherigen Beobachtungen als eine spezielle, aber folgenlos abklingende motorische Reaktionsweise aufzufassen ist.

Das klinische Bild der bisher beobachteten menschlichen Vergiftungsfälle ist insgesamt unspezifisch insofern, als es auch durch verschiedene andere, vor allem auf das vegetative System einwirkende Noxen hervorgerufen sein könnte.

Ebenso unspezifisch ist der pathologisch-anatomische Befund. Bei Ratten und Meerschweinchen kommt es zur allgemeinen hyperämischen Stauung und zu vereinzelten Hämorrhagien in verschiedenen Organen, wobei das Gehirn höchstens insofern ausgezeichnet ist, als sie dort massiver auftreten und zu Ventrikelblutungen führen können.

Ein ähnliches Bild schwächerer Ausprägung bot auch der Sektionsbefund bei dem von PONTRELLI beschriebenen Todesfall im Anschluß an einen Kollapszustand nach Benzedrinintoxikation, von der allerdings fraglich ist, ob sie die einzige wesentliche Todesursache war.

Histologische Untersuchungen sind uns nicht bekannt geworden. Eine besondere Organprävalenz oder eine Bevorzugung einzelner Hirnregionen scheint nicht zu bestehen.

Auch über bleibende Folgezustände nach einer Intoxikation durch Amphetaminderivate ist bislang weder aus Tierversuchen noch nach menschlichen Vergiftungsfällen berichtet worden.

Nach vorhergehenden Hirnläsionen können — sehr vereinzelten Berichten nach — Amphetaminderivate in höheren Dosen krampfauslösend wirken und in geringeren Dosen in Einzelfällen zu einer Verstärkung des neurologischen Restbefundes oder zu paradoxen vegetativen Wirkungen führen.

Fünftes Kapitel.

Pervitin-Sucht.

Die Erkenntnis, daß sich das Pervitin auch als Suchtmittel eignet, hat sich relativ bald zum Wort gemeldet, wie sich im Schrifttum verfolgen läßt. Drei Jahre nach seiner Einführung wurde das Pervitin neben anderen neuen Medikamenten durch die 6. Verordnung des Reichsministers des Innern vom 12. 6. 1941 unter die Bedingungen des Betäubungsmittelgesetzes gestellt; die Verordnung trat am 1. 7. 1941 in Kraft (RGBl. I, S. 328).

Heute, etwa 13 Jahre danach, wird man nicht mehr grundsätzlich bezweifeln können, daß es eine Pervitinsucht gibt.

Und doch ist die *Beurteilung der Größe der Suchtgefahr* eine recht unterschiedliche. Vor allem ist SPEERs im Auftrage der Reichsgesundheitsführung abgefaßte Mitteilung nicht unwidersprochen geblieben (BRUNS und LÜBKE, 1943; JANZ 1944). SPEER betont in seinem im Januar 1941 erschienenen Aufsatz die Gefahr der Sucht ganz ausdrücklich und möchte den Gebrauch des Pervitin aus dem Bereich der Psychiatrie gänzlich eliminieren, im übrigen aber erheblich einschränken auf „gewisse Hypotonien" und die Rekonvaleszenz nach Operationen; die Entwicklung hat ihm hierin nicht recht gegeben.

Eigenartig ist, daß SPEER selbst anscheinend nicht über eigene Erfahrungen von Pervitinsucht verfügte und auch aus der Literatur exakte Beschreibungen nicht beizuziehen vermochte.

a) Kasuistische Literatur.

Die erste Andeutung eines suchtähnlichen Verhaltens schilderte wohl STIEDA (Mai 1939):

Es handelte sich um eine eigenmächtige Dauermedikation im Zeitraum eines halben Jahres mit täglich 2 Tabletten Pervitin ohne Ansatz zu einer Dosissteigerung. Nach der Absetzung traten starke Arbeitsunlust und Müdigkeitserscheinungen auf.

Im Juli 1939 schilderte PÜLLEN kursorisch einen Ingenieur, der psychisch sehr stark auf die aktivierende Wirkung des experimenti causa gegebenen Pervitin reagiert hatte und das Medikament, als er es nicht mehr bekam, vom Schreibtisch des Arztes stahl.

Zur gleichen Zeit veröffentlichte SPECKMANN seine therapeutischen Untersuchungen mit Pervitin und erwähnte dabei nach persönlicher Mitteilung eines ungarischen Psychiaters vorübergehende psychotische Zustände bei unkontrollierter Verwendung von Benzedrin durch Studenten bei der Examensvorbereitung.

Der erste eindeutigere Fall einer Süchtigkeit wurde 1940 durch O. v. LÖWENSTEIN geschildert; SPEER hatte offenbar keine Kenntnis von ihm.

Es handelte sich um einen 25jährigen Studenten, bei dem ein Pervitinmißbrauch anläßlich einer Untersuchung wegen Magenbeschwerden festgestellt wurde. Der Patient hatte sich schon immer müde und leistungsunfähig gefühlt und als Stimulantien Kaffee, Tee und Zigaretten gebraucht. Durch 1 Tablette Pervitin fühlte er sich zunächst frisch; als er bald einmal 2 Tabletten nahm, geriet er in einen Rauschzustand, gewöhnte sich aber innerhalb 14 Tagen so an die Wirkung, daß er nun ohne gröbere Auffälligkeiten auf täglich 2, 3, nach Wochen auf täglich 3 × 2, später bis zu 3 × 8 Tabletten und während des folgenden Examens bis zu gelegentlich 28 Tabletten steigern konnte. Er fühlte sich dabei „wie ein Wrack". Ein zwischendurch unternommener Versuch des Absetzens führte zu einem 3 × 24 Std. anhaltenden Schlafzustand. Der Patient hielt jedoch die Abstinenz nicht durch, versagte im Examen und beging, wie es heißt, „hemmungslose, unsinnigste Handlungen", die leider nicht näher geschildert werden.

SPEER selbst (Januar 1941) schildert nur nach dem mündlichen Bericht eines ihm befreundeten Apothekers einen von dessen Kunden, der in grober Weise zu randalieren begann, als ihm ein Rezept auf 250 Tabletten Pervitin nicht beliefert werden konnte.

Vor der erwähnten Verordnung vom 12. 6. 1941 erschien im April 1941, soweit wir sehen, nur noch der Bericht von E. KRAMER über 9 Fälle beginnender mißbräuchlicher Verwendung des Pervitin; darunter z. B. ein Fall einer besonders schnellen Steigerung innerhalb von 14 Tagen auf täglich 20 Tabletten (Nr. 5).

Zwei Fälle sind insofern bemerkenswert, als erstmalig eine Wirkung des Pervitin auf die sexuelle Sphäre geschildert wird; in einem Fall (Nr. 4, ♀) trat eine unmittelbare Steigerung der sexuellen Appetenz auf, ohne daß es zum Orgasmus kam; in einem anderen Fall (Nr. 8, ♀) wurde das Mittel zunächst zur besseren Überwindung psychischer Hemmungen vor der intendierten sexuellen Betätigung, später direkt „als Aphrodisiacum" genommen.

Die bis zur Unterstellung des Pervitin unter das Betäubungsmittelgesetz publizierte Kasuistik ist, wie die bisherige Übersicht zeigt, dürftig; nur der Fall von O. v. LÖWENSTEIN ist als ausreichend gesicherter und exakt genug dargestellter Fall von Pervitinsucht anzusehen. Es handelte sich bei der erwähnten Verordnung offenbar um eine Präventiv-Maßnahme.

Und in der Tat ist die Möglichkeit der Entstehung einer Sucht wohl von den meisten erfahrenen Therapeuten sehr bald vermutet und befürchtet worden, wenn dieser Argwohn sich zunächst auch nur in der stereotyp wiederkehrenden Bemerkung, daß eine Gewöhnung oder Sucht bislang nicht beobachtet sei, spiegeln konnte (FLÜGEL, 1938; MUNTNER, 1939; KNEISE, 1939; LIEBENDÖRFER, 1940; GLOMME, 1941; SCHOLTZ und ZUSCHNEID, 1941).

Ganz zu Anfang allerdings sah man daneben auch eine Gefährdung des Kreislaufs voraus (HEINEN, 1938) oder befürchtete eine allgemeine psychische Beunruhigung bzw. die Wirkungen der durch das Pervitin verursachten Schlaflosigkeit (SEIFERT, 1939; SPECKMANN, 1939).

Daneben traten bald allgemeine Warnungen (PÜLLEN, 1939, Münch. med. Wschr.; SZAKALL, 1939; RISACK, 1941; BOSTROEM, 1941; VILLINGER, 1941; GRUNWALD, 1941; DEMOLE, 1942; GREVING, 1942; NAU, 1942 u. a.), wobei mit zunehmender Erfahrung die Suchtgefährdung immer deutlicher betont wurde.

Von vereinzelten Autoren allerdings wurde diese Vermutung der Entstehung einer Süchtigkeit auch als unberechtigt bezeichnet (STIEDA, 1939; SEIFERT, 1939), wobei hier und da auch Gründe angegeben werden, die gegen eine Suchtentstehung sprechen sollten.

So nahm FORST 1939 an, daß eine von selbst auftretende Abneigung das Süchtigwerden verhindere; NEUMANN (1939) nahm an, daß die auftretende Abmagerung, Müdigkeit sowie Angstzustände und Depressionen in diesem Sinne wirken würden.

Von chirurgischer Seite wurde Pervitin auch vereinzelt zur Behandlung von Entziehungserscheinungen etwa in der Behandlung des Morphinismus empfohlen (PÜLLEN, 1939, Chirurg; JECEL, 1940), wie es von Zeit zu Zeit wieder mit einem Mittel geschieht, von dem man bislang nicht sicher genug erfahren hat, daß es selbst eine Suchtvalenz besitzt.

Nach Erlaß der Verordnung über die Unterstellung des Pervitin unter das Betäubungsmittelgesetz folgte eine Reihe Veröffentlichungen von Suchtfällen, die in überwiegender Mehrzahl durch gleichzeitige Entwicklung einer Psychose kompliziert waren. Die Darstellung reiner einfacher Suchtfälle blieb auch weiterhin dürftig.

Im Juli 1941 berichtet G. KÄRBER aus den Akten des Reichsgesundheitsamtes über einen Arzt, der seiner Sprechstundenhilfe innerhalb 7 Monaten 1122 Ampullen Pervitin gegeben haben soll; sein Gesamtverbrauch für 1940 soll 5140 Ampullen betragen haben.

AUERWALD und BRIKEN veröffentlichten im August 1941 zwei Fälle beginnenden Mißbrauchs in ausgesprochener Überarbeitungssituation, wobei es zu einer Dosissteigerung auf täglich 7 bzw. 6 Tabletten Pervitin kam. Im ersten Fall unternahm die Patientin nach der Absetzung des Mittels einen Suicidversuch; im zweiten Fall kam es nach $^{3}/_{4}$jährigem Mißbrauch zu einem Versagungszustand mit Appetitlosigkeit, Erbrechen und völliger Arbeitsunfähigkeit.

Einen eigenartigen Fall, der bei der Besprechung der Intoxikationserscheinungen näher dargestellt wurde, schilderte im März 1942 F. DITTMAR. Die Ermittlungen in Apotheken und die Angaben der Ehefrau ergaben, daß der 32jährige Patient seit mehreren Jahren Pervitin in steigenden Mengen, in der letzten Zeit etwa 30 Tabletten täglich, eingenommen hatte.

Während des Mißbrauchs kam es zu periodischen Stimmungsschwankungen mit einem Wechsel zwischen Phasen euphorisch-erregter Unstetigkeit mit heftigem Rededrang und Neigung zu phantastischen Konfabulationen und Phasen verminderter Ansprechbarkeit, stumpfer Gleichgültigkeit und herabgesetzter beruflicher Leistungsfähigkeit. Inwieweit diese Schwankungen des Stimmungs- und Antriebsverhaltens mit etwaigen Veränderungen in der Dosierung korreliert waren und wie sich das Gesamtverhalten des Patienten unter Pervitingebrauch von seinem Verhalten vor dem Mißbrauch unterschied, ist nicht mitgeteilt. Der Patient selbst leugnete übrigens einen Pervitingebrauch überhaupt.

Endlich sind aus der Erlanger Klinik durch H. J. Voss 1947 noch zwei Fälle ausführlicher veröffentlicht worden:

Im ersten Fall handelt es sich um einen praktischen Arzt, der in einer chronischen Überforderungssituation zum Pervitin griff. Eine erste Entziehungskur 1943 war von einem baldigen Rückfall gefolgt; der Patient nahm zuletzt täglich etwa 10 Tabletten.

Auch im zweiten Fall handelt es sich um einen Arzt, der jedoch schon seit 1930 mo-süchtig war und mehrfache Entziehungskuren durchgemacht hatte. Im weiteren Verlauf entwickelte sich eine echte Pannarkomanie, wobei der Patient seit 1938/40 unter anderen Medikamenten auch Pervitin benützte. Am Tage der Klinikeinweisung nahm er eine größere Menge Pervitin-Tabletten zu sich, außerdem wahrscheinlich Opiumtinktur und gegen Abend sicher 4 Tabletten Phanodorm. In der folgenden Nacht kam es zu einem Verwirrtheitszustand mit Somnolenz, ataktischen Erscheinungen, lallender Sprache, motorischer Unruhe. Am folgenden Tage erschien der Patient hastig, nervös, unstet, er redete viel und weitschweifig, vom Thema abkommend, versprach sich häufig und wechselte seine Meinung je nach der Situation. Im Gesamtverhalten zeigte er sich unterwürfig und weich.

b) Quantitative Bedeutung.
Definitorische Bemerkungen.

Ebenso spärlich wie einzelne exakte Beschreibungen von Pervitin-Suchtfällen in der Literatur vorhanden sind, ebenso selten sind *statistische Erhebungen* über den Umfang der Pervitinsucht. Es liegen eine Reihe allgemeiner Bemerkungen vor; sie schwanken hinsichtlich der Frage nach der Bedeutung der Pervitinsucht zwischen zwei Extremen, als deren Beispiele etwa LEMKE, der Pervitinsucht nur gering vertreten fand, und SCHWARZ angeführt seien, der das Pervitin für „die toxische Gefahr der Gegenwart" hielt.

An genaueren Angaben liegen folgende vor: NAU aus dem Institut für gerichtliche Medizin und Kriminalistik Berlin (Prof. Dr. MÜLLER-HESS) zählte in der Zeit vom 1. 7. 1941—1. 2. 1942 unter 66 Suchtkranken 16 Pervitinsüchtige, etwa ein Viertel.

LINZ erwähnt eine Statistik des Leiters der Reichszentrale zur Bekämpfung von Rauschgiftvergehen beim Reichskriminalpolizeiamt aus dem Jahre 1942; hiernach wurden in den vergangenen 10 Jahren 2384 Morphinisten, 469 Dicodid-, 260 Opium-, 254 Eukodal-, 108 Dolantin- und 84 Pervitinsüchtige festgestellt. LINZ hält allerdings diese Statistik für sehr unzuverlässig. Er wendet vor allem ein, daß wahrscheinlich zahlreiche Fälle, in denen mehrere Medikamente verwendet wurden, auch mehrfach gezählt worden sind[1]. Für die Frage des Umfangs der Pervitin-Sucht ergibt diese Statistik schon deshalb nicht viel, weil Pervitin erst seit 1941 unter das Betäubungsmittelgesetz fiel — setzt man die 84 Pervitin-Süchtigen in Beziehung zu einem Zehntel der übrigen Süchtigen, so machen sie etwa ein Viertel der Gesamtzahl aus —; zudem ist zu bedenken, daß nicht alle Süchtigen gegen das Gesetz verstoßen und somit polizeilich registriert werden und

---
[1] Vgl. jedoch Erwiderung KOSMEHLs (1954).

umgekehrt auch keineswegs alle, die gegen dieses Gesetz verstoßen, auch süchtig sind.

Von Keyserlingk (1950) zählte ab 1940 an der Jenaer Universitäts-Nervenklinik 100 Suchtkranke, darunter 12 Pervitinsüchtige; doch waren nur drei Fälle reiner Pervitinsucht vertreten, die übrigen hatten gleichzeitig auch andere Medikamente genommen.

Die neueste Statistik stammt, soweit wir sehen, von Linz, sie betrifft die Nachkriegsverhältnisse seit 1945 in Westberlin. Es wurden bis etwa Oktober 1952 381 Süchtige gezählt. Von diesen benutzten 148 ein Medikament allein — darunter 40 Pervitin-Fälle; von den restlichen 233 Süchtigen haben 67 Pervitin nur zeitweise allein (selten) oder (meist) in Kombination mit anderen Suchtmitteln verwendet. In beiden Kategorien macht der Anteil der Pervitin-Fälle etwas mehr als ein Viertel der Gesamtzahl aus.

Statistische Erhebungen im Bereich des Fragekomplexes der Suchten stoßen auf mannigfache Schwierigkeiten. Es liegt dies vor allem daran, daß eine exakte *Definition* süchtigen Verhaltens nur schwer zu geben ist. Süchtigkeit ist eine menschliche Verhaltensweise, die kontinuierlich, ohne einen diagnostisch verwertbaren Sprung aus dem Normalverhalten herauswächst. Das Problem erfährt eine besondere Komplizierung dadurch, daß es nicht nur ein *ärztlich-psychiatrisches*, sondern auch ein *forensisches* ist und daß beide Standpunkte nicht zur Deckung zu bringen sind; es ist darüber hinaus auch ein soziales bzw. *sozialpsychisches Problem* und dies, wie wir meinen, in überwiegendem Umfang, wenn man die praktische Bedeutung des Komplexes im allgemeinen Sozialgefüge im Auge hat. Von der praktischen Bedeutung her gesehen ist, wie wir meinen, das soziale Versagen, die Bedrohung oder Ruinierung der eigenen Existenz oder der Existenz der nächststehenden Mitmenschen entscheidend, ein Tatbestand, der ärztlicherseits nicht unmittelbar festgestellt werden kann, sondern etwa sozialpflegerisch zu ermitteln ist.

Es trifft zwar für einige psychiatrische Krankheitszustände zu, daß für die Diagnose wesentliche Merkmale nicht am Kranken unmittelbar, sondern in seinen Beziehungen zur Umwelt, und zwar speziell in seinen mitmenschlichen Bezügen, erkennbar werden. Für die Feststellung einer Sucht von praktischer Bedeutung gilt dies aber ganz überwiegend. Durch den zunehmenden Wechsel der Medikamente wird der chemische Nachweis nahezu unmöglich gemacht; andererseits hat die Erfahrung neuerdings in verstärktem Maße gelehrt, daß Entziehungserscheinungen keineswegs obligatorisch auftreten. Damit entfallen für die klinische Diagnostik zwei wesentliche, bisher scheinbar tragfähige Säulen.

Sieht man vom forensischen Konflikt ab, dem das Moment des Zufälligen anhaftet — so als wollte man für einen Betrüger nur den halten, der gefaßt worden ist —, so wird, insbesondere auch zur Grenzziehung zwischen Mißbrauch und Sucht, der sozialpsychische Gesichtspunkt entscheidend.

Süchtig wäre dann ein Mensch, der in einem Ausmaß in die Abhängigkeit eines Stoffes, speziell eines Medikamentes, gerät, daß er sich selbst oder (bzw. und) andere in der im wesentlichen sozial verstandenen Existenz gefährdet.

Diese Definition erweitert die Bestimmungsstücke des Begriffs „Toxicomanie", wie sie von der Welt-Gesundheits-Organisation formuliert wurden[1], um ein wesent-

---

[1] Comité d'experts de l'Organisation Mondiale de la Santé pour les drogues susceptibles d'engendrer la toxicomanie; Serie Rapport Techniques Nr. 21, Genf, März 1950.

liches Moment, indem sie die zerstörende Gewalt des Bedürfnisses nach der Beschaffung und Einnahme des Suchtstoffes näher präzisiert. Die deletäre Gewalt, sozusagen die Malignität der Sucht, ist dabei nicht nur durch die körperliche und psychische Wirkung des Stoffes unmittelbar, oder durch konstitutionell-psychische Momente im Sinne einer Bereitschaft zur schweren neurotischen Fehlentwicklung, als welche eine Sucht ja aufgefaßt werden muß, allgemein bestimmt. Sie ist auch unlösbar verbunden mit den sozialen Gegebenheiten, z. B. des Stellenwertes der zivilen Existenz, der Art der Berufstätigkeit, der familiären Situation, aber auch der Beschaffbarkeit des Stoffes in finanzieller oder technischer Hinsicht; und sie wird letzten Endes sogar noch verschärft durch die Wirksamkeit der Gesetze, die zur Verhinderung der Suchtentwicklung aufgestellt wurden.

Das Pervitin nimmt in dieser Hinsicht eine Mittelstellung zwischen Genußgiften wie Kaffee, Tee, Nicotin und den echten Suchtmitteln ein, am ehesten vergleichbar dem Alkohol, dessen Valenz zur echten, deletären Suchtentwicklung relativ zur Breite des gewöhnlichen Gebrauchs oder gelegentlichen Mißbrauchs ebenfalls nur gering ist.

Einen wirklichen Maßstab bedeutet allerdings auch eine solche definitorische Umschreibung nicht, weil das Moment der Gefährdung nicht meßbar ist. Immerhin machen diese Überlegungen doch deutlich, daß die Antwort auf die Frage nach der Bedeutung der Süchtigkeit allgemein weder vom forensisch-kriminalistischen, noch vom psychiatrisch-klinischen Standpunkt aus zu finden ist; sie ist vielmehr von einer erst noch auszubauenden Patho-Soziologie zu erwarten.

Die vorhandenen Statistiken berücksichtigen diesen Standpunkt naturgemäß nicht, weil die Untersuchungsmethoden nicht darauf zugeschnitten sind.

Auch wir selbst können in dem folgenden *Bericht über Erfahrungen an unserer Klinik* nur von dem beschränkten klinischen Standpunkt ausgehen.

An unserer Klinik behandelten wir in den *elf Jahren* von Januar 1942 bis Dezember 1952 291 *Personen*, bei denen ein Medikamentenmißbrauch so ausgeprägt war, daß er diagnostisch aufgeführt wurde. Es sind dies 1,29% der Gesamtzahl behandelter Patienten; darin ist eine — allerdings nicht hohe — Anzahl Doppelbehandlungen enthalten. In 58 Fällen (♂ 37, ♀ 21) ist der Medikamentenmißbrauch nur in zweiter Linie aufgeführt[1]; in den übrigen 233 Fällen (♂ 117, ♀ 116) bildet er den Hauptanlaß der Behandlung. Eine strenge Trennung zwischen Sucht und Mißbrauch konnte bei dieser Auszählung nachträglich nicht mehr durchgeführt werden.

Nach den benutzten Medikamenten gliedert sich dieses Material wie folgt auf:

Tabelle 4.

Medikamente	♂	♀
Gemischt (Pannarkomanie)	26 (7)	29 (9)
Morphin, Opium	43 —	17 (4)
Eukodal, Dolantin, Dicodid, Polamidon, Cliradon u. a. . . .	25 —	19 (1)
Schlafmittel einschl. Luminal.	12 (30)	51 (7)
Pervitin	11 —	— —
	117 (37)	116 (21)
	154	137

Von den 11 Behandlungen wegen Pervitinmißbrauch betrafen zwei Wiedervorstellungen eines schon bekannten Patienten (DAUBE IV), so daß im folgenden über 9 Fälle von Pervitinsucht zu berichten sein wird.

---
[1] In der Tabelle in Klammern aufgeführt.

Die obige Aufstellung bestätigt auch für unser Krankenmaterial im übrigen das schon häufiger bemerkte Verhältnis, daß in der Gesamtzahl männlicher Süchtiger Morphinisten etwa in der Menge vertreten sind, wie in der Gesamtzahl der weiblichen Suchtkranken Schlafmittelsüchtige. Dagegen ergibt sich aus unserer Zählweise, daß auch unter Männern eine relativ große Anzahl einen Schlafmittelmißbrauch betreibt, der sich jedoch nicht zur ausdrücklichen Sucht steigert. Hinsichtlich des generellen Verhältnisses Männer — Frauen scheint uns die Bemerkung wichtig, daß das Bettenverhältnis an der Klinik bis 1946 ♂:♀ = 1,2:1 betrug, seitdem jedoch bei 1:1,3 liegt, während das Geschlechterverhältnis der tatsächlichen Aufnahmen über die ganze Zeit ♂:♀ = 1:1,23 beträgt.

Der obige Gleichstand des Geschlechterverhältnisses unter den hier behandelten Suchtfällen bedarf auf Grund dessen einer Korrektur, die am besten wohl bei der Prozentzahl der Suchtfälle von den gesamten Aufnahmefällen sichtbar wird. Diese Zahlen betragen für *Frauen 0,93 (1,11%)*, für *Männer 1,15 (1,51%)*.

Da die *Pervitinfälle* nur *7,1%* der männlichen und nur *3,8% der gesamten Suchtfälle* ausmachen und da sie nur mit *weniger als 0,5⁰/₀₀ am Gesamtkrankenmaterial* beteiligt sind, wird man der Pervitinsucht weder im Bereich des psychiatrischen Krankengutes überhaupt noch innerhalb des Suchtkomplexes eine quantitativ-bedeutende Rolle zuschreiben können.

Unsere Zahlen liegen beträchtlich unter denen von NAU und LINZ; da wir nur die reinen Pervitin-Fälle gezählt haben und nicht mehr übersehen können, in wieviel Fällen Pervitin zeitweise oder zusätzlich neben einem andersartigen Hauptmedikament genommen wurde, so glauben wir uns berechtigt, unsere Aufstellung etwa der von v. KEYSERLINGK (1950) gleichzustellen.

Den Unterschied gegenüber den Zählungen von NAU und LINZ möchten wir auf den andersliegenden Ausgangspunkt beziehen; bei beiden Autoren spielen forensische Gesichtspunkte wesentlich mit. Herr LINZ hatte die Freundlichkeit, uns brieflich näher über die besondere Lage in Westberlin zu informieren, wofür ihm auch an dieser Stelle gedankt sei. Die Kontrolle der Verschreibungen in den Apotheken und die gerichtliche Verfolgung werden außerordentlich streng gehandhabt, wie z. B. daraus erhellt, daß im Einvernehmen mit der Vertretung der Berliner Zahnärzte die zahnärztliche Verschreibung von Pervitin — von theoretisch denkbaren Ausnahmefällen abgesehen — für ärztlich unbegründet und deshalb generell für strafbar angesehen wird; auch werden in ganz anderem Umfange solche Personen polizeilich erfaßt und gerichtlich verfolgt, die sich von mehreren Ärzten gleichzeitig Pervitin verschreiben lassen.

Vom klinischen Standpunkt aus dagegen erscheint eine strengere Abtrennung des schon zu forensischen Konflikten führenden Mißbrauchs von der echten Süchtigkeit, die darüber hinaus, wie wir oben näher angeführt haben, deletäre soziale Folgen nach sich zieht, notwendig und sachgemäß. Gerade hinsichtlich der Schwere der sozialen Folgen jedoch unterscheidet sich die Pervitinsucht wesentlich etwa von der Morphiumsucht; hierüber besteht, wenn man die durch eine Psychose komplizierten Fälle zunächst außer acht läßt, allgemeine Übereinkunft; auch LINZ bestätigte uns brieflich seine gleichlautende Erfahrung. Dieser Umstand dürfte für die statistischen Differenzen entscheidend sein.

Auch die allgemeine klinische Erfahrung lehrt, daß sich die ausgesprochene Pervitin-Sucht ganz anders vereinzelt aus einer viel breiteren Basis mehr oder weniger mißbräuchlicher Verwendung heraushebt, als dies etwa beim Morphium oder anderen schweren Suchtmitteln der Fall ist. Wir werden hierauf noch mehrfach zurückkommen.

c) Eigene Kasuistik.

Da einfache Pervitinsuchtfälle im Schrifttum nur spärlich dargestellt wurden, erscheint es angebracht, zunächst aus unserem Material *6 Fälle beginnender oder ausgeprägter Pervitinsucht ohne psychotische Erscheinungen* beizusteuern:

Eigene Kasuistik.

Fall 1: **H.-R.M., 31 J., Dipl. Ing.** (Pr. Nr. 13794/42).

Zunächst unauffälliger Lebenslauf: Abitur auf humanistischem Gymnasium, Technische Hochschule, 1934 Examen als Dipl.-Ing.; ab 1935 im väterlichen Fabrikunternehmen, dessen Leitung der Patient 1937 übernahm. 1940 nur kurzfristig eingezogen, sonst immer u. k. gestellt. Außer mehrfachen doppelseitigen Mittelohrentzündungen mit Radikaloperationen nicht ernstlich krank gewesen. Als außerordentlich tüchtig und aktiv, fast als hyperthym geschildert.

In der Kriegszeit kam es zu arbeitsmäßiger Überlastung, ab 1940 begann Patient zur Leistungssteigerung Pervitin zu nehmen; gegen die dadurch bedingte Schlaflosigkeit nahm Patient gleichzeitig in steigendem Maße auch Phanodorm und gegen quälenden Hustenreiz Dicodid; dazu kamen gelegentlich Alkohol und in erheblicher Steigerung Nicotin. Neben der beruflichen Überlastung liefen familiäre Konflikte, Patient wollte heiraten, geriet mit seinem Schwiegervater (Arzt) in steigende Kontroversen wegen des Mittelgebrauchs, und versuchte schließlich, die Heirat auf fast erpresserische Weise zu erzwingen. Ab Mitte 1941 unternahm Patient Rezeptfälschungen. In seinem Verhalten wurde er immer unruhiger, fahriger und unkonzentrierter, dabei appetitlos, allgemein redselig, aber in seinen Äußerungen übertrieben, prahlerisch und unzuverlässig. In diesem Zustand kam Patient zur *Klinikaufnahme* im Juni 1942.

Patient überfiel den Untersucher mit einem förmlichen Redeschwall, erschien abgehetzt, sah schlecht aus, der Puls war frequent und etwas flatternd, einzelne ticartige Zuckungen fielen auf; bei der Untersuchung starker Schweißausbruch. Zunächst etwas übersteigert wirkende Heiterkeit, allmählich zunehmende Beruhigung; nach 2—3 Wochen wirkte Patient nahezu ausgeglichen. In der ersten Zeit starker, fast übermäßiger Appetit mit erheblicher Gewichtszunahme.

Patient kam im Juli 1946 (Pr. Nr. 10042/46) erneut freiwillig zur Aufnahme, um sich von einem inzwischen wieder aufgetretenen Verdacht der Süchtigkeit zu reinigen. Er hatte inzwischen 1944 eine zentrale Pneumonie und im Anschluß daran angeblich eine Gehirnhautentzündung durchgemacht (starke Kopfschmerzen, Lichtscheu, Hyperästhesien am ganzen Körper), außerdem im gleichen Jahr bei einem Bombenangriff, bei dem auch seine Ehefrau umkam, eine Zertrümmerungsfraktur des rechten Unterschenkels erlitten. Anfang 1946 waren starke Schmerzen durch Sequesterbildung aufgetreten; zu dieser Zeit bekam Patient Injektionen, desgleichen in den ersten Juli-Tagen 1946 wegen Hämorrhoiden (Dilaudid-Atropin), wodurch der Suchtverdacht erneut aufkam. Patient zeigte sich geordnet, jedoch gehobener Stimmung, kontaktbereit, schlagfertig, einfallsreich, aber korrekt und beherrscht. Bei mehrfachen Kontrollen konnten weder Morphin- noch Barbitursäurederivate nachgewiesen werden; ein Pervitin-Nachweis wurde nicht versucht.

Weitere katamnestische Einzelheiten waren nicht zu erhalten.

Fall 2: **G. F. N., 33 J., Pfarrer** (Pr. Nr. 9890/44).

Familiäre Belastung: Bruder des Vaters Suicid mit 28 Jahren; Vater des Vaters Suicidversuch im höheren Alter; Vater (Studienrat) vorzeitig pensioniert, der Schilderung nach depressiv-hypochondrisch-unsicher. Äußere Entwicklung des Patienten selbst unauffällig; charakterlich nach übereinstimmenden Schilderungen der Eltern, Vorgesetzten usw. ausgesprochen weich, verstimmbar, infantil und ungefestigt, wenig belastungsfähig, zu Versagungen und depressiven Verstimmungen neigend, dabei erheblich egozentrisch und geltungsbedürftig, zugleich wortgewandt und phantasiereich, aber immer etwas verstiegen, unernst und unecht wirkend; daneben auch sexual-neurotische Züge. Patient begann im Militärdienst mit dem *Pervitingebrauch* wegen körperlichen Versagens und Insuffizienzgefühlen; 1942 erster Entwöhnungsversuch mit Padutin und Testoviron ohne Erfolg. Patient, der im aktiven Dienst auch sonst kaum brauchbar war, fiel zusätzlich durch zunehmende Nervosität und körperliches Versagen auf. Ein erneuter Versuch seitens seiner Vorgesetzten, dem Patienten das Pervitin zu entziehen, brachte ihn dazu, es sich durch Rezeptfälschungen zu beschaffen. Die *Einweisung* erfolgte dann durch das Feldgericht, nachdem Patient schon einige Zeit in Haft und dadurch ohne Pervitin gewesen war. Patient wurde nach vier Wochen in die weitere Haft entlassen, nachdem er auch von der Station ein — übrigens schlecht — gefälschtes Rezept hinauszuschmuggeln versucht hatte.

Katamnestische Angaben nicht zu ermitteln.

Fall 3: **H. H., 44 J., Jurist** ohne Abschlußexamen (Pr. Nr. 17127/47).
Vater erfolgreicher, durchsetzungsfähiger Hyperthymer. Eigene Entwicklung etwas unstet: Abitur, Volkswirtschaftsstudium, in der Inflation unterbrochen, Lehrling im Bankfach, ab 1929 Jura-Studium, 1933 durch mehrere Monate Konzentrations- und Arbeitslager abgebrochen, anschließend in untergeordneten Berufen, ab 1939 stellvertretender Leiter des Rechtsreferates in der Reichsstelle für Kaffee, Herbst 1942 erneut verhaftet, ab 1943 Sachbearbeiter im Rüstungsbetrieb (Kontingentsberechnung), ab April 1944 erneuter Versuch des Studiums (jetzt Sprachwissenschaften), durch alsbaldige Militäreinziehung abgebrochen. Patient kam wegen körperlicher Beschwerden zu einem „Magen-Batl.", Anfang 1945 wurde eine Gallenblasenoperation durchgeführt, anschließend stellten sich „Kreislaufstörungen" ein, gegen die Strophanthin, Salyrgan und im weiteren Verlauf auch *Pervitin* verordnet wurden. Patient nahm nach eigenen Angaben etwa 30 Tabletten in der Woche als Dauermedikation; er merkte davon eine Hebung gelegentlich niedergedrückter Stimmung, Beseitigung in dieser Zeit wie schon früher einmal aufgetretener migräneartiger Kopfschmerzen; er fühlte sich nach Pervitineinnahme optimistischer, leistungsfähiger, großzügiger, weniger verkrampft; angeblich trat bei ihm keinerlei Schlafstörung auf, er gab an, die Wirkung hinge bei ihm ganz von der Einstellung ab, tagsüber werde er durch Pervitin frischer, abends lege er sich mit zwei Tabletten Pervitin schlafen und schlafe alsbald ein.

Nach der Kapitulation war Patient kurze Zeit Sparkassenangestellter, dann stellvertretender Leiter der Revisionsabteilung im Wirtschaftsamt. Hier kam es zu dienstlichen Kontroversen anläßlich eines Ermittlungsverfahrens gegen den Leiter des Amtes; dabei kam Patient in den Verdacht der Süchtigkeit. Durch Zeugenaussagen wurde geschildert, daß Patient oft in der Arbeit „absackte", nach Einnahme von Mitteln aber wieder überwach und sprühend erschien; gleichzeitig betrieb Patient auch einen steigenden Kaffeeverbrauch, er nahm in der kritischen Zeit ca. 6—10 Tabletten Pervitin täglich, die er von zwei Ärzten verschrieben bekam; Rezeptfälschungen konnten trotz umfangreicher Ermittlungen nicht nachgewiesen werden (übersichtliche kleinstädtische Verhältnisse).

Bei der *Aufnahme* November 1947 erschien Patient als ausgesprochen flott hyperthymer Charakter mit gleichmäßig gehobenem Stimmungsniveau ohne tiefere Gemütsbindungsfähigkeit, aber auch ohne produktive Zielsetzung und belastbare Durchsetzungsfähigkeit. Entziehungserscheinungen wurden nicht beobachtet.

Im Sommer 1951 kam es zu einer erneuten Anzeige wegen Rauschgiftsucht; diese konnte wieder nicht nachgewiesen werden, doch wurden nun die Ärzte angewiesen, Pervitin nicht mehr zu verschreiben. Seitdem Behandlungsversuche der immermehr in den Vordergrund kommenden, migräneartigen Beschwerden mit Cardiazol-Coffein, zeitweise Polamidon oder Phanodorm. Patient ist jetzt (Februar 1953) arbeitslos, beschäftigt sich privat mit sprachwissenschaftlichen Studien.

Fall 4: **H. L., 36 J., Nervenarzt** (Pr. Nr. 17650/48).
Vater Studienrat, keine familiäre Belastung. Selbst Primus in der Schule, Medizinstudium, 1937 approbiert, danach mehrere Jahre an einer psychiatrischen Universitäts-Klinik wissenschaftlicher Assistent. Ab 1943 glitt der Patient in eine Betäubungsmittelsucht hinein, indem er wegen Magenbeschwerden und persönlichen Differenzen mit Vorgesetzten Morphin injizierte. Nach Kriegsende konnte Patient nicht recht wieder Fuß fassen. 1946 wurde eine Magenresektion nach Billroth-II durchgeführt, danach traten Schlafstörungen auf, die zu einem *Phanodorm*-Mißbrauch führten; gegen die dadurch hervorgerufenen Müdigkeitserscheinungen am Tage begann Patient *Pervitin* zu nehmen. Patient steigerte die Dosis auf 15—20 Tabletten Phanodorm und etwa 30 Tabletten Pervitin täglich. Er bekam eine Stellung als freier Gutachter für eine Landesversicherungsanstalt, ab 1948 wurde er dort fest angestellt. Patient fiel jedoch bald in der Dienststelle durch schlechtes Aussehen und tageweises Fehlen auf; zeitweise wirkte er taumelig. Man riet ihm zu einem Erholungsaufenthalt, der auf Betreiben der Ehefrau in eine Entziehungskur umgewandelt werden sollte. Patient entwich jedoch nach 8 Tagen, nachdem hierbei ein erster epileptischer Anfall aufgetreten war. Bald danach wurde Patient in einem schweren Intoxikationszustand zu uns *eingewiesen* (Dezember 1948), als er in fast unbekleidetem Zustand bewußtlos am Elbestrand aufgefunden worden war. Patient war extrem unterkühlt, am ganzen Körper (unter besonderer Auszeichnung der Genitalgegend) mit roter und blauer Tinte bemalt, erschien ausgesprochen somnolent mit

Perseverationsneigung und lallender Sprache; für die Vorgänge unmittelbar vor der Einweisung bestand eine Amnesie, die nicht wieder aufgehellt werden konnte. Am Tage nach der Aufnahme kam es zu einem erneuten generalisierten Krampfanfall, wonach das Bewußtsein sich langsam und vollständig wieder aufhellte. Stimmungsmäßig erschien der Patient in der ersten Zeit innerlich unruhig und gereizt, nach einigen Wochen subdepressiv, weich und matt. Er erklärte sich mit einer Entziehungskur einverstanden, brach diese jedoch nach etwa sechs Wochen wieder ab. Charakterlich erschien Patient ausgesprochen asthenisch, empfindsam, weich, weltfremd und unsicher, er zeigte einen hohen Selbstwertanspruch bei nur sehr schwachem Durchsetzungsvermögen und war subjektiv ganz auf seine vitale Schwäche festgelegt.

Katamnestische Angaben waren nicht zu erhalten.

Fall 5: **H. P., 34 J., Med. Student (Pr. 9434/51).**

Aus unbelasteter Familie; selbst mit 5 Jahren angeblich Meningitis. Etwas unstete Entwicklung; Grund- und Aufbauschule bis zum Einjährigen, Musikstudium beabsichtigt, jedoch wegen fehlender finanzieller Mittel kaufm. Lehrling geworden. Mit 18 Jahren uneheliches Kind. Nach Abschluß der Lehrzeit eingezogen zum Arbeitsdienst und Militär. Heirat, als zweites Kind erwartet wurde. Bald danach auf Rückfahrt aus dem Urlaub wesentlich ältere Frau kennengelernt; Scheidung der ersten Ehe, zweite Heirat 1942, aus dieser Ehe ein Kind. 1942 Verwundung in Rußland, dadurch längere Zeit in die Heimat zurückgekommen. Patient bestand nach Vorbereitung in Abendkursen 1943 das Abitur und begann ein Medizinstudium, das anfangs glatt voranging, doch kam er 1948 über die Examensvorbereitungen nicht mehr hinaus. In dieser Zeit starb sein Vater, bald danach erlitt seine Tochter einen Straßenbahnunfall, wobei ihr die linke Hand abgefahren wurde. Patient injizierte seiner Ehefrau damals zunächst zur Beruhigung *Dolantin*, als diese durch den Unglücksfall — es stand aus gynäkologischen Gründen fest, daß es das einzige Kind bleiben würde — sehr mitgenommen war, und verwendete es dann auch für sich selbst, da er unter diesen Belastungen (zugleich finanzielle Notlage, Vorwährungsreformzeit) aus innerlicher Unruhe nicht mehr zum Arbeiten kam. Patient steigerte die Dosis auf täglich 4—5 Amp. Dolantin, später auch *Morphium*.

Nach einiger Zeit ging er zum *Pervitin* über, das er schon im Kriege kennengelernt hatte, ohne damals davon beeindruckt worden zu sein. Patient begann mit 2—3 Tabletten täglich und steigerte die Dosis relativ rasch auf 4, zuletzt 6 Amp. täglich. Körperlich spürte er von den Injektionen Schweißausbruch, gelegentlich Übelkeit, Trockenheit im Munde, Pulsbeschleunigung, Herzstiche, eine gewisse Libidosteigerung und zunehmend eine körperliche Schwäche; dabei stand das Kraftgefühl in ausgesprochenem Gegensatz zur effektiven Leistungsfähigkeit. Patient schilderte sehr eindrücklich, wie er sich immer zuviel zugemutet habe, aber nicht ausführen konnte, weil er den ursprünglichen Vorsatz immer wieder aus dem Auge verlor, indem er durch Neuauftauchendes wieder abgelenkt wurde. In rastloser Geschäftigkeit habe er sich ständig in Einzelheiten oder kleine nebensächliche Arbeiten verzettelt und das Hauptziel vollkommen aus den Augen verloren; dabei sei ein kleinlich-pedantischer Zug, der ihm sonst fern läge, immer ausgesprochener geworden. Zum Beispiel habe er beim Motorradputzen alles bis ins Kleinste gesäubert, die Windungen der Schrauben oder die Kettenglieder mit einer Nadel gereinigt und immer wieder nachgeputzt oder die elektrischen Kontaktflächen abgeschliffen und immer wieder nachgewischt, weil doch noch ein Körnchen dazwischen geblieben sein könnte.

Die Zeit habe für ihn dabei keine Rolle gespielt; Patient meinte, weil er nicht oder kaum zu schlafen brauchte, unendlich viel Zeit zu haben. Gelegentlich kam es zu einem Angstgefühl bald nach einer Injektion. Patient verheimlichte den Mißbrauch vor seiner Ehefrau und geriet gelegentlich nachts unter den Einfluß von Vorstellungen, seine Ehefrau auf der Treppe zu hören; er überzeugte sich jedoch dann immer wieder selbst von dem illusionären Charakter dieser Wahrnehmungen. Es kam dann immer mehr zu Differenzen mit seiner Ehefrau, zumal Patient mit den Examensvorbereitungen nicht vorwärts kam, und der Termin aufgeschoben werden mußte. Hierdurch entwickelte sich ein Depressionszustand, aus dem heraus Patient einen Suicidversuch mit 15 Tabletten Phanodorm unternahm; als er keine genügende Wirkung spürte, nahm er noch 10 cm³ Polamidon hinzu; aber auch dies vertrug Patient ohne ernstere Wirkungen.

Im ganzen behielt Patient nach glaubhaften Schilderungen eine gewisse Steuerung; mehrfach schlief er sich über das Wochenende aus oder unternahm auch 1—2 Wochen dauernde

Fahrten mit seiner Familie, wobei er kein Pervitin mehr gebrauchte; er wurde aber unter der bleibenden Examensbelastung alsbald immer wieder rückfällig. Bei seiner *Einweisung* im August 1951 erschien Patient im Rapport zügig, etwas übertrieben frisch und sehr offenzugewandt; gelegentlich wurde eine Spur ängstlicher Unruhe deutlich, dies jedoch ganz im Verhältnis zur objektiv verfahrenen Situation. In den ersten drei Tagen zeigte Patient sich matt, antriebslos und schläfrig; dann erwachte zunehmend seine frühere Aktivität. Patient brach am 9. Tag die Entziehungskur ab, ist aber allem Anschein nach nicht wieder rückfällig geworden. Er hat auf Anraten das Medizinstudium aufgegeben und eine Anstellung als Ärztepropagandist einer pharmazeutischen Firma gefunden; zuletzt war er sechs Monate arbeitslos, erschien jedoch bei den Nachuntersuchungen in guter körperlicher Verfassung.

Patient schilderte nachträglich sehr eindrücklich den Unterschied in den subjektiven Erscheinungen bei der Morphium- bzw. Dolantin-Entziehung und bei der Absetzung des Pervitin. Während man bei jener in einen äußerst quälenden Zustand innerlicher Erregung und Unruhe komme und glaube, vor Gier nach einem Betäubungsmittel „halb wahnsinnig" zu werden, werde man nach dem Absetzen des Pervitin eher müde, schläfrig, interesselos, die körperliche Schwäche werde einem bewußt, innerlich stelle sich eine Leere ein, man könne sich nicht recht konzentrieren, man habe keine Kraft, einen Gedanken bis zu Ende zu denken, aber auch den Antrieb nicht dazu; es sei eher ein wohltuender Zustand, in dem man sich ausschlafe und allmählich die Frische und Spannkraft wiederkommen fühle.

Fall 6: G. S., 23 J., Krankenpfleger (Pr. Nr. 8865/52).

Keine familiäre Belastung, Vater Zollbeamter. Patient besuchte die Volksschule, dann das Gymnasium und wurde einmal zurückversetzt, ging mit mittlerer Reife ab; anschließend Krankenpflegerausbildung. Ein halbes Jahr vor Einweisung erster *Pervitin*-Gebrauch (Isophen) wegen Überlastung durch Nachtdienst und gleichzeitigen Massage-Kurs am Tage; Patient will damals aber nur wenige Tabletten genommen haben. Acht Wochen vor der Einweisung begann Patient nach seiner Schilderung akut mit dem Pervitin-Mißbrauch, indem er sich erstmalig gleich eine Injektion machte. Er befand sich damals in einer schwierigen Situation, er mußte heiraten, hatte aber Angst, dies seinem Vater mitzuteilen. Patient wollte sich durch die Injektion Mut machen zu der Aussprache, die dann viel reibungsloser ablief, als er erwartet hatte. Danach setzte Patient die Injektionen fort, da er durch den Umzug, durch Überstunden und Gelegenheitsarbeiten zum zusätzlichen Verdienst und einen Fußpflegekurs neben dem regulären Dienst arbeitsmäßig überlastet war. Er steigerte die Dosis auf 2×2 Amp. täglich, die er aus Stationsbeständen entnahm und anfangs aus noch aus der Kriegszeit stammenden häuslichen Vorräten ergänzte (Bruder Arzt). In der Arbeit fiel Patient auf durch Nervosität, Unbeständigkeit, Unregelmäßigkeiten und zeitweise überschießender Bereitschaft; zu Hause bemerkte die Ehefrau Schlaf- und Appetitlosigkeit, kam jedoch nicht auf den Verdacht eines Medikamentenmißbrauchs. Nach der Klinikeinweisung im August 1952 erschien Patient für einige Tage ausgesprochen schläfrig und dösig, dann überempfindlich (z. B. gegen Gerüche), innerlich beunruhigt und gequält; er sprach sich aber nicht aus, sondern blieb insgesamt verdeckt, undurchsichtig (wie auch seine anamnestischen Angaben unverläßlich erschienen), dabei anspruchsvoll und ohne Kontakt zu den Mitpatienten. Patient wurde nach vier Wochen entlassen. Er wurde nicht mehr im Stationsdienst, sondern im Krankentransport beschäftigt; bislang besteht kein Anhalt für eine Rückfälligkeit.

d) Zusammenfassung.
Abgrenzung zur Psychose.

Überblickt man diese Reihe von Fällen einfacher Pervitinsucht in Hinsicht auf die Suchtintensität, so gliedern sich zunächst zwei Fälle heraus: im Fall G. S. (6.) lag nur eine *beginnende Süchtigkeit* vor, deren weiterer Spontanverlauf allerdings zumindest zweifelhaft erscheint, wahrscheinlich aber doch wohl zu einer weiteren Steigerung tendiert hätte. Der Fall H. H. (3.) liegt an der Grenze zwischen einem Dauermißbrauch und einer Süchtigkeit im strengeren Sinne. In dieser Gruppe würden auch die Fälle von STIEDA, KRAMER und AUERWALD-BRIKEN einzureihen sein.

Ein Fall (H. L., 4.) ist dadurch ausgezeichnet, daß das Pervitin nur eine *untergeordnete Rolle* innerhalb einer schweren Süchtigkeit mit Tendenz zur Pannarkomanie spielt; ähnlich liegt der zweite Fall von Voss.

Nur drei Fälle (H.-R. M., 1.; G. F. N., 2. und H. P., 5.) sind als *echte einfache Pervitin-Suchtfälle* zu bezeichnen, wobei der letztere schon an der Grenze der Suchtfälle mit Entwicklung einer Psychose steht. Aus der Literatur wären in diese Gruppe noch je ein Fall von LOEWENSTEIN, DITTMAR und Voss hinzuzuziehen, von denen allerdings die ersten beiden wiederum psychisch gröber auffällig wurden, also möglicherweise zur Psychosegruppe tendieren.

Festzuhalten aus diesem Überblick ist zunächst, daß die reine, unkomplizierte Pervitinsucht allem Anschein nach *nicht häufig* ist. Nach unserem eigenen Material zu urteilen, beruht dieses Ergebnis nicht allein darauf, daß die psychotischen Fälle in allgemeinerem Sinne interessanter und deshalb häufiger publiziert worden sind; vielmehr scheint eine besondere *Tendenz zur Entwicklung eines zumindest psychotischen Verhaltens* beim Pervitinmißbrauch vorzuliegen. Wir behandelten seit 1942 insgesamt elfmal Patienten wegen einer Pervitinsucht, darunter zweimal einen schon von DAUBE (IV.) veröffentlichten psychotischen Fall. Drei Fälle davon kamen nach der Entwicklung einer ausgesprochenen Psychose zur Aufnahme. Ihnen steht das eben geschilderte Material einfacher Pervitinsucht gegenüber, wobei das Verhältnis zwischen psychotischen und nichtpsychotischen gleich 1 wird, wenn man die zwei Fälle absortiver Suchtentwicklung und den einen pannarkomanischen Fall fortläßt.

Bedenkt man ferner, daß es offenbar weit häufiger zu einer mehr oder weniger mißbräuchlichen Verwendung des Pervitin, als zu einer echten, sozial-psychisch deletären Suchtentwicklung kommt, so scheint bei in diesem Sinne echter Pervitinsüchtigkeit demnach eine psychotische Reaktionsweise außerordentlich naheliegen. Das Pervitin zeichnet sich insofern durch eine *relativ geringe Valenz zur echten Sucht, dagegen im Fall der Suchtentwicklung durch eine hohe Valenz zu psychotischen Reaktionen* aus.

Die bis hierher doch im ganzen dürftige Kasuistik wird demgemäß reichhaltiger, wenn man die bislang zwanzig psychotischen Pervitinsuchtfälle der Literatur, denen wir drei neue eigene Fälle anzugliedern haben, in die Betrachtung einbezieht.

Die Besprechung der Suchtfälle unter verschiedenen spezielleren Gesichtspunkten wird sich deshalb zweckmäßigerweise auf das Gesamtmaterial stützen.

Sechstes Kapitel.

Pervitin-Psychosen.

1. Kasuistik.

a) Literaturüberblick.

Ein frühzeitiger Bericht von JANOTA (1941) aus der Tschechoslowakei über die Entstehung eines ängstlichen Beziehungs- und Verfolgungswahnes mit Gehörs- und Gesichtshalluzinationen beim Gebrauch von Psychoton (Pervitin) stand uns nur im Referat zur Verfügung.

Die im folgenden angeführten, ausführlich mitgeteilten Einzelfälle sind an allgemein zugänglichen Stellen veröffentlicht, so daß wir auf ein Referat der meist sehr mannigfaltigen Verläufe verzichten. Doch stützen wir unsere zusammenfassende Darstellung sehr wesentlich auf diese Fälle[1].

Im deutschen Schrifttum wurden zwei erste Psychosefälle im September 1941 von GREVING mitgeteilt, unmittelbar darauf folgte im Oktober ein Fall von STAEHELIN aus der Schweiz. Im Januar 1942 erschien der Bericht von DAUBE über die vier Fälle aus unserer Klinik; es folgte wieder ein schweizerischer Fall von HARTMANN und im August des gleichen Jahres berichteten KALUS-KUCHER-ZUTT über drei Fälle aus Berlin.

Nach dem Kriege teilten BINDER 1945 und HARDER 1947 insgesamt drei weitere Fälle aus der Schweiz mit. Im Januar 1950 folgte eine kursorische Mitteilung von v. KEYSERLINGK über drei psychotische Fälle aus Jena; im April 1950 steuerte KALUS zwei neue Fälle aus Berlin bei und berichtete katamnestisch von einem Fall aus der Veröffentlichung von 1942. Ein letzter Fall wurde im Juni 1951 von WALTHER aus der Landesheilanstalt Uchtspringe veröffentlicht.

b) Eigene Kasuistik.

Auch wir haben wesentliches neues Material *katamnestisch* zu einem Fall von DAUBE nachzutragen, was zunächst geschehen soll.

Fall 7: **Dr. F. M., Arzt** (Pr. Nr. 21307/49).

Dieser Fall (DAUBE IV, Dr. M.) war dadurch gekennzeichnet, daß der Patient, gegen den schon seit 1934 verschiedene Ermittlungsverfahren wegen Rauschgiftabusus ohne positives Ergebnis geschwebt hatten, nach etwa *1½jährigem Pervitinabusus* bei einer Dosierung von zuletzt *täglich 60 Tabletten* im letzten Vierteljahr zunehmend psychotisch geworden war; der Verlauf war dabei ein remittierender, wie jetzt genauer geschildert werden kann. Nachdem im *Oktober 1940* zunächst hypochondrische Beschwerden im Anschluß an eine unbedeutende Nagelbetteiterung geäußert worden waren, wurde der Patient im November etwa 1½ Wochen internistischerseits behandelt, wobei eine Entziehung beabsichtigt war, die der Patient auch, nach dem Eintrag im Krankenblatt, gut vertrug. Dr. M. beruhigte sich weitgehend, wurde aber nach der Entlassung alsbald wieder rückfällig; es stellten sich die gleichen Vorstellungen rheumatoider Beschwerden und einer Drüsenaffektion wieder ein und intensivierten sich unter zunehmender ängstlicher Beunruhigung. Zugleich traten paranoide Vorstellungen (Eifersuchts- und Vergiftungsideen) und illusionäre Verkennungen hinzu, die schließlich in die grotesken Gedankengänge einmündeten, wonach von einer Ampullenverletzung am Daumen noch Glassplitter im Körper seien, die nun, auf Druck oder auf chemischem Wege sich ausbreitend, hier und dort heraussaiterten, ja an den Haaren sich niederschlugen und kristallartig in den Fingernägeln im indirekten Licht erkennbar seien. Patient fertigte zum Nachweis zahllose mikroskopische Präparate an. So sehr es dem Patienten nicht nur vor Fremden, sondern auch vor sich selbst um den Realitätsbeweis seiner Vorstellungen ging, so unkonzentriert, fahrig und weitschweifig war er doch dabei, so daß er auf diese Inhalte kaum zu fixieren war; er sprach dann wieder von Würmern, die ihm aus der Haut kröchen, oder es traten davon ganz unabhängige Eifersuchtsideen in den Vordergrund; zeitweise kam es auch zu schweren Erregungszuständen, gereizten Aggressionen gegen die Ehefrau oder ängstlichen Fluchtreaktionen. Zwischendurch soll der Patient auch wieder Einsicht in das Krankhafte dieser Vorstellungen gehabt haben.

Der Patient wurde nun zunächst vom *10. 1.* bis zu seinem ersten Entweichen am *9. 2. 1941* behandelt, ohne daß bis dahin eine wesentliche Korrektur der unsinnigen Krankheitsvorstellungen eingetreten war. Danach hielt sich der Patient draußen, z. T. bei seinen früheren Patienten versteckt, wurde schließlich aber durch die Staatsanwaltschaft verhaftet und

---

[1] Wir zitieren sie im folgenden nur noch mit dem Autorennamen, wobei die nachgestellte römische Zahl auf die entsprechenden Einzelfälle verweist.

nach einem Ermittlungsverfahren wegen Vergehens gegen das Opiumgesetz am *22. 3. 1941* wieder in unsere Klinik *eingewiesen*. Vor der Verhaftung war es zu neuen, schweren paranoischen Reaktionen gekommen, der Patient fühlte sich überall belauert und glaubte, Taxi-Chauffeure seien „bestochen", ihn aufzuspüren und abzuführen.

Der vorher wegen seiner gereizten Erregtheit äußerst schwierige Patient war nun wenigstens zeitweise höflich und korrekt; allerdings konnte er durch Kleinigkeiten noch tagelang in eine ganz uneinsichtige Erregung geraten, aus der heraus er auch immer wieder eine paranoische Einstellung gegen seine Ehefrau erkennen ließ. Die Vorstellungen über die „Glaswanderung" in seinem Körper traten nun in den Hintergrund, ohne daß sie ausdrücklich korrigiert wurden; Patient wich Befragungen aus mit dem Bemerken, daß er früher genügend Präparate zum Beweis angefertigt, jetzt aber keine Zeit mehr dafür habe.

Ganz langsam trat eine weitere Beruhigung ein, bis der Patient am *23. 8. 1941 erneut entwich*. Eine nochmalige Zwangseinweisung erfolgte nicht, vielmehr erhielt der Patient durch die Gesundheitsbehörde die Auflage, in vierteljährlichem Abstand sich zur Untersuchung aufnehmen zu lassen.

Bei der ersten Kontrolluntersuchung im *März 1942* (Pr. Nr. 89304) befand sich Patient in wesentlich besserer körperlicher Verfassung, er hatte 40 Pfund zugenommen. Für die früheren psychotischen Inhalte behauptete er nun eine Amnesie — ohne daß diese aber recht glaubhaft erschien —, während er insgesamt die Tendenz hatte, das ganze Krankheitsgeschehen als Erschöpfungszustand abzutun. Diese Einstellung entsprach allerdings seiner primär-charakterlichen Grundhaltung, insbesondere seiner egozentrischen Überheblichkeit bei gesteigerter Aktivität, hohem Tempo und grundsätzlich leichtnehmend-optimistischer Einstellung, die ihm immer wieder in seinem Leben erlaubt hatte, auch schwerwiegende Vorkommnisse glatt abzuschütteln und hinter sich zu lassen. Seine dritte Ehe war bald nach seinem letzten Entweichen aus der Klinik geschieden worden.

Bei den Vorstellungen im *Juni und Oktober 1942* (Pr. Nr. 90062 und 17559/42) machte Patient körperlich wieder einen weniger guten Eindruck; im Urin war der Barbitursäurenachweis positiv, doch bagatellisierte Patient diesen Befund mit dem Hinweis, daß er wegen seines Herzleidens ein Mittel nehmen müsse, in dem auch Barbiturat enthalten sei.

Während Patient bei dem ersten Verfahren wegen Vergehens gegen das Opiumgesetz den Schutz des § 51 StGB erhalten hatte, wurde er in einem weiteren Verfahren im März 1944 zu neun Monaten Gefängnis verurteilt. Er gab im Ermittlungsverfahren an, er habe *seit Juni 1942 wieder Pervitin* genommen, eine genauere Dosis war nicht zu erfahren. Patient hatte aber, wie die weiteren Ermittlungen ergaben, nicht nur gewohnheitsmäßig wieder Pervitin genommen, sondern auch unter akuter hoher Pervitinwirkung mit anderen Personen zusammen ganz grobe *sexuelle Exzesse* veranstaltet. Die Gesellschaft bestand regelmäßig aus einem Mann, der gleichzeitig als Händler mit Pervitin und angeblich auch mit Cocain fungierte, dem Patienten und zwei Frauen, nämlich seiner Sprechstundenhilfe und einer Patientin, die ursprünglich mit dem Wunsch nach einer Abtreibung zu Dr. M. gekommen war. Die beiden Frauen mußten sich vollständig ausziehen und bei sich selbst onanieren, der Bekannte Dr. M.'s hatte sich Frauenkleider angezogen und ließ sich schlagen, während Dr. M. selbst meist nur wenig bekleidet zwischendurch auch selbst onanierte. Alle zusammen nahmen dabei Pervitin und angeblich auch Cocain, wobei die Frauen, wie es in der Akte heißt, sobald sie zu erlahmen drohten, mehr von dem „weißen Pulver" nehmen mußten. Dr. M. bezeichnete diese Veranstaltungen als „Reise nach Tibet".

Das parallel laufende Verfahren wegen Abtreibung wurde mangels Beweises eingestellt. In der folgenden Haftzeit entwickelten sich bei dem Patienten *depressive Erregungszustände*, die seine Überführung in eine psychiatrische Abteilung notwendig machten. Hier fuhr Patient konsequent fort, solche Erregungszustände anzudrohen, sobald er wieder zur Haftanstalt zurückverlegt werden sollte. Patient führte diese Neigung zu Erregungszuständen auf das Erlebnis eines Bombenangriffes in der Haftanstalt zurück und bezeichnete selbst seine Krankheit als „Schreckneurose". Er absolvierte auf diese Weise seine ganze Haftzeit in der psychiatrischen Abteilung.

In der Folgezeit kam es zu einem fortschreitenden *Schlafmittelmißbrauch*, der schließlich bei einer internistischen Behandlung wegen absoluter Arrhythmie im *Februar 1950* zu einem *akuten deliranten Erregungszustand* führte (Pr. Nr. 21307/49). Neben Schlafmitteln hatte Patient recht kritiklos in großen Mengen auch Strophanthin, Strophoral und Digitoxin genommen. Der inzwischen 65jährige Patient machte nun einen ausgesprochen depravierten Eindruck. Bei der Befragung nach den früheren psychotischen Inhalten behauptete der Patient in großspuriger Weise, es sei überhaupt alles Schwindel gewesen, neidische Kollegen hätten ihm durch einen Spitzel ein Röhrchen mit Pervitintabletten zugespielt, einer davon habe 4 Monate Gefängnis bekommen, jedoch nur zum Schein, er habe sie an der Riviera und auf der Krim „abgesessen", während man ihm selbst 9 Monate zudiktiert hatte; Patient bezeichnete sich auf Grund dieser Vorkommnisse als „Widerstandskämpfer".

Ein ähnlicher *deliranter Erregungszustand* entwickelte sich noch einmal im *November 1951*, wieder nach einer zunächst nicht beabsichtigten Entziehung anläßlich einer internistischen Behandlung wegen Herzmuskelschadens und absoluter Arrhythmie. Die delirante Verwirrtheit klang beide Male relativ rasch ab. Patient mußte nach wenigen Tagen auf eigenen Wunsch entlassen werden.

Anschließend seien die drei inzwischen neu beobachteten Fälle geschildert.

Fall 8: **Dr. A. A., 29 J. Arzt** (Pr. Nr. 17717/48).

Stammt aus geordnetem Milieu, Vater Schulrektor, fünf Geschwister, darunter zwei Ärzte, zwei Lehrerinnen; keine familiäre Belastung bekannt. Glatter Schulbesuch bis zum Abitur; Patient wollte Offizier werden, wurde jedoch bei der psychotechnischen Prüfung ausgeschieden. Nach einjährigem Truppendienst Studium bei der militärärztlichen Akademie. Patient nahm schon während der Physikumszeit und bei zwischenzeitlichem aktivem Luftwaffendienst *Pervitin* teils als Tabletten, teils als Injektion; beim Staatsexamen will er ohne Weckamine ausgekommen sein. Bis Kriegsende Lazarettarzt, 1944 Heirat. Nach der Kapitulation auf einer Medizinischen Universitätsklinik Assistent. Hier kam es durch ein offensichtliches, vom Patienten aber weitgehend bestrittenes Verhältnis zu einer Krankenschwester zu Konflikten; die Schwester wurde entlassen, der Patient kündigte. Er machte zunächst Praxisvertretungen, nahm dann die Krankenschwester als Sprechstundenhilfe an und eröffnete schließlich eine eigene Praxis. Er arbeitete sehr intensiv, kam oft wochenlang nicht nach Hause, übernahm sich finanziell mit Anschaffungen und geriet zunehmend in einen Versagungszustand. Gleichzeitig wurde Patient durch die Ärztekammer einem Ermittlungsverfahren unterzogen, da er in den Verdacht geraten war, zahlreiche Abtreibungen vorgenommen zu haben. Patient hatte, häufig bis in die späte Nacht hinein, gynäkologische Operationen durchgeführt, in den letzten zwei Monaten vor der Verhandlung etwa siebzig; zu einem Beweis kam es jedoch nicht. Auf Grund der chronischen Überarbeitung traten *1947* angeblich Ödeme und Kollapszustände auf, gegen die der Patient *wieder Pervitin* zu nehmen begann. Er ließ sich im Laufe der Zeit schließlich in großen Mengen dieses Mittel durch seine Sprechstundenhilfe *injizieren*. Es traten migräneartige Beschwerden auf, gegen die Patient sich zusätzlich auch noch *Dolantin* verabfolgen ließ.

Unter diesen Mitteln kam es schließlich *(Oktober-November 1948)* zu einem schwer getriebenen Angstzustand mit paranoiden Inhalten. Der Patient glaubte sich beobachtet, meinte, die Leute redeten über ihn, insbesondere z. B., daß man die Schreie der Frauen, die nach den Abtreibungen noch halbnarkotisiert aus seiner Praxis getragen würden, weithin hören könne. Er glaubte festzustellen, daß man nachts vor seiner Praxis Demonstrationen abhielt, dabei gegen die Scheiben hämmerte oder gegen die Wände donnerte, um ihn bei den Operationen zu stören. Während der ängstliche Erregungszustand sich weiter steigerte, glaubte Patient schließlich auch, daß die Polizei ihn wegen eines damals noch ungeklärten Kinderdoppelmordes in Verdacht habe und beobachten ließe, während er selbst den wirklichen Täter in seiner Umgebung erkannt zu haben glaubte. Er stellte sich der Mordkommission, die aber seine Angaben nur zu Protokoll nahm, ohne daß die Verfolgungen für den Patienten aufhörten. In den *letzten 10 Tagen* beobachtete Patient ständig drei oder vier Personenkraftwagen, einen Motorradfahrer und mehrere Fußgänger, die ihn überallhin verfolgten. Einmal sah er nachts auf einem Eisengerüst vor seinem Fenster einen Mann stehen, den er durch Schreie, wie er glaubte, vertrieb. In einer anderen Nacht meinte Patient festzustellen, es sei bei ihm eingebrochen worden; während er im Dunkeln umhertappte, glaubte er, mit einem Täter zusammenzuprallen; wie er dann feststellte, war nichts gestohlen worden. Patient nahm daher an, man habe nur nach belastendem Material gesucht. Patient stellte sich danach erneut selbst der Polizei, woraufhin eine Untersuchung durch das Gesundheitsamt erfolgte, in deren Verlauf die Pervitinsüchtigkeit des Patienten festgestellt und er zur Entziehungsbehandlung zu uns am *23. 12. 1948 eingewiesen* wurde.

Nach den Schilderungen der Angehörigen und Bekannten des Patienten handelt es sich bei ihm um einen sehr impulsiven, immer sofort einsatzbereiten, aber wenig durchstehfähigen, innerlich unausgeglichenen und empfindlichen Menschen, der immer gehetzt und sprunghaft wirkte; besonders durch seinen hohen Leistungs- und Geltungsanspruch geriet er häufiger in persönliche Konflikte, wobei auch früher schon eine Neigung zu angedeutet paranoischen Reaktionen hervorgetreten war.

Patient machte bei der Aufnahme einen ausgesprochen fahrig-erregten Eindruck und befand sich in einer dauernden motorischen Unruhe mit ständigen, unsicher wirkenden Verlegenheitsbewegungen. Er bestritt, überhaupt süchtig zu sein, wies allerdings eine Fülle z. T. leicht infiltrierter Injektionsstellen längs dem Venenverlauf an beiden Unterarmen auf, von denen er angab, daß sie von hämatogen ausgebreiteten Milben herrührten, die er sich in seiner Hafenpraxis zugezogen haben müsse; näher ging Patient auf diese Vorstellungen nicht ein.

Er schlief in den ersten drei Tagen fast ununterbrochen, zeigte jedoch keine weiteren Entziehungserscheinungen, der ängstliche Erregungszustand war damit abgebrochen, die wahnhaften Vorstellungen wurden im wesentlichen korrigiert. *Entlassung nach sechswöchiger Entziehung.*

Entgegen der während der Behandlung gegebenen Versprechungen, wonach der Patient sich von der Sprechstundenhilfe trennen wollte, kam es bald nach der Entlassung doch zur Ehescheidung und später zur Heirat mit der ehemaligen Krankenschwester, die im Laufe der Zeit selbst in den schweren Verdacht einer Süchtigkeit geriet.

1949 wurden bei Überprüfungen wieder erhöhte Betäubungsmittelverschreibungen (Pervitin, Dolantin, Polamidon usw.) festgestellt und die Entmündigung beantragt. Beide Verfahren wurden wegen Beweismangels eingestellt.

1950 kam es zu einer Räumungsklage, wodurch Patient seine Praxisräume verlor; er hatte in der Folgezeit keinen festen Wohnsitz mehr und betrieb seine Praxis ambulant.

Im *Dezember 1950* kam es zu einem erneuten Verfahren wegen Körperverletzung und Abtreibung, das ebenso, wie ein weiteres Verfahren im Februar 1951 (wegen Betruges) mangels Beweises eingestellt wurde.

In der Zeit von *Februar bis Juni 1951* hatte Patient wieder über 400 Rezepte auf Betäubungsmittel ausgestellt. Er wurde daraufhin erneut verhaftet, seine Entmündigung beantragt.

Daraufhin wurde Patient fast vier Monate in einer psychiatrischen Abteilung beobachtet; Entziehungserscheinungen traten nicht auf; auch waren keine psychotischen Inhalte mehr festzustellen. Der staatsanwaltschaftliche Entmündigungsantrag wurde im dortseitigen Gutachten als nicht genügend begründet angesehen, eine echte Süchtigkeit sei nicht sicher genug erwiesen. Zu der anfangs gegebenen charakterlichen Schilderung wird in diesem Gutachten noch eine Neigung zum Sensationellen und zu pseudologistischen Ausreden hinzugefügt und die Ichbezogenheit des Patienten stärker betont. Die Frage, ob es sich bei der ersten Beobachtung in unserer Klinik um eine Psychose gehandelt habe, wird offengelassen; es könne auch bei der sensitiv-paranoischen Veranlagung des Patienten damals in einem akuten Versagungszustand in schwerer Belastungssituation zu einer paranoiden Reaktion gekommen sein.

Fall 9: **Dr. K. N., 28 J., Arzt** (Pr. Nr. 20/51).

Patient stammt aus geordneten Verhältnissen; Vater früher Fabrikdirektor, eine Schwester (stud. med.), keine familiäre Belastung bekannt. Unauffällige äußere Entwicklung, *1948* Staatsexamen, anschließend Assistent an verschiedenen, z. T. neurologisch-psychiatrischen Kliniken.

Patient nahm nach eigenen Angaben im letzten Fach des Staatsexamens erstmalig *Pervitin,* nachdem er vorher schon viel Tee konsumiert hatte. Patient setzte seitdem den Pervitingebrauch ständig fort und steigerte die Dosis zuletzt auf *täglich 30 Tabletten.*

Der Patient, intellektuell gut begabt, aber ausgesprochen asthenisch-sensitiv und kontaktschwach veranlagt, erwies sich von Anfang an in der Beschaffung von finanziellen Mitteln für die Medikamente sehr rücksichtslos; so verkaufte er z. B. seine medizinischen Bücher, obwohl seine Schwester sie für ihr Studium dringend benötigte, während die finanzielle Lage der Familie durch die Evakuierung aus der Ostzone sehr schwierig geworden war. Durch dieses Verhalten entwickelte sich innerhalb der Familie eine Spannung, wobei der Patient selbst zunehmend mißtrauisch und unsicher wurde und dadurch die Spannungen noch mehr verschärfte. Er litt darunter wiederum selbst, wie er angab, so stark, daß er deshalb nicht mehr habe arbeiten können; nur unter Pervitinwirkung habe er soviel Selbstvertrauen wiedergewonnen, darüber hinwegzukommen.

Im klinischen Betrieb versagte Patient, wie Erkundigungen ergaben, immer wieder dadurch, daß er sich zuviel zumutete, jedoch in steigendem Maße mit der Arbeit nicht mehr fertig wurde. Krankengeschichten kamen nicht mehr zum Abschluß, Gutachten wurden immer weitschweifiger, mit Einzelheiten und Wiederholungen überladen; er geriet mit alledem ständig mehr in Verzug, so daß Patient mehrfach die Stelle wechseln mußte, wobei ihm einzelne nicht abgeschlossene Angelegenheiten immer wieder nachhingen. In seiner letzten Stellung kam es unter Belastung durch mehrere, schon angemahnte Gutachten dadurch zu einem Versagungszustand, daß ihm die Akten fast mit Gewalt abgenommen werden mußten, während er noch immer versprach, die Gutachten „noch diese Nacht" fertigzustellen. Der Patient war in den letzten Wochen schon durch erhebliche Unregelmäßigkeiten aufgefallen, er erschien zu ungewohnten Zeiten, z. B. nachts, in der Klinik, behauptete arbeiten zu müssen, während er andererseits tageweise fehlte. Er wirkte dabei derart fahrig-erregt, daß er zu einer produktiven Leistung nicht mehr kam.

Patient schilderte später selbst, daß er niemals mehr fertig werden konnte, weil er sich nicht mehr vom Detail habe lösen können und immer geglaubt habe, wichtigste Dinge vergessen zu haben.

Im *Januar 1951* wurde Patient zum erstenmal wegen seines Pervitinmißbrauchs vom Rauschgiftdezernat vorgeladen und verwarnt. Er will dann durch den Januar kein Pervitin mehr genommen, jedoch im *Februar* im alten Umfang (*30 Tabletten täglich*) wieder damit begonnen haben.

In den *letzten Wochen* vor der Aufnahme, während Patient schon längere Zeit ohne Beschäftigung war, kam es zu einem schweren ängstlich-paranoiden Erregungszustand. Als ersten Anlaß dazu schilderte der Patient uns, daß ein Apotheker ihn darauf hingewiesen habe, er müsse seinen Namen auch oben auf das Rezept schreiben. Obgleich Patient sich selbst sagte, daß dies ganz in der Ordnung war, da er kein eigenes Rezept mit vorgedrucktem Namen benutzt hatte, wurde er doch eine innere Unruhe und Angst nicht wieder los. Er glaubte, daß er beobachtet würde — in der Tat ja schon vorher das Rauschgiftdezernat auf ihn aufmerksam geworden — und daß man ihn abfassen wolle, um ihn zwangsweise unterzubringen. Die Angst steigerte sich im Laufe von drei Wochen zu einem wahrhaft panischen Zustand. Es traten zuerst illusionäre Umdeutungen, dann aber auch freie halluzinatorische Erlebnisse auf; Patient hörte in den letzten Tagen mehrfach eine „sonore Männerstimme" sagen: Er ist rauschgiftsüchtig, bald haben wir ihn ... wo geht er jetzt hin? ... Achtung, aufpassen! ... usw. Daß er Volkswagen von gleicher Farbe sah, schien ihm ein sicherer Hinweis darauf zu sein, daß die Kriminalpolizei nun geschlossen gegen ihn vorgehe. Ebenso eindeutig schien ihm seine Beobachtung, daß die Wagennummern alle mit 35 anfingen. Obgleich er sich „irgendwie gesagt habe, daß das ja nicht sein könne", habe er auf verschiedenen Autos Funkantennen gesehen und dadurch sicher gewußt, daß man ihn durch systematischen Einsatz mehrerer Wagen einfangen wolle. Stündlich und, wenn er kein Pervitin genommen habe, sogar minütlich habe er damit gerechnet, abgeholt zu werden. Wenn er das Haus verlassen habe, habe er jedesmal bemerkt, daß drei Autos gleichzeitig losfuhren, um ihn zu „umstellen".

Den Höhepunkt erreichte dieser Angstzustand am Morgen vor der *Einweisung (1. 4. 1951)*. Bei einem ersten Versuch, das Haus zu verlassen, habe er gleich wieder umkehren müssen, weil er das sichere Gefühl gehabt habe, daß „ganze Schwärme von Polizeiautos ihn gleich zermalmen würden". Er habe sich dann gesagt, daß diese Quälerei sinnlos sei und ein Ende haben müsse; er sei daraufhin mit einem Taxi selbst zur Polizei gefahren. Dort sei er erstaunt gewesen, daß die Beamten nicht gleich aufsprangen, um ihn zu verhaften; er habe es für Verstellung gehalten. Nacheinander fuhr Patient dann zur Gesundheitsbehörde, zum Vollzugsdienst, er versuchte, den Sachbearbeiter im Rauschgiftdezernat zu erreichen, sei aber überall nur auf Verwunderung oder verschlossene Türen gestoßen. Er habe immerfort versucht, „unter allen Umständen klar zu bleiben", weil er das Gefühl gehabt habe, das Ganze geschehe nur zu seiner Prüfung, wieweit er noch Herr seiner Sinne sei. Schließlich ging Patient zu einem Nervenarzt in die Sprechstunde, da er fürchtete, daß er sich gegen die Hetze bis aufs Blut verteidigen und dem ersten, der ihm verdächtig erscheine, „an die Gurgel springen" würde. Patient gab an, an diesem Tage kein Pervitin mehr genommen zu haben;

bei der Aufnahme am Abend erschien er vollständig klar, orientiert und keineswegs mehr ängstlich. Er machte die vorstehenden Angaben sachlich, allerdings weitschweifig, pedantisch, übertrieben exakt und präzise, ins kleinste Detail gehend und nicht zum Abschluß kommend. Von den ängstlich-psychotischen Inhalten distanzierte er sich vollständig, er schilderte sie als vergangene Erlebnisse, brachte aber doch mit einem eigenartigen, überzeugten Lächeln vor, daß der Weg wohl von hier ins Gefängnis führe.

Nach der langdauernden Exploration war Patient erschöpft und sah verfallen aus. Am folgenden Tage wirkte Patient noch etwas unruhig, dann schlief er etwa drei Tage lang auch tagsüber meist, erholte sich anschließend rasch, aß fast unmäßig, nahm innerhalb der zweiten und dritten Woche 6 kg Gewicht zu und wurde auf eigenen uneinsichtigen Wunsch *nach etwa 4 Wochen entlassen*

Patient schilderte übrigens, daß er in der Zeit, als er schon Verfolgungsideen gehabt habe, sich über Pervitin-Psychosen belesen habe, aber von der Realität seiner Erlebnisse so überzeugt gewesen sei, daß er sich selbst im Vergleich zu den dort geschilderten Fällen für völlig gesund gehalten habe.

Nach eigenen Angaben fing Patient nach etwa 14 Tagen wieder an, Pervitin und auch Isophen zu nehmen. Er bekam wieder als hospitierender Arzt eine Anstellung auf einer neurologischen Station, versagte aber bei stärkeren Dienstanforderungen. Er fehlte häufiger unentschuldigt, es wurde bekannt, daß er sein persönliches Eigentum in unsinniger Weise verkaufte. In seinem Verhalten wirkte er eigenartig undurchsichtig, zu paranoischen Einstellungen neigend, und gespreizt uneinfühlbar. Wieder ließ er in steigendem Maße die Arbeit liegen, vergaß oder verschleppte Aufträge; schließlich wurde ihm das Betreten der Klinik verboten.

In der Zwischenzeit war der Vater des Patienten verstorben, wodurch es zu erneuten familiären Streitigkeiten kam über die Diagnose und Behandlung; wenig später heiratete Patient trotz dringendsten Abratens. Seine Ehefrau, Krankenschwester von Beruf, erkrankte bald darauf an einer Tuberkulose und mußte in eine Heilanstalt verbracht werden. Patient nahm in der ganzen Zeit fast regelmäßig 25—30 Tabletten Pervitin und dazu noch etwa 10 Tabletten Coffein 0,1 ein.

Am *27. 6. 1952* kam Patient auf Anraten seines letzten Chefarztes *erneut zur Aufnahme* (Pr. Nr. 5402/52), er erschien wieder motorisch unruhig, fahrig und unkonzentriert, jedoch im ganzen verdeckter und isolierter. Besonders auffallend waren seine optimistisch-euphorischen Äußerungen über seine offensichtlich recht auswegslose Situation. Entziehungserscheinungen traten nicht auf, auch war diesmal kein auffälliges Schlafbedürfnis vorhanden, allerdings zeigte Patient wieder einen ganz unmäßigen Appetit; schon in der ersten Woche nahm Patient 6 kg und in der Gesamtzeit (8 Wochen) 13,5 kg zu. Er verhielt sich gleichbleibend, egozentrisch, weniger geltungssüchtig als vielmehr isoliert und autistisch-verdeckt, auch blieb er hinsichtlich seiner Süchtigkeit unbelehrbar optimistisch. Er beschäftigte sich mit katholischem Schrifttum, hatte ständig Thomas von Aquinus Theologische Summe auf seinem Nachttisch liegen, kam jedoch zu einem ernsthaften Studium nicht. Auch schlugen verschiedene Versuche, den Patienten z. B. mit einfachen statistischen Arbeiten oder bei der Auswertung von EEG-Befunden zu beschäftigen, nach anfänglicher bereitwilliger Übernahme wegen seiner Gleichgültigkeit und Unzuverlässigkeit fehl.

Als ihm der Ausgang gesperrt werden sollte, da wieder der Verdacht auftauchte, er habe sich erneut Pervitin beschafft, geriet Patient, nachdem alles mit ihm besprochen und er wieder allein war, in einen Erregungszustand, in dem er eine Fensterscheibe zerschlug. Er entfernte sich dann *(1. 9. 1952) eigenmächtig* gegen den Rat der Klinik und der Angehörigen, die sich allerdings zur Einleitung einer Entmündigung nicht entschließen konnten.

Patient hat in der Zwischenzeit bis *Februar 1953* keine Anstellung wiedergefunden. Bei einem Hausbesuch zu dieser Zeit verhielt er sich eigenartig zwiespältig, teils ablehnend, indem er behauptete, nun auch zu den Ärzten jedes Vertrauen verloren zu haben und insbesondere an der Psychiatrie als reiner Wissenschaft zu zweifeln, teils doch wieder zur Aussage bereit, indem er auf Befragen noch eine Fülle von Einzelheiten berichtete.

Dabei behauptete er, noch etwa 14 Tage nach der ersten Aufnahme nicht daran gezweifelt zu haben, daß er „abgeholt" würde und auch dieser Aufenthalt nur eine Prüfung darstelle. Dann schilderte er, daß die bei der zweiten Aufnahme so auffällige Isoliertheit und verdeckte Verschlossenheit eine von ihm selbst willentlich eingenommene Haltung sei; sie hinge damit zusammen, daß sich alle Ärzte immer wieder über seinen Zustand getäuscht hätten, ihm Andeutungen gemacht hätten, daß er Mittel genommen habe, wenn er gerade nichts genommen hatte, und umgekehrt. Man habe ihm gegenüber kein Vertrauen gehabt, er wisse nicht, ob nicht auch diese Andeutungen nur eine Finte seien, er habe sich deshalb vollständig abgeschlossen. Im weiteren Verfolg dieser Gedanken verstrickte Patient sich immer mehr in ein nicht mehr entwirrbares Durcheinander psychologisierender Motivierungen unter vorwiegend nur gedachten Bedingungen, als dessen treibende Kraft eine infantile Trotzeinstellung und die Tendenz, den Grund seiner Süchtigkeit und seines Versagens nach außen zu projizieren und gleichzeitig seine Umgebung in den Schuldkomplex zu verstricken, deutlich wurden.

Im einzelnen verhielt sich Patient dabei im Ausweichen sehr geschickt, aber im ganzen machte sein psychologisierendes, endloses Argumentieren doch einen zerfahrenen Eindruck. Wieder auffällig war die ausgesprochene gemütsmäßige Kühle, mit der der Patient z. B. im Beisein seiner Ehefrau darüber sprach, wie mißtrauisch er ihr gegenüber geworden sei und in welchem Maße er ihr auch selbst, teils um etwas zu verdecken, teils um ihre Fähigkeit, Wahrheit und Unwahrheit zu unterscheiden, teils um ihr Vertrauen zu erproben, nicht die Wahrheit sage. Das zerfahrene Gerede und diese prononcierte Kühle waren so ausgeprägt, daß der Verdacht, es liege ein blander schizophrener Defektzustand vor, selbst bei Kenntnis der gesamten Entwicklung nicht vollständig zum Schweigen zu bringen war.

Patient selbst führte die rationale Kühle auf die Pervitinwirkung zurück; er meinte, daß er unter Pervitinwirkung erst gelernt habe, überflüssige, aus Gemütsbindungen herstammende Hemmungen beiseite zu lassen. Pervitin gäbe ihm eine Klarheit des unbeteiligten psychologischen Blickes, die er früher nicht aufgebracht hätte.

Er meinte übrigens, daß er nicht wieder in eine Psychose verfallen würde, da er inzwischen gelernt habe, mit Pervitin, das er mit Coffein kombiniere, zu schlafen. Nur die damalige Schlaflosigkeit habe ihn in einen derartigen Erregungszustand kommen lassen, daß Wahnvorstellungen und Sinnestäuschungen aufgetreten seien.

Inzwischen ist der Patient wegen einer paranoiden Psychose *erneut zur Aufnahme* gekommen. Das jetzt rein paranoide Syndrom bildete sich in einer Belastungssituation aus, die dadurch entstanden war, daß der Patient eine neue ärztliche Anstellung in Aussicht hatte und sich auf das beabsichtigte Spezialgebiet durch einen besonderen Kursus vorbereiten wollte, nachdem er etwa ein Jahr lang keinerlei ärztliche Tätigkeit mehr ausgeübt hatte.

Ausführlicher schilderte der Patient diesmal auf Befragen, daß nach innerhalb von 2—3 Tagen rasch wieder auf 30 Tabletten gesteigerten Pervitin-Gebrauchs zunächst ein „Symmetriezwang" auftrete, eine Ordnungs- und Montierwut. Ihm falle dann überall auf, daß etwas nicht gerade liege, Falten vorhanden seien, Kleinigkeiten hier und dort zu richten wären; und über diesen Kleinigkeiten vergesse er seinen Gesamtvorsatz, z. B. ein bestimmtes Buch durchzuarbeiten. In solchen kleinen Vorbereitungen bleibe er stecken, habe den Vorsatz zwar noch im Bewußtsein, komme aber doch nicht zum wirklichen Beginn. Im Zusammenhang damit stünde, daß man die Zeit vor sich ständig überschätze.

Der Umschlag ins Paranoide geschähe dann plötzlich, es sei ihm nicht klar, was der Anlaß dafür sei. Von da ab bringe er die Auffälligkeiten in einen bestimmten Bezug zu sich selbst, fange an, sich selbst und die anderen genau zu beobachten, wobei dann schließlich alles vorher auffällige Belanglose zurückträte oder vielmehr von den mit dem Wahn in Zusammenhang stehenden Auffälligkeiten aufgesogen werde.

Dabei sei diesmal keine Angst beteiligt gewesen, obwohl Patient doch intensiv nach Bestätigungen seiner Vorstellungen suchte; ihn habe die Vorstellung dabei geleitet, daß, wenn es ihm gelänge, die Richtigkeit seiner Vermutungen zu bestätigen, er mit der Pervitin-Einnahme wieder werde aufhören können. Im Grunde sind es wenige einzelne paranoide Gedankengänge, in die der Patient sich verwickelt hat, und doch schildert er, er habe unablässig an diesen Vorstellungen herum gedacht. Übrigens habe er auch bald wieder nur noch unzureichend schlafen können, eben wegen dieses unablässigen Herumdenkens an den gleichen Gedanken. Nur dieser Denkzwang habe ihn am Einschlafen gehindert; er meine jedenfalls, er habe nicht eigentlich unter der Schlaflosigkeit gelitten.

Wieder klang das paranoide Syndrom im Verlauf einer Woche — nachdem nach einigen Tagen der Verdacht aufgetaucht war, Patient habe einen Vorrat in die Klinik geschmuggelt und stünde erneut unter Mitteleinwirkung — dann doch restlos ab. Gleichzeitig war eine Aussprache mit der Ehefrau erfolgt. Auch dieses letztere Moment halten wir für bedeutungsvoll.

Wir haben den Eindruck gewonnen, daß die paranoide Reaktionsweise dem Patienten jetzt schon derart naheliegt, daß schon geringe Belastungsmomente im Verein mit der Pervitinwirkung genügen, um diesen Mechanismus auszuklinken.

Fall 10: **Dr. H. B., 48 J., Jurist** (Pr. Nr. 21324/51).

Patient stammt aus guten wirtschaftlichen Verhältnissen, keine familiäre Belastung bekannt. In der Säuglingszeit machte er eine Knochentuberkulose durch und blieb dadurch auch späterhin körperlich etwas behindert. Schulentwicklung und anschließende berufliche Ausbildung den äußeren Daten nach unauffällig. Dr. B. galt als begabter, ehrgeiziger, intelligenter Schüler, war zeitweise Primus; nach dem Jura-Studium 1924—1934 Regierungsassessor, dann wegen Verheiratung mit einer Jüdin aus dem Staatsdienst entlassen. Anschließend juristische Beratungen und publizistische Tätigkeit. 1937—1945 freier juristischer Mitarbeiter bei einer „Reichsstelle".

1941 lernte Patient seine spätere zweite Ehefrau kennen. Es kam zu erheblichen Konflikten dadurch, daß Patient erst durch diese Begegnung zu einer vollen sexuellen Entfaltung kam, während sein Verhältnis zur ersten, zehn Jahre älteren Frau mehr einer mütterlichen Beziehung entsprochen hätte. Patient wollte aber doch nicht die bisherige Ehe aufgeben, um seiner Frau während der nationalsozialistischen Zeit nicht seinen Schutz zu entziehen. In der gleichen Zeit nahmen die dienstlichen Anforderungen zu, Patient geriet in einen Versagungszustand, in dem er in zunehmendem Maße zu Anregungsmitteln Zuflucht nahm. Nach seiner Darstellung habe ihm damals ein namhafter Psychotherapeut *Pervitin* verordnet; die Ehefrau gab uns allerdings an, daß es sich bei dieser Behandlung schon um die *erste Entziehungskur* gehandelt habe.

In der Folgezeit steigerte sich der Pervitingebrauch immer mehr; gleichzeitig gewöhnte sich Patient daran, für die Nacht Schlafmittel einzunehmen, außerdem trank er in großen Mengen Kaffee und Tee und rauchte stark. *1945* nach dem Zusammenbruch machte Patient eine *zweite Entziehungskur* durch; er trennte sich damals von seiner ersten Frau und heiratete noch im gleichen Jahr wieder. Er betrieb seine staatliche Wiederanstellung und war zwischendurch schriftstellerisch tätig.

Als *1947* die Entscheidung seiner Reaktivierung reifte, kam es zu einer starken Steigerung des Medikamentengebrauchs. Nach der Wiedereinstellung versuchte er, sich *selbst zu entziehen*, es kam zu schweren Erregungszuständen, in denen er Geschirr zertrümmerte, seine Ehefrau schlug, Gardinen anzündete usw.; kurz danach lief ein Ermittlungsverfahren wegen Verstoßes gegen das Betäubungsmittelgesetz, das seine Pensionierung zur Folge hatte.

Danach begann Dr. B. alsbald wieder rückfällig zu werden; er nahm *Elastonon* und *Pervitin*, dazu in großen Mengen nun *Cardiazol-Dicodid*, Kaffee, Tee sowie zur Nacht *Phanodorm*, *Luminal* oder andere Barbiturate. Zu einer produktiven Tätigkeit kam er nicht mehr, er lebte von seiner geringen Pension und dem Einkommen seiner berufstätigen Ehefrau. Statt dessen nahmen seine Projekte zu, er trug sich mit weitreichenden Plänen, fing immer etwas Neues an, kleine Zeitschriftenartikel wuchsen sich zu dicken Manuskripten aus, ohne daß Patient noch zu einer Übersicht kommen konnte.

Im *September 1951* machte sich ein Hautjucken bemerkbar, Kratzeffekte entzündeten sich, woraufhin vom Hausarzt in einmaliger Dosis 600000 E. Penicillin verabfolgt wurden. Daraufhin geriet Patient in einen schweren nächtlichen Erregungszustand mit Morddrohungen gegen die Familie, an den er sich am anderen Morgen nicht mehr erinnern konnte.

Es entwickelte sich nun ein Beschwerdekomplex, den Patient selbst als „Trias nervöser Dysregulation" bezeichnete: „vasomotorisches Ekzem, Angina vasomotorica und plötzlich eintretende Trockenheit im Halse". Von diesen Erscheinungen wurden die Mißempfindungen in der Haut besonders beachtet; Patient fühlte sich dadurch außerordentlich gestört. Er behauptete, die Haut schwitze, und plötzlich erschienen, wie Schmutz, kleine Stellen „wie Stäbchen" oder auch „wie schmale Kristalle", die aus den Poren hervordrängen; auch an den Augen bildeten sich Fädchen „wie Nähgarn"; die Fingernägel seien brüchig geworden, unter ihnen träten kleine schwarze Hölzchen hervor, immer sehr plötzlich, so daß man sie nicht wachsen sehen konnte. Ähnliche Erscheinungen träten auch auf dem Kopf auf, indem er sich aus dem Haar winzige Kügelchen hervorholen könne.

Außerdem aber habe er sich unter Menschen nicht mehr wohlgefühlt, da er ständig geglaubt habe, man beobachte ihn.

Es kam zu Haus zu schweren Erregungszuständen, Patient bedrohte immer wieder Frau und Kind, er wolle sie erschlagen, oder beschimpfte andererseits seine Frau als Mörderin und Giftmischerin; einmal zerschnitt er einen Mantel seiner Frau, ohne daß es möglich war, Gründe für diese Handlungsweise zu erfahren. Er rauchte sehr viel, ließ die brennenden Zigaretten herumliegen, so daß er Wäsche und Möbel beschädigte, und vernachlässigte sich selbst vollkommen.

Im *März 1952* kam Dr. B. auf Anraten seines Hausarztes freiwillig in unsere Behandlung. Er erschien äußerlich völlig verwahrlost, dabei bewußtseinsklar und rapportfähig, jedoch enorm weitschweifig. Er berichtete über die Vorgeschichte ganz uferlos weit ausgesponnen, aber doch insoweit gesteuert, als der Abusus praktisch ausgespart blieb. Dabei zeigte er eine sprunghafte, betont straffe, jedoch eckige, übertrieben militärische Motorik. Wurde er auf Widersprüche hingewiesen, so sprang er sofort auf, legte die Hand auf die Brust, stand stramm und betonte, daß er den Bericht naturgemäß auf Grund seiner ganz subjektiven Überzeugung abgäbe, daß er sich natürlich irren könne und jeglicher Belehrung selbstverständlich zugänglich sei.

Besonders unaufhaltsam wurde sein Redestrom, wenn er auf die Hauterscheinungen zu sprechen kam; er hielt dann dem Untersucher seine Hände dicht vor die Augen, redete ununterbrochen von den Kriställchen, Eiterstippchen, Holzstäbchen usw., drückte und preßte auf der verschmutzten Haut herum und wies schließlich auf abgelöste Schmutzkrusten hin, indem er betonte, daß es sich nicht um Schmutz handele, der sei auch da, daß es zwar so aussehe wie Schmutz, aber das seien eben die merkwürdigen Erscheinungen. Zwischendurch entschuldigte sich Patient, daß er so unrasiert sei, da man ihn so plötzlich aus der Wohnung geholt habe (15 Uhr). Immer wieder einmal war der Patient von der Irrealität seiner Hauterscheinungen zu überzeugen, er kam dann aber alsbald mit neuen Vorstellungen, wie z. B. den fädigen Erscheinungen am Auge, den Kügelchen im Haar, wobei es ihm auf Einzelheiten gar nicht ankam, sondern mehr auf die Ungewöhnlichkeit der Krankheitserscheinungen, von denen er nicht zugeben wollte, daß sie Folge des Medikamentenmißbrauches seien. Er ging demgemäß auf Einwendungen kaum ein, sondern versuchte in jeder Redepause sofort mit neuen Produktionen einzuspringen.

Insgesamt wirkte Patient trotz seiner zur Schau getragenen Straffheit und Höflichkeit, trotz seiner gewählten, mit vielen Fremdwörtern, stehenden Redewendungen, lateinischen und französischen Floskeln durchsetzten Sprache verkommen und abgejagt.

Im Verlauf war ein vermehrtes Schlafbedürfnis nicht auffällig, die abstrusen „mikrohalluzinatorischen" Vorstellungen wurden schon nach zwei Tagen inaktuell, jedoch niemals in vollem Umfange korrigiert. Er erschien auch in anderer Hinsicht bald einsichtsvoll, er gab auch zu, daß es sich um eine Entziehungskur handelte, drängte selbst auf eine lange Kur von mindestens einem halben Jahr, aber all dies doch sehr vordergründig, übertrieben konventionell und servil. Er gab auch nur geringe Mengen verbrauchter Medikamente zu und war überhaupt auf präzise Angaben schwer zu fixieren.

Erst nach 8 Wochen schwanden die eigenartige eckige Motorik, die überhasteten Bewegungen und der gesteigerte Sprachantrieb; gleichzeitig mit dieser Dämpfung trat endlich auch eine Besserung des Schlafes auf.

In der weiteren Behandlungszeit versuchte Patient mehrfach, aus der Entziehung auszuweichen. Er begann, den Nachtpfleger zu überreden, ihm größere Paraldehydmengen zu geben, und verstand es eine Zeitlang, unauffällig seinen Tee- und Nescafé-Konsum erheblich zu steigern. Erst nachdem all dies unterbunden war, zeigte sich, daß Patient auch mittags schlafen konnte, er wirkte dann allerdings erheblich abgespannt, schon in den späten Vormittagsstunden ermüdet und insgesamt asthenisch, wenig belastbar und fast dürftig. Mit dem konsequenten Abbau aller Anregungsmittel ging auch der im Einfallsreichtum seiner sprachlichen Produktionen liegende Charme weitgehend verloren.

In späteren Beurlaubungsversuchen kam es allem Anschein nach zu Rückfällen in den Medikamentenmißbrauch, wobei Patient sich zu Hause erheblich gehen ließ, in der Klinik jedoch verstand, einen ausgesprochen korrekten Eindruck zu machen. Die Entziehungskur mußte nach 6 Monaten mit durchaus zweifelhaftem Erfolg abgebrochen werden, da die Ehefrau inzwischen auswärts eine neue Position gefunden hatte und die Familie nach dort übersiedelte. Dadurch haben wir den Patienten aus dem Auge verloren.

2. Charakterologische und andere Vorbedingungen der Sucht und Psychose.

a) Geschlechtsverhältnis, Berufsstand, Alter.

Überblickt man diese neuen Fälle zusammen mit den 20 Fällen von Pervitinsucht mit Ausbildung einer Psychose aus der Literatur, so ist zunächst das *Geschlechtsverhältnis* auffällig; es sind nur 4 Frauen darunter (DAUBE I, KALUS I und III, WALTHER), während wir unter unserem Gesamtmaterial von Pervitinsucht seit 1942 sogar überhaupt keine Frau hatten. An äußeren Daten ist weiter der *Berufsstand* auffällig; unter den 19 Männern innerhalb der Psychosegruppe befinden sich 10 Ärzte, ein Medizinstudent, zwei Chemiestudenten und ein Jurist.

Hinsichtlich des *Lebensalters* findet sich ein ausgesprochener Gipfel um die Wende vom ersten zum zweiten Lebensdrittel; die jüngste Patientin war 24 Jahre, die älteste 56 Jahre; das Durchschnittsalter beträgt 35 Jahre (nach Abzug der fünf Patienten über 45 Jahren nur noch 30 Jahre).

Im Gegensatz zu anderen Suchtformen nehmen *vorausgehende körperliche Erkrankungen* mit nachfolgenden schmerzhaften Beschwerden naturgemäß keinen besonderen Raum ein. Zwei Fälle haben in der Kindheit eine cerebrale Erkrankung durchgemacht, in STAEHELINs Fall eine Encephalitis, im zweiten Fall von KALUS-KUCHER-ZUTT ein Schädeltrauma, das vielleicht pathoplastisch von Bedeutung war.

Dagegen sind in mehreren Fällen *vorausgehende reaktiv-depressive Verstimmungen* bzw. Versagungszustände erwähnt (GREVING I, KALUS-KUCHER-ZUTT I und III, BINDER, WALTHER).

Auffallend sind weiter die Fälle mit schon vor der Suchtentwicklung manifesten *sexualneurotischen Zügen* (STAEHELIN, KALUS-KUCHER-ZUTT II und fraglich HARDER II); sie werden wegen der Beziehung der Sexualneurose zur Suchtentwicklung und zur Symptomgestaltung in der Psychose noch eine gesonderte Besprechung erfahren.

b) Persönlichkeitstyp.

In primär-charakterlicher Hinsicht sind zwar hinsichtlich mancher Züge unterschiedliche Persönlichkeitsstrukturen in diesem Material vertreten, doch schält sich der *Typ des Asthenisch-Geltungssüchtigen mit hohem Leistungsanspruch* deutlich als bevorzugt heraus (DAUBE I, II, HARTMANN, BINDER, HARDER I, II, WALTHER, eigene Fälle 8—10). Häufig, jedoch in wechselnder Ausprägung sind diesem Typ noch die Momente des Infantilen (GREVING I, DAUBE II, HARDER I), der Gehemmtheit und Unsicherheit (GREVING I, STAEHELIN, KALUS-KUCHER-ZUTT III, HARTMANN, KALUS III, eig. Fall 8), des Sensitiven (GREVING II, STAEHELIN, DAUBE I, eig. Fälle 9, 10), der Verstimmbarkeit (BINDER, KALUS-KUCHER-ZUTT III), des Egozentrischen (HARDER II, WALTHER) und besonders der primären Kontaktschwäche beigemischt (GREVING II, DAUBE I, KALUS-KUCHER-ZUTT II, eig. Fall 9).

Naturgemäß, wie fast bei allen Suchtformen, ist ein genußsüchtig-haltloser Zug häufig sehr ausgeprägt, gelegentlich kommt das Moment der Unstetheit noch hinzu (HARDER I, II). Im allgemeinen überwiegt aber doch eine konsequente Berufsausbildung vor der Suchtentwicklung. Die Mehrzahl der Patienten dürfte als charakterlich abnorm anzusprechen sein, auch wenn man sich bewußt hält, in welcher Weise frühere Verhaltensweisen, Lebenslauf und Persönlichkeitsentwicklung überfärbt erscheinen, wenn erst die Süchtigkeit eklatant geworden ist: eine Reihe von Patienten dürfte wohl auch vor der Suchtentwicklung als psychopathisch im strengeren Sinne erschienen sein; ob man jedoch auch dies von der Mehrzahl sagen kann, erscheint uns fraglich. Als charakterlich unauffällig werden nur die Fälle KEYSERLINGK I und KALUS I geschildert.

Eine besondere Note erhält der Fall IV von DAUBE, da es sich um einen ausgesprochen hyperthymen Menschen handelt; gewisse hyperthyme Züge trug anscheinend auch HARDER₃ I. Fall; in beiden Fällen, besonders im letzten, war jedoch ein zusätzliches asthenisches Moment ausgeprägt.

c) Kombination mit anderen Suchtformen.

In den Umkreis der persönlichkeitsmäßigen und situativen Bedingungen gehört auch die Frage nach der Einstellung der Patienten zum *Medikamentengebrauch vor der Entwicklung der Pervitinsucht*. Nur sehr wenige Fälle haben früher nicht schon andere Medikamente mißbraucht und sind allein beim Pervitin geblieben (GREVING I, KALUS-KUCHER-ZUTT III) oder haben lediglich anregende Genußmittel, wie Kaffee, Tee, Nicotin, in allerdings gesteigertem Maße zu sich genommen (DAUBE I, HARDER I, KEYSERLINGK I). In zwei Fällen wurden außer Pervitin auch andere anregende oder analeptische Medikamente, wie Cardiazol, Coffein usw., genommen (KALUS III, eig. Fall 9).

Vor Entwicklung der Pervitinsucht waren zwei Fälle im Verdacht einer andersartigen Sucht gewesen (GREVING II, DAUBE IV), sicheren Mißbrauch zum Teil von schwerem Suchtcharakter hatten die Fälle von STAEHELIN, DAUBE II, BINDER, KALUS I und WALTHER betrieben, während die Fälle von DAUBE III, KALUS-KUCHER-ZUTT I, HARTMANN, HARDER II, KEYSERLINGK II und III zum Teil mehrfache Entziehungskuren schon hinter sich hatten, als sie zum Pervitin übergingen. Den Pervitinmißbrauch kombinierten mit anderen Medikamenten unsere eigenen Fälle 8 und 10 sowie die Fälle von HARTMANN und WALTHER. Schließlich wandten die Fälle von KALUS-KUCHER-ZUTT II und DAUBE IV nachträglich andere Medikamente wie SEE oder Phanodorm in mißbräuchlichem Ausmaße an, der Fall IV von DAUBE (Katamnese = eig. Fall 7) sogar bis zum Auftreten von deliranten Verwirrtheitszuständen während der Entziehung; diese beiden Fälle sind übrigens die einzigen, bei denen eine längere Katamnese überhaupt vorliegt.

Auch KEYSERLINGK betont die häufige Kombination von Pervitin mit anderen Medikamenten; auch haben verschiedene Autoren das relativ leichte Übergehen von anderen Suchtformen zur Pervitinsucht als Anlaß zu dem Hinweis genommen, daß Pervitin als Mittel zur Erleichterung der Entziehungserscheinungen beim Absetzen anderer Suchtmittel ungeeignet sei. Die relativ häufigen Beispiele des Wechsels z. B. von Morphin-Präparaten zum Pervitin zeigen eindeutig, daß Pervitin grundsätzlich zu den Suchtmitteln gehört.

d) Vergleich mit den einfachen Suchtfällen.

Dieser Gesamteindruck aus der allgemeinen Anamnese der Pervitinsüchtigen, bei denen es zur Entwicklung einer Psychose gekommen ist, verstärkt sich noch, wenn man auch die im vorigen Abschnitt besprochenen *10 einfachen Suchtfälle* mit heranzieht.

Das Durchschnittsalter dieser Fälle liegt bei 32 Jahren, es sind nur Suchtfälle bei Männern beschrieben worden; abgesehen von einem Krankenpfleger handelte es sich um akademische Berufe, darunter drei Ärzte und ein Medizinstudent (soweit der Beruf angegeben wurde).

In zwei Fällen (Voss II, eig. Fall 4) lag früher eine manifeste Süchtigkeit nach einem anderen Medikament vor, in einem anderen Fall war ein Dolantin- und Morphium-Mißbrauch durch Pervitin abgelöst worden (eig. Fall 5). In anderen Fällen waren coffeinhaltige Stimulantien schon von jeher oder gleichzeitig gebraucht worden (LOEWENSTEIN, eig. Fall 3).

Dagegen setzt sich LINZ' Material von 40 Pervitinsuchtfällen aus 23 Männern und 17 Frauen zusammen, von denen acht Männer und vier Frauen bereits zwei Entziehungskuren hinter sich haben; es sind insgesamt neun Ärzte, davon vier Ärzte mit zwei Entziehungskuren darunter und eine Ärztin. In dem Gesamtmaterial ist nur ein psychotischer Fall enthalten. (Briefliche Mitteilung.)

In primär-charakterlicher Hinsicht herrscht — sofern ausreichende Angaben überhaupt vorliegen — der Typ des Asthenischen mit hohem Leistungs- und Geltungsanspruch vor. Auch unter den Fällen dieser Gruppe ist gelegentlich das Moment einer auffälligen, jedoch nicht durchstehfähigen Aktivität, manchmal mit dem Nebenzug des Unsteten, vertreten, in zwei Fällen kombiniert mit einer grundsätzlich unbekümmert-optimistischen Einstellung und gehobenen Temperamentslage, wodurch die Persönlichkeitsstruktur einen hyperthymen Zug gewinnt.

Diesem allgemeinen Persönlichkeitsbild schließt sich auch der erst im Anhang dieses Kapitels ausführlich dargestellte Fall 11 an, der forensisch besonders bedeutungsvoll wurde.

In anderen Fällen sind neben der asthenisch-leistungsansprüchlerischen Grundstruktur als Nuancen wieder Züge des Infantilen, Egozentrischen, der weichen Verstimmbarkeit, des Unsicher-Sensitiven oder der Kontaktschwäche ausgeprägt. Auch ist in dieser Gruppe wieder ein Fall mit sexual-neurotischen Zügen enthalten.

e) Suchtanlaß.

Körperliche Krankheitszustände spielen als Anlaß des Medikamentenmißbrauches keine wesentliche Rolle, dagegen ist auch in dieser Gruppe ein Fall vertreten, bei dem ein depressiver Versagungszustand zu einem Mißbrauch von Dolantin und Morphium geführt hatte, welche Mittel alsbald durch Pervitin abgelöst wurden.

Der akute Anlaß zur Suchtentwicklung ist in einigen Fällen nicht klar ersichtlich (GREVING II, DAUBE II, KEYSERLINGK I und II, KALUS I); vorherrschend ist die erste Einnahme zur Leistungssteigerung und Müdigkeitsbekämpfung in einer *Überarbeitungssituation* (AUERWALD-BRIKEN, VOSS I, eig. Fälle 1, 6, 8, 9, DAUBE I und IV, HARDER I, KALUS III), was im Einzelfall dadurch eine besondere Note erhalten kann, daß die Überforderung nicht situativ, sondern durch das eigene ehrgeizige Geltungsstreben bedingt sein kann (KALUS-KUCHER-ZUTT II), oder sich nur relativ durch die ausgesprochene, persönlichkeitsbedingte Leistungsinsuffizienz ergibt (LOEWENSTEIN, eig. Fall 2, GREVING I und möglicherweise II, fraglich auch STAEHELINs Fall). Daneben spielt, wie schon erwähnt, eine nicht berufliche, sondern mehr familiäre *seelisch-gemütsmäßige Belastungssituation* oder Konfliktspannung eine auslösende Rolle (BINDER, eig. Fälle 5, 10 sowie — im

Beginn die Suchtentwicklung unterhaltend — 9). In diese Gruppe gehört wohl auch der dritte Fall von KALUS-KUCHER-ZUTT, der sich in einer depressiven Phase befand. Eigenartig liegt der erste Fall dieser Autoren, der gerade in der Zeit der Beschäftigungslosigkeit mit dem Pervitin-Gebrauch begann, vielleicht aus der psychischen Belastung durch die lähmende Leere heraus. Die Fälle, bei denen der Pervitingebrauch in eine allgemeinere Suchtentwicklung eingeordnet war, sind schon erwähnt worden; ein Teil von ihnen verwandte das Pervitin unmittelbar als Ersatz bzw. um die Entziehungserscheinungen nach dem Absetzen des bisherigen Medikamentes zu lindern (Voss II, HARTMANN, HARDER II, WALTHER, fraglich auch DAUBE II); in einem Fall wurde das Pervitin auch zur zeitweisen Aufhebung der Wirkung des sonst genommenen Mittels (Phanodorm) verwendet (eig. Fall 4).

Bei einer kleinen Gruppe bildeten *Vegetativbeschwerden*, wie allgemeine ,,Kreislaufstörungen", ,,migränoider Kopfschmerz" u. a., den Anlaß zur Pervitin-Einnahme (eig. Fall 3, DAUBE III — nach einer Operation — und fraglich auch GREVING I sowie KEYSERLINGK III).

Hingewiesen sei noch einmal auf die Gruppe, bei der die Wirkung auf die Sexualität zumindest mitbestimmend war (STAEHELIN, DAUBE IV, KALUS-KUCHER-ZUTT II, HARDER II).

Nebenläufig möchten wir noch auf die relative Häufigkeit aufmerksam machen, in der in beiden Gruppen *egozentrische Persönlichkeiten mit Kontaktschwierigkeiten*, ,,Eigenbrötler" und autistische Einzelgänger vertreten sind. Es ist mehrfach die Meinung geäußert worden, Pervitin sei analog dem Cocacin ein ausgeprägtes *Gemeinschaftsgift*, Pervitinsüchtige neigten dazu, Proselyten zu machen (FÜHNER-BLUME, SCHWARZ 1951). Es mag dies bei gewissen Anwendungsformen zutreffen, etwa als Pervitin noch in größerem Umfang als Ernüchterungsmittel im Alkoholrausch verwendet wurde, in der Prostitution usw. — doch sind dies, soweit wir wissen, nicht die Quellen der Suchtentwicklung. Unter den bekanntgewordenen Suchtfällen spielen eine gemeinschaftliche Einnahme oder der Kontakt mit anderen Pervitinsüchtigen nur in unserem Fall 7 (DAUBE IV, Katamnese) eine Rolle, wo Pervitin in Gemeinschaft zum Zwecke der Protrahierung und Steigerung der sexuellen Erlebnisfähigkeit genommen wurde. Zu diesen Veranstaltungen kam es aber bei dem Patienten selbst erst nach der Entwicklung der Sucht; es entzieht sich unserer Kenntnis, ob einer von den Beteiligten daraufhin süchtig geworden ist. Auch sahen wir aus Prostituiertenkreisen, in denen Pervitin anscheinend vielfach gewohnheitsmäßig genommen wird, bislang keinen Suchtfall. Während Morphinisten und Schlafmittelsüchtige nach klinischer Erfahrung häufig durch ein Mycel gegenseitiger Bekanntschaften miteinander zusammenhängen, scheint dies für die echten Pervitinsüchtigen — schon vielleicht der geringen Zahl wegen — zumindest keine wesentliche Rolle zu spielen.

f) Zusammenfassung.

Auch wenn man sich bewußt bleibt, wie abstrakt und schablonenhaft die Beschreibungen von Charakterstrukturen in klinischen Krankengeschichten sind oder durch die gekürzte Zusammenfassung notwendigerweise werden müssen, so behält doch eine solche Übersicht für den klinischen Gebrauch einen allgemeinen Wert. Wir glauben, daß zwei Folgerungen eine gewisse Geltung beanspruchen dürfen:

Die eigenartige Wirkungsweise der Weckamine bedingt erstens eine gewisse charakterliche Einheitlichkeit des zu ihrem Mißbrauch neigenden Personenkreises. Als besonders charakteristisch erscheint uns die Disharmonie zwischen agilem Temporeichtum und vitaler Schwäche, zwischen ehrgeizigem Leistungs- und Geltungsanspruch und mangelndem Durchstehvermögen bei im allgemeinen höherem Differenzierungsgrad. Die charakteristische suchtauslösende Situation ist demgemäß der längerdauernde Überforderungszustand hinsichtlich beruflicher Leistungen oder der Versagungszustand in seelisch-gemütsmäßiger Belastung.

Es scheint uns annehmbar, daß bei dieser Prävalenz einer bestimmten charakterlichen Struktur das Medikament selbst, seine spezifische Wirksamkeit bzw. seine propagierte Wirkungsart den Auslesefaktor darstellt. Die Bedeutung jedoch, die ihm unter den übrigen Suchtmedikamenten zukommt, scheint uns allerdings bislang zumeist überschätzt worden zu sein. In unserem Krankengut sind Pervitin-Suchtfälle nur mit 3,8% an der Anzahl behandelter Suchtkranker und nur mit 0,5°/₀₀ an der gesamten Patientenzahl beteiligt.

Wesentlicher erscheint uns noch die zweite Folgerung, daß nämlich in primärcharakterlicher Hinsicht kein prägnanter Unterschied besteht zwischen der Gruppe der einfachen Suchtfälle und der Gruppe derjenigen, bei denen sich eine Psychose ausgebildet hat. Diese letztere Gruppe ist in der Literatur die umfangreichere und zudem durch Übergangsfälle mit der ersteren verbunden. Allem Anschein nach besteht eine ausgesprochene Tendenz zur Entwicklung einer Psychose beim chronischen Pervitingebrauch in höherer Dosierung.

3. Forensische Bedeutung der Weckamine.

Die strafrechtliche Bedeutung der Pervitinsucht ist in der Arbeit von BINDER eigens zum Thema gemacht worden. Vorläufig herrscht wohl Übereinstimmung darin, daß dem Pervitin in dieser Hinsicht keine besondere Bedeutung beigemessen wird. BINDER hat in der Schweiz größere Ermittlungen angestellt und außer seinem ausführlich mitgeteilten Fall nur noch von einem weiteren erfahren, einem selbstunsicheren Psychopathen, der sich regelmäßig zu beabsichtigten Wechselfälschungen mit Pervitin Mut machte.

Erlebnispsychologisch gibt es zur *Erklärung der mangelnden kriminellen Bedeutung* des Pervitins einen gewissen Hinweis in der zuerst von STAEHELIN beobachteten Neigung des Pervitinsüchtigen zur Gewissenhaftigkeit, ja Skrupelhaftigkeit. Auch in BINDERs Fall zeigte sich etwas Ähnliches: Das schlechte Gewissen, so gab der Patient an, wurde, allerdings nur übergangsweise, wacher als es zuvor gewesen war; dies trat im Verein mit einer ängstlichen Unsicherheit auf, auf Grund deren der Patient auch Beziehungs- und Beeinträchtigungsvorstellungen entwickelte — er glaubte, die Leute sähen ihn deshalb so auffällig an, weil er so liederlich lebe. Im weiteren Verlauf einer solchen Entwicklung könnte es dazu kommen, daß der entstehende Wahn sich gegen die Sucht selbst wendet; charakteristischerweise geschieht dies jedoch nicht — mag auch der Stachel in diese Richtung tendieren, so wird doch seine Spitze in einer eigenartigen Weise abgebogen und die Fortsetzung der Sucht damit möglich gemacht.

Als weitere Gründe der geringen forensischen Bedeutung führt BINDER die relative Seltenheit der Pervitinsucht an sowie den Umstand, daß speziell asthenisch-versagende, schwächliche, „schizoide" Persönlichkeitstypen zum Pervitinmißbrauch neigten, die generell weniger zu kriminellen Handlungen disponiert seien.

Insgesamt aber haftet solchen psychologischen Begründungen etwas Unbefriedigendes an, wie ja schon das angeführte Beispiel zeigt, wonach die evtl. unter der Sucht auftauchende skrupelhafte Pedanterie oder übertriebene Gewissenhaftigkeit alles andere, nur nicht die Handlungen zweifelhaften moralischen Charakters betrifft, die die fortgesetzte Mitteleinnahme ermöglichen. Am durchschlagendsten erscheint uns daher der *Gesichtspunkt der relativen Seltenheit der Pervitinsucht* zu sein.

BINDERs Patient beging eine Reihe von Betrugsdelikten, obwohl sie nicht gerade klug eingefädelt oder fein gesponnen waren, dennoch über längere Zeit erfolgreich eben wegen ihrer unglaublichen Unbedenklichkeit. Doch steht dieser Fall keineswegs einzig da; anzumerken ist KEYSERLINGKs Beobachtung eines Patienten, der in ähnlicher Weise ganz beträchtliche hochstaplerische Betrügereien beging.

Mehr in moralischer Hinsicht verwerflich, als Gegenstand gerichtlicher Anklage waren die sexuellen Exzesse, die unser Patient (Fall 7) mit zwei Frauen und einem transvestierten Mann unter Pervitinwirkung veranstaltete; hier handelt es sich um Unternehmungen, die mit der Pervitinwirkung in ganz unmittelbarem Zusammenhang stehen. Verhandelt wurde allerdings nur über das im Handlungszusammenhang mitgegebene Vergehen gegen das Opiumgesetz.

Durch die Beteiligung sexueller Momente verwandt ist auch das Delikt im Fall von KALUS-KUCHER-ZUTT II, doch entwickelte es sich allem Anschein nach im Zug einer psychotischen Veränderung; der Patient schrieb nach seinen Angaben auf halluzinatorisches Diktat obszöne Briefe an die hinterbliebenen Ehefrauen von Kriegsgefallenen.

Von weitertragender Bedeutung scheint uns jedoch der folgende Fall zu sein, der deshalb ausführlicher dargestellt sei:

Fall 11: **H. E. V., 30 J.**[1]

Eine gewisse familiäre Belastung scheint insofern vorzuliegen, als der Vater ähnlich disharmonisch-psychopathisch wie der Patient selbst gewesen sein soll; die Elternehe und die Erziehung des Patienten waren dementsprechend beeinträchtigt.

Persönlichkeitsmäßig sind die charakteristischen widerspruchsvollen Elemente, wie wir sie oben näher geschildert haben, auch bei diesem Patienten ausgeprägt; neben einem hyperthymen Zug, der hier auch Momente der Unstetheit enthält, sind asthenische Züge deutlich; neben einem hohen Leistungsanspruch steht eine ganz ausgesprochene Geltungssucht, die zur Zeit des Verfahrens schon pseudologistische Züge aufwies. Sehr deutlich ist auch das sensitive Moment und die einzelgängerische Kontaktunfähigkeit des Patienten. Ungewöhnlich ist lediglich die von vornherein mangelnde Zielstrebigkeit in der Berufsausbildung. Patient besuchte auf Grund der unglücklichen häuslichen Verhältnisse verschiedene Schulen, legte das Abitur ab und wandte sich schriftstellerischer, bzw. journalistischer Tätigkeit zu. Im Kriege wurde er angeblich aus politischen Gründen schwer bestraft und will dann in in einem Strafbataillon erstmalig Pervitin kennengelernt haben. Er heiratete, die Ehe verfiel jedoch in der Nachkriegszeit rasch der Zerstörung unter der Suchtentwicklung des Patienten. Der Patient konnte nach der Kapitulation nicht wieder Fuß fassen, er versuchte, sich durch

---

[1] Wir verfügen bislang nur über die Kenntnis eines Teiles der Akten (Zeugenaussagen, Gutachten und Urteil). V. wurde wegen Raubmordes in Berlin zum Tode verurteilt, das Urteil jedoch bislang noch nicht vollstreckt. Im ersten psychiatrischen Gutachten wurde V. für voll zurechnungsfähig gehalten.

Pervitin zu besonderen Leistungen anzuspornen, glitt jedoch immer mehr ab. Er gründete eine Schwindelexistenz, indem er eine Scheinfiliale eines angeblichen Hamburger Verlages, immerhin mit zwei Büroräumen und zeitweise zwei Angestellten aufmachte, lebte indessen von Schwarzmarktgeschäften, konnte jedoch den Betrieb nicht aufrechterhalten. Er nahm Pervitin in steigenden Mengen, war bald auf *30 Tabletten* und mehr täglich angekommen; die besondere Rasanz dieser Suchtentwicklung zeigt sich übrigens auch in dem ungewöhnlichen Umstand, daß V. schließlich zu *intravenösen Injektionen* der in Wasser aufgelösten Tabletten überging, wobei er einen Wattebausch in der Injektionsspritze als Filter benutzte; bei seiner Festnahme waren die Unterarmvenen durch zahllose Injektionsstellen markiert.

V. ließ eines Tages Ehefrau und Verlagsbüro völlig im Stich und übernachtete in der Folgezeit in Wartesälen, Bunkern und dergl.; er beging nun in rascher Folge sieben Einbruchsdiebstähle, bei denen er Radio-Apparate und Schreibmaschinen entwendete, wegen der Schwere der Gegenstände häufig mehrfach an den Tatort zurückgehend; er versteckte sie in den Trümmern und verkaufte sie — in der Schwarzmarktzeit Sommer 1947 — zu hohen Preisen, so daß er in dieser Zeit reichlich mit Geld versehen war.

Mehrfach kam es im Verlauf der Suchtentwicklung zu *psychotischen Reaktionen* in Form von äußerst getriebenen Angstzuständen mit paranoisch-illusionären Umdeutungen. V. schildert in seiner Aussage ganz charakteristisch das Auftreten solcher wahnhafter Beziehungsideen nach hoher Pervitindosierung und länger anhaltender Schlaflosigkeit, deren Dauer er bis zu 146 Std. angab. Er glaubte sich verfolgt, meinte außerdem auch frühere Bekannte, z. T. auch schon Verstorbene in den Straßen, durch die er ängstlich irrte, auftauchen zu sehen. Diese Erscheinungen klangen nach dem Ausschlafen regelmäßig wieder ab. Wiederholte Selbstabsetzungsversuche führten zu Benommenheit, „Dämmerung" und großem Schlafbedürfnis.

Zwei Tage nach dem letzten Einbruch plante V. einen *neuen Einbruch* und tat sich, um einen Gehilfen beim Abtransport zu haben, mit einem Komplicen zusammen, einem primitiven, intelligenzmäßig unterbegabten, bislang nicht vorbestraften Mann. Die beiden warteten zunächst bis gegen Mitternacht, und, als der Komplice R. einzuschlafen drohte, erhielt er von V. zunächst 5 Tabletten Pervitin. Dann gingen beide los, erbrachen einen Schuppen, fanden aber nicht die dort erwartete und zum Einsteigen benötigte Leiter, verließen diese Stelle und suchten nach einer anderen Gelegenheit.

Nach einiger Zeit trafen sie einen Musiker W., den V. schon von früher her kannte; auch die Wohnung W.'s war V. bekannt. W. torkelte stark betrunken auf der Straße und V. entwarf den Plan, diesen Umstand auszunützen und W. zu berauben. Nachdem W. seine Wohnung erreicht hatte, warteten beide noch eine Zeit und stiegen dann im Nachbarhaus bis zum Dach hinauf, mußten hier eine gefährliche Dachschräge überwinden, wobei sie sich die Schuhe auszogen, versuchten eine Abseilvorrichtung aus abgerissenen Antennendrähten zu konstruieren, konnten aber doch ohne diese Behelfsvorrichtung einen Mauervorsprung im Sprung gewinnen und stiegen in W.'s Wohnzimmer ein. V. hatte in einer Aktentasche einen Meißel bei sich; sie erwogen den Plan, W. mit diesem Meißel bewußtlos zu machen, gaben ihn aber auf, weil R. von sich nicht glaubte, den Schlag mit diesem Gegenstand „richtig dosieren" zu können; es bestand die ausdrückliche Absicht, W. nur bewußtlos zu machen. Sie fanden jedoch eine Stuhllehne, gingen mit diesem Werkzeug bewaffnet in W.'s Schlafzimmer und versetzten ihm, ohne erst abzuwarten, ob W., der fest eingeschlafen war, aufwachen würde, eine Reihe von *Schlägen an den Kopf*; es wurden mehrere Schläge geführt, da W. nach den ersten hochzukommen versuchte. Als W. wieder lag, drückten sie ihm ein Kissen fest auf das Gesicht und, da er sich noch immer rührte, *erwürgte* R. ihn mit den Händen, während V. ihm sachlich kühl und gelassen, wie es im Urteil als Beispiel der Gemütsroheit V.'s ausdrücklich angemerkt wird, den Puls fühlte. Dann schnitten sie ein Gummikabel ab, wanden es W. mehrfach um den Hals und knoteten es, beide fest zuziehend, zusammen. Endlich *fesselten* sie W. jetzt noch die Füße und banden seinen zuvorderst liegenden Arm an der Bettstelle fest.

Dann deckten sie ihn zu, wandten sich von ihm ab und begaben sich an das *Ausräumen der Wohnung*. Sie zogen sich, die Kleidungsstücke des Getöteten verwendend, vollständig um, packten einen großen Rohrplattenkoffer, dessen Gewicht schließlich etwa einen Zentner betrug, mehrere kleine Koffer und Taschen sowie ein Cello-Etui des Getöteten mit dessen Sachen voll. Dieses Etui legten sie in das offene Fenster, nachdem sie einen langen Draht daran befestigt hatten, an dem sie es später vom Hof aus herunterziehen wollten. R. erhielt zwischendurch noch einmal fünf Tabletten Pervitin von V. Sie hatten die Wohnung etwa um 5.30 Uhr betreten. Als sie mit dem Packen fertig waren, war es, gegen 9 Uhr vormittags, längst heller Tag geworden. V. fand es zu gefährlich und auffällig, die Wohnung wieder über das Dach zu verlassen, so gingen sie durch die Wohnungstür die zugehörige Treppe hinab, wobei V. den zentnerschweren Plattenkoffer auf der Schulter trug; sie fuhren zum Bahnhof, wo sie die Taschen und Koffer abstellten.

V. ging gleich anschließend *zum Tatort wieder zurück*, und zwar auf das Nachbardach, wo er seine Schuhe zurückgelassen hatte; er sah dabei, daß das Cello-Etui nicht mehr im Fenster lag, verzichtete auf dessen Mitnahme, erschloß jedoch nicht, daß die Tat schon entdeckt sein müsse. Vielmehr ging er, er hatte W.'s Brieftasche bei sich, zur Kartenstelle und holte auf W.'s Namen Lebensmittelkarten ab. Dann ging er zum Bahnhof zurück, traf dort R., beide setzten sich an einen Tisch und wurden nun bei einer polizeilichen Razzia gefaßt, weil sie W.'s Papiere — die Polizei hatte schon inzwischen Kenntnis erhalten — offen auf dem Tisch liegen hatten.

V. gab an, daß er am Tage vor der Tat und währenddessen insgesamt etwa 50 bis 70 Tabletten Pervitin zu sich genommen habe.

Das *Gerichtsurteil* geht zwar davon aus, daß beide zunächst nur die Absicht hatten, W. bewußtlos zu machen, erkennt aber doch auf Mord, indem es unterstellt, beide hätten im Augenblick, als W. zu sich zu kommen schien, nach den ersten Schlägen, die Absicht gefaßt, ihn umzubringen, weil er sie sonst als Täter später wiedererkennen könnte.

Das *psychiatrische Gutachten* nimmt zwar eine Pervitinsucht und außerdem eine erhebliche psychopathische Abartigkeit des Täters an, kommt aber doch zur Anerkennung voller Zurechnungsfähigkeit; die psychotischen Reaktionen V.'s im Verlauf der Sucht werden nicht bewertet, weil sie „regelmäßig sehr bald wieder abklangen". Vor allem argumentiert der psychiatrische Sachverständige damit, daß eine Bewußtseinstrübung nicht vorgelegen habe. Das Verhalten V.'s bei der Tötung und der Umstand, daß er sich vom Zudecken an überhaupt nicht mehr um W. gekümmert habe, werden als Beispiele seiner Gemütskälte gewertet.

Das Gerichtsurteil führt aus, daß das Pervitin wohl V. bei der Durchführung der Handlung angespornt, jedoch seine Überlegungsfähigkeit nicht beeinflußt habe.

In der Tat haben die Ermittlungen keinen Anhalt dafür ergeben, daß bei V. während der Handlungszeit eine psychotische Reaktion vorgelegen habe; ebenso wenig handelt es sich bei der Pervitinwirkung um eine Bewußtseinstrübung. Wenn auch diese beiden Argumente des Gutachtens nicht zu entkräften sind, so glauben wir doch, daß von psychiatrischen Gesichtspunkten aus sowohl die Auffassung der Tötungshandlung als Mord wie die Annahme voller Zurechnungsfähigkeit anfechtbar sind.

Der *Ablauf der Tötungshandlung* erinnert in der Exzeßhaftigkeit seiner Einzelheiten an die sinnlos fortgeführten Tötungshandlungen unter höchster Affektspannung, wie sie etwa beim Geliebtenmörder oder auch bei pubertierenden Jugendlichen besonders charakteristisch ausgeprägt sind. Hier wird das Töten als Handlung über alles Ziel hinaus fortgesetzt, weil der ins Maßlose gespannte Affekt Zeit braucht zum Abklingen, sei es nun die seit langem aufgestaute Eifersucht oder auch die schon angebahnte, aber unter der Tat selbst vielleicht erst ganz rapid aufschießende Angst besonders bei den Jugendlichen.

Dagegen spielt bei dem geschilderten Delikt unter Pervitinwirkung eine affektive Beteiligung gerade überhaupt keine Rolle, vielmehr wird umgekehrt die kühle Sachlichkeit hervorgehoben.

Und doch setzt die Tat sich aus einer *mehrgliedrigen Kette* zusammen, als sei sie unter dem Einfluß eines nicht abklingenwollenden Affektes zustande gekommen. Es folgen aufeinander die Schläge auf den Kopf (nach gerichtsmedizinischem Urteil als solche möglicherweise schon tödlich), das Ersticken mit dem Kissen, das Erwürgen mit den Händen, das Erdrosseln mit einem Kabel unter kraftvollem Zuziehen durch zwei Mann und dauerhaftem Verknoten und schließlich noch das Fesseln an den Füßen und einer Hand (mit Sicherheit erst nach dem Tode), eine Handlungskette, die mit dem folgenden Zudecken nun allerdings endgültig abgeschlossen ist.

Sie ist in ihrem Ablauf ganz *übertrieben vollständig* und in ihrem Abschluß ebenso endgültig; es findet sich kein Hinweis, daß die Anwesenheit des Getöteten bei dem nun folgenden Packen noch irgendeine Rolle gespielt hat. Und auch dieses Einpacken selbst wird wieder in ganz übertriebener Vollständigkeit durchgeführt; es werden alle greifbaren Behältnisse gefüllt, ja sogar ein Cello-Etui mit Sachen vollgestopft und zum späteren Abholen in einer eigenartigen, technisch-geschickten Weise präpariert.

Die ganze Handlung dauerte etwa 3—4 Std., und zwar bis in den voll angebrochenen Vormittag hinein. Schließlich findet sie mit dem Abtransport der Sachen noch nicht einmal ihren Abschluß, vielmehr kehrte V. noch einmal zurück, bemerkte das fehlende Cello-Etui, erschloß aber daraus nicht die Entdeckung der Tat, sondern holte noch die Lebensmittelkarten des Getöteten ab. Endlich wurde V. fast zufällig gefaßt und sofort als Täter agnosziert, da er bei der Polizei-Razzia im Wartesaal die Papiere des Getöteten offen auf dem Tisch liegen hatte.

Wir sind uns natürlich voll bewußt, daß die *psychiatrische Beurteilung* dieses Falles allein auf Grund der Aktenkenntnis keineswegs ausreichend gesichert sein kann; die bisher vorliegenden Ermittlungen lassen auch noch eine Reihe von Fragen offen. Und doch meinen wir, daß es höchst wahrscheinlich ist, daß der Handlungsablauf in ganz charakteristischer Weise durch die Pervitinwirkung bei beiden Beteiligten überformt worden ist. Wir meinen damit nicht allein die schon vom Gericht angenommene „anspornende" Wirkung des Pervitin. Auch das Gericht glaubte, wie im Urteil angedeutet wird, daß schon der fassadenkletterische Anfang nicht ohne die enthemmende Wirkung des Pervitin zustande gekommen wäre; doch ist das nicht entscheidend. Viel bedeutungsvoller erscheint uns die geschilderte *„übertriebene Vollständigkeit"* der Handlungen und im Verein damit die *völlige Absorbierung der Handelnden* durch sie. Es ist dies das Moment des Nicht-fertig-werden-könnens, des Benutzens aller gerade zuhandenen Möglichkeiten, das in den Selbstschilderungen der Pervitinsüchtigen so prägnant zum Ausdruck kommt. Charakteristisch ist auch die subjektive Überschätzung der zur Verfügung stehenden Zeit, wie sie aus der ungewöhnlichen Dauer des Unternehmens erschlossen werden kann.

Wir werden bei der Besprechung der Symptomatologie der Pervitin-Psychosen noch ausführlicher auf die psychischen Funktionsänderungen unter Pervitineinfluß zu sprechen kommen. Hier sei jedoch schon, um die Besprechung des Falles zum Abschluß zu bringen, angeführt, daß der gesteigerten Handlungs- oder besser Tätigkeitsbereitschaft eine besondere Art der „Bewußtseinsveränderung" entspricht, die ZUTT als Zustand der „Überwachheit" unter Übernahme eines Begriffes, den BÜRGER und MAYER-GROSS für die Bewußtseinssituation beim anankastischen Encephalitiker prägten, bezeichnet hat. Zu ihr gehört eine der Ausweitung des Bewußtseins entsprechende Entdifferenzierung, die sich vor allem im Verlust von außerhalb des unmittelbaren Handlungszusammenhanges liegenden übergeordneten Vorstellungen ausprägt. Von hier aus gesehen ist die vom Gericht unterstellte *Mordabsicht psychologisch unwahrscheinlich*; gehandelt wurde von beiden Tätern unter der einmal gefaßten Absicht (das zu beraubende Opfer bewußtlos zu machen) solange, bis es an diesem Gegenstand — dem in Wirklichkeit längst Getöteten — praktisch nichts mehr zu handeln gab, wobei das Durchhalten der ursprünglichen Absicht bis zum Schluß in der am Ende noch erfolgenden Fesselung — in Wirklichkeit völlig sinnlos — überzeugend kenntlich wird. Zu dieser pathologischen Handlungsenthemmung und der Entdifferenzierung des Bewußtseins im Sinne ZUTTs gehört dann auch das fehlende Interesse am wirklichen Handlungserfolg — das Vorhandensein der Leiche W.'s spielte bei dem nun folgenden etwa dreistündigen Packen offenbar gar keine Rolle.

Betrachtet man endlich die Handlung im Hinblick auf die *Anwendbarkeit des § 51 StGB*, so bietet der in ihm enthaltene Begriff der Bewußtseinsstörung Raum genug, auch die durch Pervitin verursachte psychische Veränderung zu erfassen, mag sie sich auch in mancher Hinsicht von sonst bekannten, organisch bedingten Bewußtseinsstörungen unterscheiden und mag die zugrunde liegende intoxikative Veränderung auch auf den ersten Blick unter Absehung subjektiver Erlebnismomente weniger als Veränderung des Bewußtseins, als vielmehr (besonders in forensischem Zusammenhang) als abnorme Handlungsbereitschaft imponieren. Soweit wir die Verhältnisse bislang übersehen, glauben wir, daß man eine *erheblich verminderte Zurechnungsfähigkeit* für die Gesamthandlung wird bejahen können; diskutieren läßt sich sogar die völlige Aufhebung der Zurechnungsfähigkeit für gewisse wesentliche Einzelheiten des Tatablaufs, wie z. B. die Fortsetzung der „gefährlichen Körperverletzung" bis zum tödlichen Ausgang.

Kehren wir zur allgemeinen Besprechung der *forensischen Bedeutung* des Pervitin zurück, so ist abschließend noch zu bemerken, daß auch *außerhalb von Sucht und Psychose* das Pervitin noch forensisch im Spiel ist. Wir begutachteten jüngst zwei Fälle mit Betrugsdelikten, von denen der eine (O. D., 30 J. Pr. Nr. 3760/52) einen Hirntraumatiker mit cerebralen Anfällen betraf, der als Versicherungsvertreter in finanzielle Schwierigkeiten geriet, in dieser Belastungssituation zum Pervitin griff und unter seiner Wirkung zu betrügerischen Handlungen kam. Im anderen Fall (H. L., 34 J., Pr. Nr. 13594/52) handelte es sich um einen mehrfach wegen Betrügereien vorbestraften Mann, der seit dem Kriege sporadisch Pervitin in größeren Mengen nahm; sein Verteidiger hatte vorgebracht, daß er erst in der durch das Pervitin verursachten „optimistischen Stimmung" zu den Betrugsdelikten gekommen sei. In beiden Fällen erschien uns die Pervitinwirkung nicht derart ausgeprägt, daß man von einer erheblichen Verminderung der Zurechnungsfähigkeit sprechen konnte.

Der zuletzt erwähnte Gutachtenpatient zeigte übrigens eine ungewöhnlich hohe Pervitinverträglichkeit. Analog einem Alkoholversuch stellten wir einen Pervitinversuch mit ihm an, wobei sogar 15 Tabletten nach längerer Entwöhnungszeit auf einmal gegeben, keine auffälligen psychischen Reaktionen zeitigten.

Insgesamt möchten wir befürworten, Vergehen unter Pervitinwirkung psychiatrisch analog denen unter Alkoholwirkung zu beurteilen. Im allgemeinen wird man auch die Kenntnis der Pervitinwirkung schon vor der Straftat voraussetzen können (eine Ausnahme bildet z. B. der Komplice R. in unserem Fall 11, der im Verlauf weniger Stunden 10 Tabletten Pervitin einnahm, ohne vorher je Pervitin genommen zu haben).

Gelegentlich spielt *Pervitin* endlich auch *als Handelsobjekt* eine Rolle, wie neuerdings in Hamburg durchgeführte Prozesse ergeben haben.

Es handelte sich dabei nicht um Verschreibung an Süchtige, sondern um ärztlich leichtfertige Verschreibungen an mehr oder weniger Gesunde, die das im übrigen ordnungsgemäß verschriebene Pervitin in den Bordellstraßen an Prostituierte verkauften, die es statt des viel teureren Kaffees als Anregungsmittel selbst gebrauchten oder an die Gäste — teilweise auch zur sexuellen Erlebnissteigerung — weiterverkauften. — Auch nach kriminalpolizeilicher Ansicht haben diese Vorkommnisse mit dem Suchtproblem nichts oder zumindest doch kaum etwas zu tun.

Überblickt man noch einmal das hier ausgebreitete Material, so ergeben sich mehrere verschiedene Möglichkeiten, durch die das Pervitin forensisch Bedeutung erlangt. Einen besonderen Mangel an solcher Bedeutung wird man ihm, meinen wir, nicht zuschreiben können.

4. Symptomatologie der Pervitin-Psychosen.

a) Bisherige Anschauungen.

Eine ausführlichere Besprechung verdienen die Pervitin-Psychosen in symptomatologischer Hinsicht. Schon STAEHELIN machte auf die *Ähnlichkeit mit Cocain-Psychosen* aufmerksam, zahlreiche Autoren wiederholten dies.

KALUS-KUCHER-ZUTT versuchten frühzeitig auf Grund eines Materials von 10 Fällen eine *Unterteilung in drei Gruppen* vorzunehmen, wobei die Hauptgruppe durch die Ausbildung eines ängstlich gefärbten Beziehungswahnes mit Sinnestäuschungen (kleinste Gebilde betreffend) bei erhaltener Bewußtseinshelligkeit charakterisiert wurde. Eine zweite Gruppe soll durch das Vorkommen von Dämmerzuständen ausgezeichnet sein; beide Gruppen wurden mit den Cocain-Psychosen in Parallele gesetzt. Die letzte Gruppe sollte Patienten betreffen, bei denen eine endogene Psychose (zunächst des manisch-depressiven Formenkreises) durch den Pervitinmißbrauch nur überlagert und in ihrer Symptomatologie lediglich gefärbt wäre.

Später wies HARTMANN auf symptomatologische *Beziehungen zur Alkohol-Halluzinose* hin, während ZUTT alsbald auf einen wesentlichen Unterschied dieser beiden Psychose-Formen aufmerksam machte, darin bestehend, daß die Pervitin-Psychose symptomatologisch nichts grundsätzlich Neues, sondern lediglich eine weitgehende Steigerung und Kumulierung der akuten psychischen Pervitin-wirkung darstelle.

HARDER griff den Vergleich der Pervitin-Psychose mit Alkohol-Halluzinosen wieder auf und versuchte eine Umgruppierung des bis dahin auf 14 Fälle angewachsenen Materials in zwei Gruppen, von denen die erste durch das Auftreten von ,,Mikrohalluzinationen" gekennzeichnet wurde, während bei der zweiten Gruppe Wahnbildungen im Vordergrund stehen sollten. HARDER legte entgegen der früheren, von KALUS-KUCHER-ZUTT vertretenen Unterscheidung Wert darauf, daß in beiden Formen ein ,,psychoorganisches Syndrom" beteiligt sei und den pathogenetischen Faktor des grundsätzlich exogenen Halluzinose-Syndroms darstelle. Übrigens seien beide Gruppen nicht scharf voneinander zu trennen.

Auch KEYSERLINGK weist auf mögliche Bewußtseinsveränderungen (ohne ausgesprochenen Dämmerzustand) hin, von denen er jedoch annimmt, daß sie sich erst nach höheren Dosen manifestieren. Er bezeichnete Einteilungsversuche als verfrüht und betont im übrigen den Faktor der „persönlichen Bereitschaft" zur Psychosebildung.

KALUS hielt in seiner späteren Veröffentlichung an der ursprünglich mit KUCHER und ZUTT aufgestellten Dreiteilung fest, obwohl gerade sein ehemaliger zweiter Fall mit Ausbildung eines Dämmerzustandes durch die katamnestischen Erhebungen in ein ganz neues Licht rückte; er war das Hauptbeispiel der Gruppe mit Dämmerzuständen gewesen.

Grundsätzlich werden die Psychosen von KALUS als symptomatisch gedeutet; zu ihrer Entstehung wird nach dem Vorgang BONHOEFFERs ein hypothetisches (konstitutionelles) Zwischenglied gefordert, wodurch die Psychosen sich von den rein medikamentös bewirkten psychischen Veränderungen abheben.

WALTHER schließlich versuchte, von speziellen Theorien über die Ableitbarkeit paranoider und halluzinatorischer Erlebnisformen von Störungen der vegetativen Regulation ausgehend, dieses Zwischenglied näher zu definieren, betonte indessen gleichzeitig für die Symptomatik im Einzelnen die Bedeutung des psychogenen Momentes.

Betrachtet man die Symptomatologie der psychotischen Reaktionsformen nach Pervitin-Abusus im Zusammenhang mit den unmittelbaren psychischen Wirkungen des Pervitin, so ist wenigstens zunächst für die Anfangsstadien der psychischen Veränderungen ZUTT zuzustimmen, wenn er meint, die Psychose stelle *nichts grundsätzlich Neues* dar, sondern sei nur eine weitgehende *Steigerung jener unmittelbaren Wirkungen*. Dementsprechend wurde auch auf den Übergang therapeutisch beabsichtigter und intoxikativer Wirkungen vor allem bei der Darstellung der psychischen Wirkung des Pervitin oben mehrfach schon hingewiesen.

Zwar ist schon die psychische Wirkung des Pervitins nach nicht gewohnheitsmäßiger, sondern experimenteller Einnahme schwer zu definieren, doch liegen darüber wenigstens zahlreiche Untersuchungen vor; der psychische Effekt läßt sich nur in grober Vereinfachung als eine allgemeine Enthemmung und Antriebssteigerung umschreiben. Die psychische Wirkung des chronischen Pervitin-Gebrauchs, in einem Ausmaß, wie er in vielen Suchtfällen vorliegt, ist unseres Wissens nicht genauer experimentell geprüft worden.

Für die psychische Gesamtsituation des Süchtigen kommen neben der unmittelbaren Medikamentenwirkung zudem noch wesentliche andere Faktoren ins Spiel (soziale Konfliktmomente aus Familie und Beruf, der Konflikt mit dem Betäubungsmittelgesetz usw.), die die Lage noch unübersichtlicher machen. So wird man eine Aussage, wie die von ZUTT zitierte, nur generell, nicht in voller Exaktheit gelten lassen können.

Für eine solche These lassen sich vor allem die Fälle anführen, bei denen psychotische Verhaltensweisen nur angedeutet sind oder sich ohne erkennbaren Sprung aus der allgemeinen Verfassung der Pervitinsüchtigkeit entwickelt haben.

Für die erstere Möglichkeit ist auf die besprochenen „einfachen Suchtfälle" zu verweisen, unter denen besonders unser Fall H. R. (5) als ein *Übergangsfall* anzusprechen wäre. Auch die Fälle von LOEWENSTEIN und DITTMAR zeigten bei zum Teil hoher Dosierung schwerere psychische Veränderungen, im ersten Fall nur als Neigung zu „hemmungslosen, unsinnigsten Handlungen" bezeichnet, im letzteren Fall deutlicher geschildert als Schwankungen zwischen euphorisch erregter Unstetigkeit mit heftigem Rededrang mit Neigung zu phantastischen

Konfabulationen und Phasen stumpfer Gleichgültigkeit mit herabgesetzter beruflicher Leistungsfähigkeit.

In unserem Fall H. R. wird eine rastlose Geschäftigkeit mit starker Ablenkbarkeit, Verzettelung in Einzelheiten und Ausprägung eines pedantisch-kleinlichen Zuges sehr eindrücklich geschildert, dazu die charakteristische Schlaflosigkeit, das Auftreten von Angstzuständen und schließlich das Überhandnehmen von paranoischen Vorstellungen mit illusionären Umdeutungen in der Nacht (der Patient glaubte sich von seiner Ehefrau belauscht und vermeinte, ihre Schritte auf der Treppe zu hören).

b) Angstsyndrom mit paranoid-halluzinatorischem Ausbau.

Von hier bis zur Ausbildung eines ausgeprägten Angstzustandes mit paranoid-halluzinatorischer Symptomatik ist in der Tat eine sprunglose Übergangsreihe denkbar, bei der die Unterschiede lediglich auf der intensitativen Steigerung beruhen.

In einer solchen Reihe würde z. B. der Fall I von DAUBE am Anfang stehen, ihm könnten DAUBEs zweiter Fall, dann ein Fall wie der von BINDER und unser eigener Fall 8 folgen, und den Endpunkt dieser Reihe würden schließlich Fälle wie der von HARTMANN und unser eigener Fall 9 bilden, in denen es zur extremen Steigerung der ängstlichen Erregung kam. Unser Patient meinte auf dem Höhepunkt dieser panischen Angst, von „ganzen Schwärmen von Polizeiautos geradezu zermalmt" zu werden, während der Patient HARTMANNs eine fast grotesk abenteuerliche Flucht vor seinen vermeintlichen Verfolgern per Auto und, nach einem Unfall, weiter zu Fuß durch den winterlichen Wald unternahm.

Diese Fälle sind dadurch charakterisiert, daß es unter zunehmendem Mittelgebrauch zu einer immer mehr ängstliche Färbung annehmenden Erregung kommt, als deren unmittelbare Außenprojektion paranoische Vorstellungen, illusionäre Umdeutungen und schließlich mehr oder weniger echte halluzinatorische Erlebnisse, in der Ausprägung und ihrem Realitätswert mit der schwankenden Intensität des Angstzustandes parallel gehend, auftreten. In umgekehrter Reihenfolge verschwinden die psychotischen Erscheinungen auch nach Abklingen der Erregung wieder, wobei eine Kongruenz zu bestehen scheint zwischen dem Grad der Leibhaftigkeit der pathologischen Wahrnehmungserlebnisse und der Dauer des inaktuellen Fortbestehens des Wahnes. Dieser entwickelt sich zunächst in lediglich motivischer Kongruenz und gewinnt erst im Abbaustadium den Charakter eines mehr rationalen Erklärungswahnes für die fast unausweichliche Leibhaftigkeit der Wahrnehmungserlebnisse, deren Genese als Außenprojektion introspektiv offenbar schwer einsichtig zu machen ist. Erst mit deren zunehmender erinnerungsmäßiger Abschattung gerät die Persönlichkeit in die Verfassung, auch den Wahn zurücktreten zu lassen oder gar ausdrücklich zu korrigieren.

Bei diesen Fällen beeinflußt im allgemeinen die *foudroyante Symptomatik* selbst aus äußeren Gründen den Verlauf. In DAUBEs ersten beiden Fällen bestanden die psychotischen Veränderungen nur wenige Tage bzw. zwei Wochen, in den übrigen Fällen einen, höchstens etwa zwei Monate. Die Höhe des ängstlichen Erregungszustandes bedingt grobe äußere Auffälligkeiten, die eine Einweisung alsbald notwendig machen, wenn nicht die Patienten selbst sich aus Angst der Polizei stellen oder den Nervenarzt aufsuchen.

Es gibt daher keine sichere Erfahrung darüber, was folgen würde, wenn der Verlauf nicht auf diese Weise unterbrochen würde, ob es z. B. zu einer Verselbständigung des paranoid-halluzinatorischen Syndroms und zur Ablösung von dem Boden ängstlicher Verstimmung kommen würde, oder ob nicht z. B. noch deutlichere hirnorganische Symptome bei noch höherer Erregungssteigerung zu beobachten wären, wie es neuerdings HARDER und KEYSERLINGK vermuten bzw. sogar annehmen. Der Spontanverlauf, soweit er bislang beobachtet wurde, zeigt besonders bei mehrwöchiger Dauer Intensitätsschwankungen, die im einzelnen nicht so sehr von der Medikamentenmenge unmittelbar, als von der durch sie bedingten Schlaflosigkeit abzuhängen scheinen, wie besonders im Fall BINDERs deutlicher herausexploriert ist.

Handelt es sich in den bisher besprochenen Fällen um solche, bei denen der zugrunde liegende Angstaffekt alle übrige Symptomatik zu tragen scheint, wobei die Intensität des Paranoiden und Illusionär-Halluzinatorischen vom Grad des ängstlichen Verstimmungszustandes deutlich abhängt, so gibt es *andere Fälle*, bei denen der *Angstaffekt nur ein Beiwerk* ist oder gar nur sekundär, nicht Ursache, sondern Folge zu sein scheint. Dabei kann das Syndrom nach seinen drei Hauptkategorien noch gemischt bleiben, oder einzelne pathologische Funktionsweisen verselbständigen sich gleichsam, die übrige Symptomatik überwuchernd.

Von dieser Vorstellung aus lassen sich theoretisch einige Möglichkeiten denken, von denen jedoch durch die bisher beobachteten Fälle nur eine Auswahl verwirklicht ist. Vielmehr liegt eine bestimmte Prädilektion vor, die man am einfachsten wieder mit der spezifischen Wirkungsweise des Pervitins in Beziehung setzen könnte.

Es fehlen die extremen Ausformulierungen etwa im Sinne des aus der Realität ganz herausgelösten selbständigen Wahnes oder etwa im Sinne der Verbal-Halluzinose; Wahnhaftes und mehr oder weniger deutlich Halluzinatorisches mischen sich vielmehr fast immer und zeigen in den Mischungsformen eine eigenartige Bevorzugung bestimmter Ausprägungsarten.

c) Paranoid-mikrohalluzinatorisches Syndrom.

Am eindrücklichsten ist diejenige Psychoseform, die von Anfang an durch die Ähnlichkeit mit Cocain-Psychosen frappiert hat. Ein besonders charakteristischer Fall in dieser Hinsicht ist der von STAEHELIN oder unser eigener Fall 10. In diese Reihe gehören weiter der IV. Fall von DAUBE, der I. Fall von KALUS und der etwas atypische Fall von WALTHER. Beziehungen zu dieser Reihe haben auch der Fall I von KALUS-KUCHER-ZUTT und unser eigener Fall 8.

Im Gegensatz zur zuerst angeführten Reihe dauern in diesen Fällen die Psychosen schon monatelang vor der Einweisung an; der Beginn der psychotischen Veränderung ist zeitlich nicht exakt fixierbar.

Im Vordergrund des Syndroms stehen die sog. *„Mikrohalluzinationen"*, die in charakteristischer Weise meist zu einem *„Parasitenwahn"* verarbeitet werden. Die Sinnestäuschungen betreffen kleine, ja *kleinste Gebilde*, deren plastisch-präzise, imaginativ-nachvollziehbare Schilderung zunächst auffällt. Manchmal sind es Hölzchen, Stäbchen, Kügelchen, oder Glassplitter, Kristalle, Fädchen (eig. Fall 10, DAUBE IV). Häufiger werden sie als Lebewesen beschrieben, als Filzläuse oder seltene tropische Milben (STAEHELIN, eig. Fall 8), als ausgewanderte Leukocyten oder als Plattwürmer, die lebende, eine Zeitlang noch durch eine Nabelschnur verbundene Junge produzieren sollen (STAEHELINs Fall später), als kleine schwarze Tiere mit einem roten Fleck am Hinterleib (KALUS I), oder als krötenähnliche, schwarz-glasig-glänzende, fleisch- oder gummiähnliche Tiere mit Ansätzen zu Vorder- und Hinterfüßen, als fadenähnliche Tierchen, die sich blitzschnell um den Finger winden und in die Haut einbohren können (WALTHER).

Die *merkwürdige Exaktheit der Schilderung* im einzelnen vermag jedoch höchstens flüchtig darüber wegzutäuschen, daß im ganzen alles doch fluktuierend und unbestimmt bleibt. Die Patienten bemühen sich zwar meist, einen dichten Bezug zur Realität herzustellen, sie sprechen besonders lebhaft von den Gebilden, bemühen sich um Nachweise, versuchen, andere davon zu überzeugen, stellen selbst Versuche an; soweit es sich um Mediziner handelte, fertigten sie mikroskopische Präparate an. Alle zeigten sich von der Realität ihrer Wahrnehmungen fest überzeugt und verfolgten diese Erscheinungen mit einem sozusagen wissenschaftlichen Interesse. Aber der Realitätsbeweis ist doch kein vollständiger; besonders in STAEHELINs Fall ist das Ausweichen in neue veränderte Vorstellungen und die Scheu vor dem endgültigen Nachweis sehr schön dargestellt. Auch unser Fall 10 wich fast konfabulatorisch immer wieder aus, wenn er auf etwas Bestimmtes fixiert werden sollte. Zweifellos hängt hiermit auch die Vielfalt der subjektiven Erscheinungen in einzelnen Fällen zusammen; auch gewinnt man in der Exploration den Eindruck, daß die Vorstellungen noch ad hoc ausgebaut werden.

So leibhaftig die Wahrnehmungserlebnisse nach den Schilderungen der Patienten zu sein scheinen, so verflüchtigen sie sich doch in der Explorationssituation, auch wenn ihr Vorhandensein zunächst generell bejaht wird; sollen die Gebilde etwa am eigenen Körper oder in der Kleidung vorgewiesen werden, so tritt das charakteristische *Ausweichen* ein[1].

Gerade das Ineinander von lebhafter Anschaulichkeit und einem flüchtigen, von Einwänden abhängigen Wechsel der doch immer materiell zu denkenden

---

[1] Anmerkungsweise sei auf eine Entsprechung zu einem gewissen Zug innerhalb des amnestischen Syndroms — und den konfabulatorischen Produktionen des Betrügers — hingewiesen. So häufig Korsakow-Kranke mit ihren Schilderungen im Ungefähren, nur Sphärisch-Allgemeinen bleiben, so fällt doch gelegentlich vor allem in den Einzelheiten ihrer konfabulatorischen Produktionen ein ähnlicher Zug der *Überpräzision* auf. Im Rahmen eines amnestischen Syndroms tritt das Phänomen nur dann ganz eindeutig auf, wenn die Patienten über genug Antrieb verfügen, so daß ihre Produktion nicht ins Stocken gerät, und man sie nicht zu steuern versucht. Will man sich nach Einzelheiten wegen eventueller Widersprüche zu Vorhergesagtem erkundigen, stellt man Zwischenfragen, so wird die ganz am Gegenstand haftende Assoziationskette unterbrochen und damit zugleich auch die Unverbindlichkeit der vorherigen minutiösen Schilderung evident. Es ist in der Struktur des amnestischen Syndroms begründet, daß der vom Untersucher neu herangetragene Inhalt und Antrieb beim Kranken die Vorstellungsebene sofort soweit verschiebt, zugleich umstrukturiert, daß der vorherige Inhalt alsbald nicht mehr wirklich wieder erreichbar wird.

Etwas von diesem Mechanismus steckt auch in den besprochenen Produktionen im Rahmen einer Pervitinpsychose und bewirkt das Konfabulatorische an ihnen; doch fehlt das spezifisch amnestische Moment, weshalb man auf die gleichen Inhalte jederzeit wieder zurückkommen kann. Diese Produktionen nehmen eine Mittelstellung ein zwischen den Konfabulationen eines amnestischen Syndroms und den schließlich selbst geglaubten Schilderungen eines Pseudologisten, an denen der gleichfalls überpräzis-detaillierte Ausbau zugleich mit der rein sinn- oder zweckhaften Bestimmung und dem Fortlassen alles die echte Erinnerung kennzeichnenden Nebenläufigen so charakteristisch und entlarvend ist.

Gebilde weist darauf hin, daß es sich bei den sog. „Mikrohalluzinationen" nicht um Halluzinationen im strengsten Sinne handelt, sondern um Trugwahrnehmungen, deren gegenständliche Ausgestaltung in hohem Grade von aus der Gesamtpersönlichkeit herstammenden Vorstellungen und vom Sinn und der Bedeutung der jeweiligen Situation überformt wird. Trotz aller (Über-)Präzision, (Pseudo-)Exaktheit und aller „Realitätsbeweise" bleibt der im wesentlichen *aktivimaginative Charakter* doch unmittelbar erkennbar.

Das absolut sichere Einbeziehen in die allgemeine Realitätsebene unterscheidet diese Sinnestäuschungen auch grundsätzlich z. B. von schizophrenen halluzinatorischen Erlebnissen, die zwar auch Realitätswert haben, aber doch — häufig schon von Anfang an — auf einer neuen Ebene auftreten, die mit der sonstigen realen Welt nur eine mittelbare Beziehung hat.

Die Trugwahrnehmungen — meist optischer Art und nur selten synästhetisch mit akustischen Erlebnissen verbunden — treten niemals isoliert auf, sondern werden alsbald unter Mithilfe jener Herstellung eines sicheren Realitätsbezuges wahnhaft gedeutet und systematisiert; so mannigfaltig sie weniger im Nebeneinander als im zeitlichen Nacheinander werden können, in einem so dichten Zusammenhang stehen sie doch untereinander, daß man versucht ist, von einem speziell gegenständlich gerichteten Wahrnehmungswahn zu sprechen; wir werden darauf noch einmal zurückkommen. Darüber hinaus wird der Trugwahrnehmungskomplex regelmäßig eingebaut in ein allgemeineres *paranoides Syndrom*, das teils daneben steht, teils auch in ursächlichem Zusammenhang — in beiden möglichen Verknüpfungsweisen — gedacht wird.

Mehrfach handelt es sich um Eifersuchtsideen, wobei der Zusammenhang etwa so vorgestellt wird, daß (im Falle WALTHERs) der Ehemann die Patientin durch das Ungeziefer belästigen läßt mit der Absicht, sie wahnsinnig zu machen, damit er dann „freie Bahn" hätte; oder in der Form (wie im Fall KALUS-KUCHER-ZUTT I), daß die Ehefrau des Patienten als vermeintlich Cocainsüchtige ihn mit Cocain zu vergiften trachten soll, das der Patient nun in Kristallform überall entdeckt.

Im Fall DAUBE IV und unserem Fall 10 bestanden Eifersuchtsvorstellungen unabhängig von dem „Parasitenwahn". Dieser kann gelegentlich schließlich auch als Ursache eines Verfolgungswahnes fungieren; so glaubte der Patient STAEHELINs, daß er auf Grund seiner Hellsichtigkeit und seiner Erkenntnisse jener Parasiten, die sich unter anderem auch durch Beton bohren könnten und so eine militärisch-politische Bedeutung hätten, von einer bestimmten Organisation durch Spione beobachtet und verfolgt würde.

Im allgemeinen befinden sich die Patienten dabei in einer charakteristischen Getriebenheit oder sozusagen *überkurbelten Erregung*, wobei die Stimmung manchmal nur angedeutet ängstlich ist. Auffällig ist der enorme Redefluß besonders bei der Schilderung der Trugwahrnehmungen selbst, die Weitschweifigkeit, das überhastete Tempo, was alles aber gerade noch eben steuerbar zu bleiben scheint.

Auch in dieser Gruppe besteht ein deutlicher Zusammenhang zwischen der Intensität der psychotischen Symptomatik und der Pervitin-Einnahme, wobei wieder nicht die Dosis unmittelbar, als vielmehr die längere Wirkung im Zusammenhang mit der durch sie bedingten Schlaflosigkeit bestimmend zu sein scheint. Der Patient STAEHELINs schilderte ausdrücklich, daß er erst nach 2 bis

3 tägiger Schlaflosigkeit unter die Herrschaft dieser Vorstellungen geriet, nicht jedoch, wenn er in ausgeschlafenem Zustand hohe Dosen Pervitin einnahm.

Demgemäß hören die halluzinatorischen Erlebnisse auch meist schlagartig am Beginn der Entziehung auf, während die Stimmungsmomente, besonders die leicht ängstlich gefärbte, diffus erregte Wahnstimmung, noch ein paar Tage nachdauern. Am längsten pflegen sich Eifersuchtsvorstellungen zu halten, die ja auch die meisten realen Entsprechungen haben, da es fast notwendigerweise durch die Suchtentwicklung auch zumindest zu einem Ehekonflikt, wenn nicht zur Trennung der Ehegatten kommt.

d) Syndrom der ekstatisch gesteigerten Wahrnehmungen.

Die für die vorherige Gruppe charakteristischen „mikrohalluzinatorischen" Inhaltssetzungen sind vor allem von ZUTT mit gewissen allgemeinen psychischen Veränderungen nach Pervitin-Einnahme in Zusammenhang gebracht worden: mit dem Zug zum kleinen, zum Pedantischen, mit dem Haften am einzelnen, der Ablenkbarkeit durch neue Einzelheiten, dem Verlieren der Übersicht. ZUTT beschreibt die diesen Erscheinungen *zu Grunde liegende Bewußtseinsveränderung* als gesteigerte *Helligkeit*; sie bewirkt, daß alle Einzelheiten sich mit ungewohnter Prägnanz gleichsam aufdrängen und teils in ihrer Bedeutungsfülle, vornehmlich aber gerade in ihren sensuellen Wahrnehmungscharakteren gesteigert erlebt werden. Doch ist es nicht die Helligkeit allein, sondern auch ebensosehr die gesteigerte *Weite* des Bewußtseins, die — nach ZUTT — an der Entstehung der Phänomene beteiligt ist; bei allgemeiner Überhelle des Bewußtseinsfeldes drängt sich gerade die Peripherie störend auf; es fehlt die Fähigkeit der Zentrierung auf ein bestimmtes Beabsichtigtes und das durchgängige Festhalten des Zieles trotz passagerer Zuwendung zu Randgegenständen. Schließlich gewinnt auch das dritte von ZUTT hervorgehobene Moment der psychischen Pervitinwirkung Beziehung zu diesem Komplex: das von ihm als Stimmung verstandene *Interesse*, und zwar seine Entdifferenzierung und Nivellierung im Augenblick der Übersteigerung, wie sie unter Pervitinwirkung zustande kommt.

Zwar sind alle diese Erscheinungen in Andeutungen schon bei experimenteller Einnahme des Pervitin durch eine ausgeruhte, nicht an Pervitin gewöhnte Versuchsperson vorhanden (s. Kap. III, A und C); ihre volle Prägnanz erhalten sie jedoch erst bei den süchtig gewordenen Patienten, d. h. bei chronischer Einnahme von hohen Dosen. Besonders in den Fällen von GREVING (I), STAEHELIN und BINDER ist es zu einer ausgesprochenen *intensitativen Steigerung der Wahrnehmungserlebnisse* gekommen; Andeutungen solcher Veränderungen finden sich auch in den Fällen KALUS-KUCHER-ZUTT (I und III) und KALUS (III). Die Schilderungen sind sehr eindrücklich; alles erscheint schöner, farbenprächtiger, größer, wirklicher, die Laute klingen melodisch, die Konturen erscheinen barock, der Patient selbst fühlt sich körperlos, schwebend, besonders elastisch; auch die Muskel- und Bewegungsempfindungen können gesteigert erlebt werden. Manchmal handelt es sich auch nicht so sehr um eine intensitative Steigerung als vielmehr um eine räumliche Veränderung (die Patientin im Fall III von KALUS empfand z. B. die Beine der Möbel schief, verlängert, verkürzt usw., was auch in anderen Fällen angedeutet ist).

Doch sind die Fälle, in denen es zu derartig veränderten Wahrnehmungserlebnissen gekommen ist, nicht dieselben, die wir unter der Gruppe von Psychosen mit mikrohalluzinatorischen Symptomen besprochen haben. Nur im Fall von STAEHELIN fanden sich beide Erscheinungen in deutlicher Ausprägung nebeneinander.

Es mag sein, daß in Einzelfällen unter der Vordringlichkeit der Symptome des ,,Parasitenwahnes" verabsäumt wurde, nach allgemeinen Wahrnehmungsveränderungen zu explorieren, doch dürfte dies kaum für die Mehrzahl der Fälle gelten; auch in unserem eigenen Fall 10 verlief die Frage danach ergebnislos.

Man wird demgemäß festhalten müssen, daß zwar für das einfühlende psychologische Verständnis eine Beziehung zwischen beiden Komplexen dergestalt besteht, daß die charakteristischen ,,mikrohalluzinatorischen" Erlebnisweisen eine spezielle Steigerung einer allgemeinen Wahrnehmungsveränderung darzustellen scheinen, daß jedoch kasuistisch gesehen die spezielle Veränderung auch isoliert auftreten kann.

Fast scheint es so zu sein, als könnten sich die allgemeinen Wahrnehmungsveränderungen nur dann frei entfalten, wenn sie *nicht in einen wahnhaften Bezug* geraten. Eine solche Entwicklung deutet sich z. B. im Fall I von KALUS-KUCHER-ZUTT an; zunächst trat eine Vielgeschäftigkeit auf, eine Hinwendung zum Kleinen, eine Absorbierung durch die ,,Vordergrundkulisse der kleinen Betätigung"; damit im Zusammenhang stand ein ,,Vergrößertsehen", wobei gerade die kleinsten Pünktchen auffällig wurden. In der inneren Umwelt spielte sich ein entsprechender Prozeß ab, Randassoziationen drängten sich auf, es entwickelte sich ein zunächst fast spielerischer Kombinationszwang. Dann aber gerieten diese anfangs fast frei flottierenden Erlebnisse unter den Bezug eines sich entwickelnden Eifersuchtswahnes. Von da ab sah der Patient nicht mehr beliebige, allgemein interessante Veränderungen, sondern nur noch solche, die mit seinem Wahn in Beziehung standen, nämlich Zeichen der Untreue seiner Frau: Flecken in der Unterwäsche, verdächtige Faltenbildungen im Bettlaken, Schamhaare auf Kleidungsstücken usw. oder ,,Beweise" seines Vergiftungswahnes (Cocainkristalle).

Im Einzelfall ist es oft schwierig, die Genese der psychopathologischen Erscheinungen explorativ zu klären. So meinte im eben erwähnten Fall der Patient charakteristischerweise, daß seine Eifersuchtsideen erst auf Grund jener Beobachtungen aufgetreten seien. Wir möchten aus allgemeinen Erfahrungen annehmen, daß es sich hierbei um eine Umdeutung handelt, und für seinen Fall den Angaben der Ehefrau mehr Glauben schenken, die betonte, daß die Eifersuchtsvorstellungen schon zu der Zeit vorhanden waren, als der Patient noch ganz allgemein Kennzeichnungen, ,,Zinken" und dergl. zu bemerken glaubte.

Für die subjektiv zurückschauende Erinnerung haben Wahrnehmungserlebnisse eine ganz andere Prägnanz als diffuse, affektiv-stimmungsmäßige Einstellungen, wie z. B. Eifersucht. Diese sucht nach Beweisen, ist also ursprüngliches Motiv für jene Wahrnehmungen, während für die von einem späteren Zeitpunkt rückschauende Erinnerung sich der Zusammenhang umkehrt. Die Wahrnehmungen beweisen dann nicht mehr die vorgängige, aber gegenständlich noch nicht fixierte Eifersuchtseinstellung, sondern erscheinen vielmehr nun als Motiv dieser Einstellung, die die Funktion einer notwendig folgenden Erklärung annimmt. Der in dieser ,,Erklärung" erschlossene Tatbestand (z. B.

Untreue der Frau) wird damit als objektive Ursache der Wahrnehmungen gedacht, während die vorgängige Annahme jenes Tatbestandes ursprünglich nur der subjektive Anlaß für das Auftreten der (Trug-)Wahrnehmungen war —: eine charakteristische motivische Umstrukturierung zugunsten der Objektivität der Wahrnehmungserlebnisse.

Solche erinnerungsmäßigen Umstrukturierungen verschleiern die Zusammenhänge der psychopathologischen Erscheinungen und lassen daher für unsere spezielle Frage nur eine vermutungsweise Antwort zu: Es scheint so zu sein, daß die unter Pervitinwirkung auftretenden Wahrnehmungsveränderungen sich entweder (übrigens meist unter der Einwirkung einer rauschhaft-ekstatischen Stimmungslage) frei entfalten oder, unter die Herrschaft einer übergreifenden Wahnstimmung geratend, nur noch in deren Bedeutungszusammenhang auftreten und sich dann zu einem Syndrom etwa der Art des „Parasitenwahnes" komplettieren. In dieser wahnhaften Determination der Wahrnehmungsveränderungen liegt schon eine Einschränkung, die es nicht mehr möglich erscheinen läßt, sie im Sinne Zutts als Phänomene der Veränderung des doch immer als übergreifend zu denkenden Bewußtseins zu deuten.

Von der *ekstatischen Verstimmung mit allgemeinen Wahrnehmungsveränderungen* im Verlauf einer Pervitinpsychose haben wir keine unmittelbare Anschauung, offenbar sind diese Episoden auch niemals ärztlich unmittelbar beobachtet; unsere Kenntnis stammt aus retrospektiven Schilderungen der Patienten.

Zum *Vergleich* bieten sich ekstatische Erlebnisse im *epileptischen, psychotischen oder psychogenen Ausnahmezustand* an. Bei den epileptischen Ausnahmezuständen ist das Auseinanderfallen des subjektiven Erlebnisses der Bewußtseinsausweitung und -überhelle einerseits und der objektiven Bewußtseinseinengung andererseits sehr deutlich. Aus allgemeinen Gründen möchten wir jedoch annehmen, daß die ekstatischen Zustände im Verlauf von Pervitinpsychosen am ehesten mit dem ekstatischen Eingebungssyndrom endogener Psychosen oder reaktiv-psychogener Art Ähnlichkeit haben. Auch hierbei kommt es zu Erlebnissen der Ich- und Weltausweitung, des Klarsehens, Alles-Überschauens und veränderter Wahrnehmungsweisen.

Unterscheidend wäre bei den pervitin-psychotischen Zuständen lediglich *das Prävalieren des Wahrnehmungsmäßigen* innerhalb des ekstatischen Syndroms. Es erscheint uns sehr wohl möglich, daß das Moment quantitativer Steigerung in der Wahrnehmungsveränderung wesentlich auf diesen Stimmungsfaktor zurückgeht und daher rein subjektiv empfunden bleibt, während schon der objektiv ablesbare Verlust an Strukturierung und Wertdifferenzierung auf Grund der gehobenen Stimmungslage subjektiv übersehen wird. Ob in einem solchen Zustand Wahrnehmungsveränderungen im Sinne der Steigerung psychologisch experimentell nachweisbar wären, bleibt darüber hinaus unklar, solange ein solcher Fall nicht wahrnehmungspsychologisch untersucht wurde. Zwar legen auch die experimentellen Untersuchungen der Funktionsänderungen der Sinnesorgane unter Weckaminwirkung (s. S. 21f.) die Vermutung einer echten Leistungssteigerung nahe. Wir möchten aber an dieser Stelle gegen jene Untersuchungen einwenden, daß Leistungsmessungen der Sinnesfunktionen auch einer psychologischen Analyse bedürfen. Messungsergebnisse, wie Zunahme der Hörschärfe, Heraufsetzung der Fusionsgrenze des Auges usw., können nicht unmittelbar als Leistungssteigerungen gedeutet werden. In einer solchen Deutung wird die im Funktionszusammenhang eines Sinnes sehr wesentliche entlastende und freistellende Wirkung des „Übersehens" (v. WEIZSÄCKER) vernachlässigt. Wir wissen nicht, was unsere Sinnesorgane im physiologischen Zustande quantitativ leisten; daß sie uns mehr an Empfindungen zuführen, als wir ausdrücklich bemerken, wird uns gelegentlich deutlich, wenn wir nachträglich die Wahrnehmung z. B. von etwas Gehörtem, aber zunächst nicht Beachtetem, oder von optischen Einzelheiten, die wir im unmittelbaren Anschauen „übersahen", ausdrücklich noch nachvollziehen. Zweifellos wird ein Großteil real ablaufender, aber vorbewußt bleibender Empfindungsleistungen durch die aktive Verdrängungsarbeit des Übersehens annulliert. Diese Verdrängungsarbeit ist aber ein Teil der vollständigen Sinnesleistung und von ihr nur theoretisch, praktisch jedoch niemals vollständig ablösbar; Versuchsbedingungen, die diese Verhältnisse berücksichtigen, sind ungeheuer schwer herstellbar. Wir möchten es von hier aus gesehen zumindest für möglich, wenn nicht für wahrscheinlich halten, daß es sich bei den angegebenen „Leistungssteigerungen" der Sinnesorgane um sehr fragliche Steigerungen handelt. Sie lassen sich ebensogut als Verminderungen der Verdrängungsleistungen des Übersehens deuten.

Hier — speziell im Wahrnehmungsmäßigen — liegt das gleiche Phänomen vor, das ZUTT treffend als Überwertig-Werden der Vordergrundkulisse bezeichnet hat. ZUTTs Auslegung erfaßt schon einen weiteren Zusammenhang, indem er den Begriff der „Bewußtseinssteigerung" einführt — einen auf den ersten Blick mißverständlichen Begriff, weil erstens Bewußtsein immer als etwas schlechthin Übergreifendes verstanden werden muß und zweitens „Bewußtseinssteigerung" als etwas Erstrebenswertes erscheinen könnte. Dabei ist dieser Begriff ein in sich janusköpfiger; dem Zuwachs an Weite, Helle und Gegenstandszugewandtheit entspricht ein ganz kongruenter Verlust an Differenzierung, Wertordnung und Freistellung zu ökonomischer Diskontinuität.

Im umfassenderen Raum des Bewußtseins begegnen wir dem gleichen Phänomen, wie eben bei der Besprechung der Wahrnehmungsveränderungen. Die „Bewußtseinssteigerung" erweist sich als von fraglichem Wert; zu diesem Begriff gehört als notwendiger Zusatz die auch von ZUTT herausgearbeitete Anschauung, daß beide Pole der Veränderung des Bewußtseins, sowohl die „Trübung" als auch die „Überwachheit", Entwertungen oder Derivationen in ganz allgemeinem Sinne darstellen, wiewohl sie beide im Einzelfall einmal erstrebenswert sein können; optimal hält sich das Bewußtsein als das faktische Wachbewußtsein zwischen diesen beiden Abgleitungsmöglichkeiten und ist insofern nicht steigerungsfähig.

So übergreifend aber immer das Bewußtsein gedacht werden muß — es entzieht sich daher ja auch der Definition —, so notwendig ist doch immer die gesonderte Beachtung allgemeiner, in sich geschlossener Phänomene, wie Stimmung, Antrieb, Tempo usw.; wir sind bei der Besprechung der psychischen Wirkungen schon darauf eingegangen. Es läßt sich daher die Beschreibung der psychischen Pervitinwirkung zwar theoretisch um den begrifflichen Kern der „Bewußtseinssteigerung" im Sinne ZUTTs gruppieren, doch ist in ihr die psychische Wirkung der Weckamine keineswegs erschöpft.

Wir möchten an dieser Stelle noch einmal darauf aufmerksam machen, in welch anderem Licht die psychischen Veränderungen unter Weckamin-Einfluß erscheinen, wenn man — wie wir z. B. in unserem Fall 11 — gezwungen ist, von den subjektiven Erlebnissen weitgehend abzusehen, und der Blick dadurch fast allein auf das objektiv Ablesbare, nämlich die *Veränderungen im Handlungsablauf* gerichtet ist.

Hier haben die geschilderten Veränderungen des Bewußtseins ihre weitgehenden Entsprechungen. Der Erweiterung des Feldes entspricht eine Steigerung der Impulse zur kleinen Betätigung, das Nicht-Fertig-Werden-Können oder das Steckenbleiben in den Vorbereitungen — wie z. B. der Patient unseres Falles 9 es mit Ausdrücken, wie ,,Montierwut", ,,Symmetriezwang", bezeichnete — und schließlich auch das handelnde Haften am Gegenstand, das wir als *Übervollständigkeit der Handlung* in der Besprechung des forensischen Falles bezeichnet haben. Schon die oben (Kap. III, 1) geschilderten Arbeitsversuche unter Weckamin-Wirkung weisen in die gleiche Richtung; so kommt die Hemmung der Ermüdung besonders bei einförmiger, technisch-stereotyper Arbeit zum Vorschein. Nicht die produktive Tätigkeit, sondern das reine Abarbeiten und Erledigen wird gefördert, das mehr mechanische Abhandeln bei schon gegebenem Durchführungsentwurf.

In solchen Phänomenen mitgegeben ist zugleich auch wieder das Moment der *Entdifferenzierung und Nivellierung;* auch hier — wie im Wahrnehmungsmäßigen — tritt die Tendenz zum Kleinen auf, ZUTT spricht sehr treffend von der ,,Vordergrundskulisse der kleinen Betätigung"; hierher gehört das Putzen, Richten, Ordnen, Reparieren, Montieren usw., womit das Dasein der Suchtpatienten weitgehend ausgefüllt ist.

Auch außerhalb der Weckaminwirkungen sind solche Handlungsweisen bekannt; so z. B. wenn ein Student, der sich die Durcharbeitung eines Lehrbuchkapitels vorgenommen hat, zunächst einmal den Bleistift anspitzt, Papier zurecht legt, auf dem Schreibtisch alles gerade rückt, das Fenster öffnet oder halb schließt, eine Zigarette anzündet, sich die Jacke auszieht, sorgfältig auf den Bügel hängt und, nun schon sich weiter entfernend, erst dies und jenes an Kleinigkeiten erledigt, was schon lange aufgeschoben war. — Aber unter Weckaminwirkung wird alles dies überwertig, bedeutet nicht so sehr eine gewisse Aufstauung des Antriebes zum wirklichen Entschluß, wie es bei jenem Studenten noch sein könnte, als vielmehr ein vorzeitiges Abtröpfeln, Verzetteln des Antriebes und sozusagen eine pathologische Porosität der zu den Antriebsstrukturen gehörigen Staumechanismen.

Die veränderten Handlungsweisen sind nun ebenso sehr nach der Seite des Bewußtseins hin auszulegen und zu deuten — im Fall forensischer Beurteilung muß dies vor allem geschehen —, wie auch nach der Seite des Antriebes. Was die Bewußtseinsseite angeht, so ist hier noch einmal anzumerken, daß eine so veränderte Handlungsstruktur notwendig verknüpft ist mit einer charakteristischen *Veränderung des Zeitbewußtseins.* Die vorausliegende Zeit wird subjektiv überschätzt, ist aber mit überwertigen Kleinigkeiten so ausgefüllt, daß sie als zurückliegende nicht vertan erscheint. Exploriert man Pervitin-Suchtkranke auf diese Phänomene, so ergeben sich kaum noch nachvollziehbare Erlebnisweisen.

Unser Patient K. N. (9) meinte z. B., daß er wohl hätte einschlafen können, wenn er nicht immerfort über gewisse (wahnhafte) Zusammenhänge hätte nachdenken müssen. Seine wahnhaften Ausdeutungen gründeten sich aber in Wirklichkeit auf wenige, an den Fingern herzählbare Einzelfakten, und auch die Ausdeutung selbst war immer die gleiche, und dies endlich über Monate hin — ohne daß ihm wirklich zum Bewußtsein gekommen wäre, daß er immerfort das gleiche dachte.

Ebenso beschäftigte er sich auch wochen-, ja monatelang mit gewissen Reparaturen und Montierungen im Zimmer, z. B. der Befestigung einer Tapetenleiste, der Anbringung einer Zimmerantenne usw., und zwar nicht etwa phlegmatisch, zwischendurch dösend und träumend, sondern vielmehr in einer eigenartigen fieberhaften Unrast. Er verharrte dabei in dieser unablässigen Tätigkeit, ohne zu einem endgültigen Ergebnis zu kommen, und war doch davon voll ausgefüllt.

Hierher gehört auch das Beispiel des pervitinsüchtigen Arztes, der mit dem Einschrauben einer Glühlampe Stunden zubrachte, und die Aussage eines anderen unserer Suchtkranken, daß die Zeit ja endlos sei. Und zwar meinte er nicht nur, daß man unter Pervitin noch die ganze Nacht zur Verfügung habe, sondern er spürte auch in der Beschäftigung selbst keinerlei Zeitdrängung.

Das Bewußtsein scheint von der Fülle der Vorhaben vordergründig ausgefüllt und zu der übergreifenden kritischen Besinnung, die den Zeitverbrauch beim bisher Geleisteten und im Verhältnis dazu den der Vorhaben abschätzt, nicht mehr imstande.

Was die *Seite des Antriebs* andererseits angeht, so ist die Verwandtschaft dieser pathologischen Handlungsweisen mit den von BERINGER analysierten Antriebsverlust-Syndromen deutlich, wenn man besonders das Anfangsstadium im Auge hat, in dem es zu Strukturstörungen und nicht so sehr, wie im fortgeschrittenen Stadium, zu einem echten, quantitativen Schwund von Antrieb kommt.

Gerade von hier aus gesehen ergibt sich, daß man die geschilderte Veränderung des Bewußtseins unter extremer Pervitin-Einwirkung nicht als Grund der veränderten Handlungsweisen ansehen kann. Beide Veränderungen sind korreliert und beide gleichzeitig Ausdruck einer zugrunde liegenden, nur in ihren verschiedenen Aspekten faßbaren Veränderung.

e) Dysphorisch-depressives Zwangssyndrom.

Für die klinisch-psychiatrische Blickrichtung spielen allerdings Veränderungen im Handlungsgefüge bei weitem nicht die Rolle, wie Veränderungen auf dem Erlebnisfelde; doch kommen sie bei der hier sich anschließenden Besprechung der Zwangserscheinungen noch einmal deutlicher in den Blick. Diese stellen eine *dritte Möglichkeit chronisch-psychotischer Ausgestaltung* der psychischen Veränderungen unter Pervitin-Einfluß dar.

Die Hinwendung zum Kleinen, Einzelnen, das Verlieren des allgemeinen Bedeutungszusammenhanges, die generelle Beschäftigungsunrast und die Absorbierung der Handlungsimpulse im Nebensächlichen, Vorläufigen, wodurch die an sich intendierte Haupthandlung immerfort weiter aufgeschoben wird, das Nichtfertig-werden-Können und das Ineinander von Haften und Ablenkbarkeit — all diese aus der experimentell-psychischen Wirkungsweise des Pervitin bekannten Erscheinungen sind ja u. a. auch Elemente des Zwangsmechanismus. Es nimmt daher nicht wunder, daß in Einzelfällen auch dieses Syndrom sicht weitgehend komplettiert.

Am deutlichsten sind Zwangserscheinungen in GREVINGs erstem Fall geschildert. Angedeutet sind sie auch in unserem nichtpsychotischen Fall 9 sowie in den Fällen von KALUS-KUCHER-ZUTT (I) und KALUS (III).

Der zitierte Fall von GREVING ist deshalb besonders interessant, weil bei ihm Zwangserscheinungen bei gequält-dysphorischer Stimmungslage mit rauschhaften

Glückszuständen, in denen es zu den vorher besprochenen allgemeinen Wahrnehmungsveränderungen kam, abwechselten.

GREVINGs Patient mußte zwangsmäßig Laute, Wörter oder ganze Sätze, die er gehört hatte, wiederholen, gelesene Zahlen innerlich wiederholend sagen, wobei er Gesprächen auswich, um nicht die Zahlen plötzlich auch laut auszusprechen. Die Erscheinungen nahmen so zu, daß er schließlich unfähig wurde, einen nur einigermaßen geordneten Tageslauf durchzuführen. Vor dem Anziehen mußte er die Nähte mit den Händen nachfahren, die Knöpfe zählen, das Schlipsmuster mit den Fingern nachzeichnen, die Schnürsenkellöcher von oben nach unten und umgekehrt zählen; in der Wohnung mußte er dem Teppichrand nachgehen, jeden Gegenstand mußte er nach Einzelheiten absuchen und konnte sich nicht davon lösen. Mit jedem Gegenstand waren außerdem eine Unmenge loser Assoziationen verknüpft, die sich imperativ aufdrängten und abgewickelt werden mußten.

Eine andere Patientin (KALUS III) beschäftigte sich mit fast kabbalistischen Buchstaben- und Zahlenkombinationen; sie zählte Telefonnummern zusammen, bildete Quersummen, ordnete nach Primzahlen, untersuchte auf Teilbarkeit, verglich die gefundenen Zahlen mit einer bereits angelegten Sammlung von „glückbringenden" Zahlen, suchte darüber hinaus überall Gegensätze und Verwandtschaften herauszufinden usw., wobei sie bei „ständiger Überwachtheit der Sinne" geistig nicht mehr in der Lage war, alles zu verarbeiten, was sich ihr häufig gegen ihren Willen und gegen ihr Sträuben anbot und aufdrängte.

Für die Intensität des eigentlich Zwanghaften an diesen Erlebnissen ist im wesentlichen die *Stimmungslage* entscheidend. Solange sich alles noch auf einem gehobenen oder auch nur indifferenten Stimmungshintergrund abspielt, übernimmt die Persönlichkeit die Maße der Impulse als eigene Aktivität oder doch als zwar aufgedrängt, aber noch nicht als eigentlich zwanghaft. Erst beim Absinken der Stimmung ins Dysphorisch-Depressive tritt das Element des Leidendhandeln-müssens in den Vordergrund, zugleich wird es zum Motiv des Aufschubs, womit sich das Zwanghafte präzisiert.

Dieses mit dem Zwangssyndrom notwendig verknüpfte *pathische Moment* ist von hier aus gesehen weder aus den Veränderungen des Bewußtseins noch denen des Antriebs herzuleiten.

Der Fall GREVINGs ist nun gerade deshalb so bedeutungsvoll, weil er einen alternierenden Wechsel zwischen den beiden Syndromen zeigte. Mit dem Umschlag der Stimmung ins Rauschhaft-Ekstatische wurde das Zwangssyndrom offenbar wiederkehrend abgelöst von den Erlebnissen freier Steigerung bzw. Veränderung der Wahrnehmungen.

Diese Anschauungen berühren sich weitgehend mit den Ergebnissen der Analyse der Zwangserscheinungen bei Encephalitis lethargica durch BÜRGER und MAYER-GROSS.

Sie stützten sich vor allem auf einen schon früher von MAYER-GROSS und STEINER veröffentlichten Fall „Sawen", der eine Fülle von Zwangserscheinungen bot — innerliches Singen, Zählen usw., darüberhinaus ein dauerndes Lauern und Befürchten, eine Übergewissenhaftigkeit und ständige Skrupel —, vor allem aber introspektiv den gleichzeitig damit gegebenen inneren, bewußtseinsmäßigen Gesamtzustand ausgezeichnet schildern konnte. Der Patient bezeichnete das, was in ihm vorging, als „Registrieren"; er meinte damit das unablässige In-das-Bewußtsein-ziehen eines jeden körperlichen und seelischen Vorganges.

BÜRGER und MAYER-GROSS schlossen, hiervon ausgehend, daß das Auftreten von Zwangserscheinungen grundsätzlich an den Zustand völliger Wachheit gebunden sei, ja sich — im Rahmen encephalitischen Geschehens — besonders in Zuständen abnorm heller Wachheit etabliere. Grundlage der Manifestierung von Zwangserlebnissen ist danach die Kombination eines primitiv gestalteten

Antriebsüberschusses mit einer Veränderung des Bewußtseins in Richtung auf die Überhelle, der „erhöhten Wachheit".

Es wird deutlich, daß der Begriff der „Überwachheit" hier nicht so umfassend gedacht ist, wie bei ZUTT; die Steigerung ist im wesentlichen beschränkt auf die Helligkeit, während die Weite eher als eingeengt gedacht wird; „die erhöhte Wachheit ist anscheinend oft nur eine partielle".

Allerdings steckt hierin auch wieder das vielleicht grundsätzlich unauflösliche Dilemma des Begriffs des Bewußtseins als Ganzem: der Widerstreit seiner Teilaspekte.

Zurückkehrend zu dem Fall GREVINGs mit dem Wechsel des Zwangssyndroms mit dem Syndrom ekstatisch-gesteigerter Wahrnehmungen ist nun zu sagen, daß die von BÜRGER und MAYER-GROSS genannten fundierenden Faktoren Antriebsüberschuß und Bewußtseinsüberhelle zur Manifestierung des vollständigen Zwangserlebens nicht genügen; sie sind beiden Syndromen eigen. Das unterscheidende Moment liegt in der geleisteten oder fehlenden *personalen Regie*, die dem Bewußtsein und damit auch Phänomenen, wie Verdrängung, Abspaltung usw., übergeordnet ist. Es stehen sich die rauschhafte Ichausweitung, in der die Masse der Handlungs- und Wahrnehmungsimpulse übernommen wird, und die Einschrumpfung der Person zu einem zunächst noch kämpfenden, im weiteren Verlauf aber unterliegenden Rest neben dem mit ihm nur durch das Leiden noch verbunden, verselbständigten Zwangsgeschehen diametral gegenüber.

So ordnen sich nun nebeneinander das *paranoid-mikrohalluzinatorische Syndrom*, das *dysphorisch-depressive Zwangssyndrom* und das *Syndrom der ekstatisch-gesteigerten Wahrnehmungen* als von einem einheitlichen Mittelpunkt her divergierende Ausformungen, die erst im Extremfall gegenseitig sich auszuschließen scheinen, im übrigen meist gemischt vorkommen.

f) Sexualneurotische Überformung.

Anhangsweise mag hier noch der Fälle Erwähnung getan werden, bei denen primärcharakterlich-sexualneurotische Momente sich in der Ausgestaltung der Psychose durchsetzen. Besonders eindrücklich sind in dieser Beziehung die Fälle von STAEHELIN, KALUS, KUCHER und ZUTT (II) und HARDER (II); am Rande zugehörig ist auch der Fall von DAUBE (IV, Katamnese = 7).

Auch in diesem Bereich kommen zunächst einmal Steigerungsformen der schon außerhalb der Sucht bekannten Wirkungen des Pervitins auf die Sexualität vor. Die ersten Beobachtungen stammen von KRAMER; es kommt zu einer Steigerung und evtl. auch Ausbreitung der sexuellen Empfindungsfähigkeit und gleichzeitig zu einem Aufschub des Orgasmus, der anscheinend, solange er noch zustande kommt, häufig auch gesteigert erlebt wird. Im vorgeschrittenen Stadium einer Sucht tritt Potenzverlust ein, und schließlich verflüchtigen sich die sexuellen Erlebnisse vollständig in die Phantasiesphäre.

Im Fall STAEHELINs blieb es grundsätzlich bei diesen Erscheinungen, allerdings steigerte sich der Patient aktiv in langdauernde sexuelle Rauschzustände hinein, wobei sehr prägnante szenarische Visualisierungen auftraten, die jedoch subjektiv den Charakter von Einbildungen behielten.

Im zweiten Fall HARDERs ging die Entwicklung weiter bis zu halluzinatorischen Erlebnissen, deren Auftreten und Ausgestaltung der Patient schließlich nicht mehr in der Hand hatte, wenn auch ein gewisses aktives Moment wohl noch immer beteiligt war.

Im Fall KALUS-KUCHER-ZUTT (II, Katamnese: KALUS II) setzten sich sexuelle Inhalte bei dem Patienten, der schon immer unter homosexuellen Neigungen gelitten hatte, in der

Psychose als halluzinatorische Stimmen sexuellen Inhalts durch. Auf Grund dieser teilweise auch imperativen Stimmen schrieb der Patient Briefe obszönen, sadistisch-sexuellen Inhalts an Angehörige von Kriegsgefallenen, was schließlich zu seiner Verhaftung führte. Dieser Fall wird gleich anschließend noch ausführlicher besprochen werden; es sei hier schon hervorgehoben, daß psychogene Momente im Ausbau der Psychose eine wesentliche Rolle spielen.

In den beiden Fällen Staehelins und Daubes (IV = 7) waren die Wirkungen des Pervitins auf die Sexualität eine wesentliche Triebfeder für die weitere Unterhaltung der Sucht.

Uns erscheint hieran wesentlich die Hereinnahme primärcharakterlicher Elemente in den inhaltlichen Ausbau der Psychose, was später bei der Besprechung ihres „reaktiven" Charakters noch einmal verwendet werden wird.

g) Zur Frage der Dämmerzustände.

Eine gesonderte Stellungnahme erfordert die von Kalus, Kucher und Zutt aufgestellte Gruppe von Pervitin-Psychosen mit Ausbildung von Dämmerzuständen, womit auch die Frage nach hirnorganischen Bewußtseinsveränderungen auf Grund von Pervitin-Wirkungen tangiert wird.

Der wichtigste Fall dieser Gruppe ist der zweite Fall der genannten Autoren; doch ist von Kalus wesentliches katamnestisches Material nachgetragen worden, wodurch erstens der Dämmerzustand nun eingelagert erschien in eine schon viele Monate bestehende Psychose mit den gleichen paranoid-halluzinatorischen, phantastisch-kosmischen Erlebnissen, wie sie aus dem Dämmerzustand geschildert wurden; zum anderen wurde deutlich, in welchem Maße in diesem Fall psychogene Momente an der Ausgestaltung der Psychose beteiligt waren. Ausdrücklich betont wurde der demonstrativ-psychogene Faktor in dem dort angeführten Gutachten der Charité über den Patienten; er ergibt sich im übrigen auch aus dem besonders dichten Zusammenhang zwischen primärcharakterlichen Verhaltensweisen, wie der Neigung zu Tagträumereien und weltanschaulichen Spintisierereien unter Einbeziehung kosmischer Vorstellungen, und den psychotischen Erlebnissen, die vielfach nur eine quantitative Steigerung davon darstellen.

Dem Eintritt des Dämmerzustandes selbst ging zeitlich ein akuter Erregungszustand vorher, der sich unmittelbar aus einem Konflikt des Patienten mit seinen Vorgesetzten ergab und immerhin so ausgeprägt war, daß Lazaretteinweisung erfolgte. Einige Wochen später wurde der Patient vom Militärdienst entlassen und erhielt, wieder einige Wochen später, eine Anstellung an einem Krankenhaus, wo nach 10 Tagen der Dämmerzustand einsetzte, an dessen Beginn der Patient im Verfolg seiner primären homosexuellen Neigungen einem Pfleger einen entsprechenden Antrag machte und dann „nach einem Lustknaben" verlangte.

Wenn auch die situative Bedingtheit dieses Dämmerzustandes (auch in der Katamnese) nicht näher geklärt, bejaht oder ausgeschlossen ist, so besteht doch der Verdacht, daß es sich um einen psychogenen Ausnahmezustand gehandelt hat, in dessen Ausgestaltung allerdings Pervitinwirkungen sicher als überformende Faktoren eingingen. Die Zustandsschilderung läßt sicher-hirnorganische Symptome nicht so deutlich werden, daß eine solche Auffassung ausgeschlossen erschiene.

Von Kalus-Kucher-Zutt wird auf den zweiten Fall Grevings als auf einen Parallelfall hingewiesen. Doch handelt es sich hier um andere Phänomene: schon seit $2^1/_2$ Jahren traten hin und wieder, besonders gegen Abend, ausgesprochen somnolente Zustände mit Gangunsicherheit, Sprachstörungen usw. auf, die schon früher den Verdacht erweckt hatten, der Patient stünde unter Morphiumwirkung;

bei einer internistischen Behandlung kam es zudem zu einem nächtlichen Verwirrtheitszustand. Ähnliches wiederholte sich gelegentlich. Bei der Aufnahme erschien der Patient stark verlangsamt, schwerbesinnlich, umständlich, perseverierend und mnestisch erheblich gestört; der Zustand wurde mit einer leichten epileptischen Benommenheit verglichen.

In diesem Fall bestanden allem Anschein nach echte hirnorganisch-psychische Veränderungen, die sich durch ihren Somnolenzcharakter erheblich unterscheiden von den Verhaltensweisen des Patienten von KALUS-KUCHER-ZUTT im Dämmerzustand. Diese Erscheinungen sind nach allen bisherigen Erfahrungen derart exceptionell innerhalb der Spielbreite der Pervitinwirkungen, daß der Verdacht, der Patient habe außer Pervitin auch sedierende Mittel, wie Morphium oder Schlafmittel, in höheren Dosen gebraucht, nicht von der Hand zu weisen ist.

Die Somnolenzzustände waren die ersten auffälligen Erscheinungen, ihre zeitliche Korrelation mit den übrigen psychotischen Symptomen ist nicht klar genug dargestellt. Auch spielte sich der Fall ab, als Pervitin noch nicht unter das Betäubungsmittelgesetz fiel. So lag es für den Patienten, der grundsätzlich die Tendenz hatte, einen Medikamentenabusus abzustreiten, nahe, nur den Pervitingebrauch zuzugeben.

Der Fall würde durch die Kombination von Pervitin- und Hypnoticum-Mißbrauch an den Fall von Voss (II) und unseren Fall 4 erinnern. Weiteres Material ist zu dieser Gruppe nicht mehr beigesteuert worden, so daß es wohl *kaum noch angängig* erscheint, *sie weiter als eine spezielle Untergruppe psychotischer Ausgestaltung beizubehalten.*

h) „Psycho-organische Symptome."

In diesem Zusammenhang ist schließlich noch einzugehen auf die Beteiligung „psycho-organischer Symptome" oder einer *Bewußtseinsveränderung im hirnorganischen Sinne*, wie sie neuerdings von HARDER und KEYSERLINGK wieder stärker betont werden.

HARDER beschreibt in seinem ersten Fall als psycho-organische Symptome eine affektive Veränderung des Patienten dergestalt, daß er während der ersten Woche der Entziehung in seiner „wurstig-euphorischen Stimmung durcheinander lachte und weinte". Näher werden diese Erscheinungen und ihr Wert als hirnorganische Symptome dann in der Besprechung nicht definiert.

Auch KEYSERLINGK betont ganz allgemein unter Hinweis auf die Fälle von GREVING (II) und KALUS-KUCHER-ZUTT (II), daß Bewußtseinsveränderungen vorkommen; er erklärt ihre bisherige Ablehnung durch zahlreiche Autoren mit der Vermutung, daß sie erst unter extrem hohen Pervitindosen zustande kommen würden.

Im Bereich der psychischen Veränderungen unter Pervitinwirkung versteht es sich von selbst, daß alle auftretenden Erscheinungen im Prinzip und im Kern irgendwie auf die medikamentöse Noxe zurückgehen und daher grundsätzlich als exogen aufzufassen sind. Bislang ist es auch noch nicht in ausreichendem Maße gelungen, innerhalb der Pervitinwirkung eine rein zentralnervöse Komponente von etwaigen peripher-nervös, z. B. speziell auf die Sinnesorgane einwirkenden, sicher zu trennen.

Unter diesen Umständen hat die Rede von psycho-organischen Symptomen oder Bewußtseinsveränderungen nur dann einen Sinn, wenn damit Veränderungen gemeint sind, die auch sonst als Ausdruck von Hirnstörungen vorkommen und vor allem für eine hirnorganische Genese beweisend sind. Syndrome dieser Art wären etwa das Delir oder der amnestische Symptomenkomplex, einzelne Symptome dieser Art wären z. B. die Merkfähigkeitsstörung, das Perseverieren, die Somnolenz, die Bewußtlosigkeit, die Affektinkontinenz usw., sofern sie typisch ausgeprägt sind.

Charakteristisch für die psychischen Veränderungen unter Pervitineinfluß scheint uns nun gerade der Umstand zu sein, daß solche *groben hirnorganischen Symptome* unter ihnen offenbar *nicht vorkommen*; dadurch unterscheidet sich das Pervitin von anderen zentralwirksamen Substanzen, wie Alkohol, Morphium, Barbituraten usw., Verdünnungen dieser Symptome, wie z. B. die oben aus HARDERs Beschreibung angezogene Affektlabilität, sind vieldeutig, sie können hirnorganisch bedingt sein, müssen es aber nicht. Zweifellos steckt z. B. auch in den beschriebenen Zwangsphänomenen ein persevatorisches Element, doch ist es nicht so ausgeprägt, daß es für eine hirnorganische Genese beweisend wäre; ganz identische Phänomene kommen im Bereich endogener Psychosen, auf charakterlicher oder neurotischer Grundlage vor. So tragen gewiß auch die „mikrohalluzinatorischen" Erlebnisse ein angedeutet delirantes Element in sich, ohne daß dies aber eine beweisende Prägnanz erreichte; wir sahen ähnliche Symptome gelegentlich auch auf dem Boden einer endogenen Psychose sich ausbilden.

Nur der umgekehrte Schluß scheint uns sinnvoll: Die im Rahmen einer Pervitinpsychose sich manifestierenden Symptome sind grundsätzlich als hirnorganisch insofern anzusprechen, als der Faktor einer Hirnstörung an ihrer Genese jedenfalls beteiligt ist; die Pervitinpsychosen bereichern in diesem Sinne unsere Kenntnis möglicher psychotischer Erscheinungsweisen einer pathophysiologisch allerdings noch nicht näher definierten toxisch bedingten Hirnstörung. Festzuhalten ist jedoch, daß dieser Faktor anscheinend niemals isoliert zur Auswirkung kommt, sondern sich mit anderen Faktoren, auf die gleich hinzuweisen sein wird, kombiniert.

GREVING urteilte übrigens ganz übereinstimmend, vermißte allerdings Beispiele für das Auftreten von Zwangserscheinungen auf hirnorganischer Grundlage; wir verweisen dafür noch einmal auf die angezogenen Arbeiten von MAYER-GROSS und STEINER sowie BÜRGER uud MAYER-GROSS, die einen Zugang zu der damals lebhaft geführten Diskussion dieser Frage bieten.

Um einem Mißverständnis vorzubeugen, müssen wir vorerst noch einmal auf die *Bewußtseinsveränderung, als* „Steigerung" im Sinne ZUTTS gedacht, zurückkommen; auch sie stellt ja eine Bewußtseinsstörung im allgemeinen Sinne, und zwar so, wie sie im Rahmen einer Pervitinsucht auftritt, auch als grundsätzlich toxisch bedingte Veränderung im hirnorganischen Sinne dar. So stellt ja auch ZUTT die „Überwachheit" ausdrücklich der „Trübung", also der Somnolenz, einem exquisit hirnorganisch bedingten Bewußtseinszustand gegenüber. Und wir selbst stehen nicht an, diese Art der Veränderung in gegebenem Fall einmal auch unter den forensischen Begriff der Bewußtseinsstörung zu subsummieren.

Und doch ist diese Gegenüberstellung und Gleichordnung der beiden *polaren Bewußtseinsveränderungen* nur eine vorläufige. Schon praktisch spielt die Bewußtseinstrübung eine unvergleichlich wesentlichere Rolle; auch sind Abstufungsreihen faßbar, die bis zum Extrem der Bewußtlosigkeit gehen. So viele symptomatologische Beziehungen von den Pervitinpsychosen auch zu anderen psychotischen Zuständen gezogen werden können, so sehr isoliert steht doch bislang — von jenen zitierten Encephalitisfällen abgesehen — noch das an ihrer Genese beteiligte Phänomen der „Überwachheit" andererseits. Auch sind Steigerungsformen oder ein Extremzustand bislang nicht beschrieben oder auch nur recht vorstellbar. So bleibt die polare Gegenüberstellung zunächst noch ein *Ansatz*, und es gilt erst noch, verwandte Strukturen auch bei andersartigen Hirnstörungen aufzusuchen, ehe das Phänomen der „Überwachheit" in voller Entsprechung dem Zustand der Trübung oder Somnolenz gegenübergestellt werden kann. Im weiteren soll daher unter Bewußtseinsstörung oder -veränderung der alte, bisher gebräuchliche Begriff, wie er sich aus der Kenntnis gröberer Hirnstörungen ergeben hat, gemeint sein.

HARDER schließt von der Beteiligung „psycho-organischer" Symptome bei den *Pervitin-Psychosen und den Alkohol-Halluzinosen* auf die organische Genese auch dieser letzteren Psychoseart, die früher gelegentlich bestritten wurde. Dieser Schluß bleibt möglich, auch wenn das Vorkommen psycho-organischer Störungen im gewöhnlichen Sinne verneint wird, er müßte nur etwa lauten: Die exogene Entstehung der Pervitin-Psychose ist durch die nach allen Beobachtungen feststehende zeitliche Bindung an die unmittelbare Medikamentwirkung deutlicher erwiesen, als bei den Alkohol-Halluzinosen, die symptomatologisch im übrigen übereinstimmen können, so daß sich hieraus ein Hinweis auch auf deren exogene Entstehung ergibt.

Im übrigen halten wir, was die Parallelität dieser beiden Psychosearten angeht, immer noch ZUTTs Einwand, daß die Alkoholhalluzinose keineswegs derartig aus der unmittelbaren Alkoholwirkung herauswächst, wie dies für die Pervitinpsychosen hinsichtlich der akuten psychischen Pervitinwirkung zutrifft, für bedeutungsvoll.

Darüber hinaus darf unseres Erachtens nicht übersehen werden, daß wesentliche Unterschiede insofern bestehen, als bei der Alkoholhalluzinose fließende Übergänge zum Delir vorkommen, daß es eine chronische, in Demenz übergehende Form gibt, und daß — nach BENEDETTIs überzeugenden Untersuchungsbefunden — in etwa der Hälfte der akuten Fälle während oder sogar noch nach der Halluzinose amnestische Symptome als Ausdruck des allgemeinen Hirnschadens nachweisbar sind. Auch in der psychotischen Symptomatik selbst bestehen gewisse Unterschiede; so neigt die Alkoholhalluzinose viel deutlicher zur Ausbildung eines verbalhalluzinatorischen Syndroms mit den Phänomenen des Gedankenlautwerdens und ständig kommentierender, über das gesamte frühere und gegenwärtige Erleben des Patienten orientierter Stimmen, während andererseits bei der Mannigfaltigkeit der Bilder gewiß auch manche identische Einzelfälle aufgezeigt werden können.

Übrigens kommen auch bei der Alkoholhalluzinose „mikrohalluzinatorische" Erlebnisformen, z. T. mit Einbau in eine Art Parasitenwahn vor, doch werden sie mit Paraesthesien auf Grund einer alkoholischen Polyneuritis in Beziehung gesetzt (DAUBE, SCHWARZ, SCHROEDER). Dagegen sind die wahnhaften Parasitenvorstellungen innerhalb von Pervitinpsychosen höchstens einem pruritusartigen diffusen Hautjucken korreliert, das nicht die Prägnanz polyneuritischer Paraesthesien erlangt (eig. Fall 10).

Insgesamt läßt sich wohl annehmen, daß die Alkoholhalluzinosen symptomatologisch stärker hirn- oder allgemeiner neuro-organisch determiniert sind als die Pervitinpsychosen.

i) Situativ-reaktive Momente.

BENEDETTI betont allerdings auch für die Alkohol-Halluzinosen den dichten Zusammenhang der paranoid-halluzinatorischen Symptomatik mit jeweiligen, situativen Momenten des Einzelpatienten. Die Halluzinose stellt nach seiner Darstellung sozusagen die Vergegenständlichung der unbestimmten Angstsituation dar, die sich aus dem sozialen Konflikt, aus dem Verlust mitmenschlicher Kommunikationsmöglichkeit und der Aufstauung von aggressiven Regungen eben wegen dieses Kommunikationsverlustes ergibt. „Die Süchtigkeit stempelt das Dasein als bedrohtes ab."

Dieses gilt zweifellos ganz allgemein; aber daß es doch nicht bei allen Suchtformen mit derartiger Häufigkeit zu psychotischen Reaktionen kommt, wie es für das Pervitin zu sein scheint, weist doch darauf hin, daß die situativen Momente zwar beteiligt sind, aber nicht ausschlaggebend sein können und daß für die Steigerung der psychischen Reaktionen bis zur ausgesprochenen Psychose der Artfaktor des Medikamentes von wesentlicher Bedeutung sein dürfte.

Allerdings, *innerhalb des psychotischen Geschehens* spielen situationsreaktive Momente auch bei den Pervitinpsychosen eine wesentliche Rolle.

Wir haben anfangs der Besprechung der psychotischen Symptomatik bereits auf den engen Zusammenhang zwischen der jeweiligen Situation des Patienten und dem sich ausbildenden paranoid-halluzinatorischen Syndrom hingewiesen. Dieses tritt nicht abgelöst von den äußeren Umständen und selbständig in Erscheinung, sondern ist auf sie sehr dicht bezogen.

Irgendeine gegenständliche Füllung muß allerdings jedes paranoide Syndrom haben, aber das situations-unabhängige, eigenproduktive Element ist doch gerade bei den Pervitinpsychosen besonders gering; es erschöpft sich häufig in der Übertreibung der realen Verhältnisse. Die Patienten fühlen sich beobachtet, und sie sind es ja auch in gewissem Grade, und zwar eben von den gleichen Personen oder Dienststellen (dem Ehepartner, der Polizei, dem Rauschgiftdezernat usw.), die sie dessen im Verdacht haben. Die Stimmen halten den Patienten das veränderte Verhalten, das sie auch selbst registrieren, vor (DAUBE I), oder Lügen, die sie tatsächlich gebraucht haben (DAUBE II), rufen den Patienten beim Namen (BINDER, KALUS III) oder beziehen sich auf die gegenwärtige Fluchtsituation („bald haben wir ihn! Achtung, aufpassen!", HARTMANN, eig. Fall 9). Hierher gehören auch der starke Realitätscharakter der Trugwahrnehmungen (die Stimmen sind in der jeweiligen Situation so wahrscheinlich und „möglich", daß die Patienten sich veranlaßt sehen nachzuprüfen, ob wirklich jemand da ist), der Versuch der Patienten, auch die übrigen psychotischen Vorstellungen in einen möglichst dichten Bezug zur Realität zu bringen, sowie ihre Neigung zum situationsgerechten Ausweichen und Korrigieren.

Stark situativ determiniert ist auch der Eifersuchtswahn, und daß er so häufig im Rahmen der Pervitinpsychosen auftritt, ist ein Hinweis für die Bestimmungskraft der situativen Momente. Auch das, was über die Durchsetzung primärer sexualneurotischer Momente in der Psychose gesagt wurde, liegt in dieser Richtung. Charakteristisch ist schließlich auch das „Aufgebauschte", das Moment der aktiven Übersteigerung zwar nicht der Psychose im ganzen, aber doch ihrer Einzelheiten.

Dieses situations-reaktive, psychogene Moment kann im Einzelfall so im Vordergrund stehen (KALUS-KUCHER-ZUTT II, eig. Fall 8), daß die Unterscheidung von einfachen paranoiden Reaktionen oder psychogen-psychotischen Verhaltensweisen schwierig wird.

k) Zusammenfassung.

Faßt man die vorstehenden Anschauungen zusammen, so ergeben sich drei Quellen, aus denen sich die Entwicklung einer Pervitinpsychose speist:

1. Das von ZUTT hervorgehobene *Moment der pathologischen Steigerung der allgemein psychischen Wirkungen* des Pervitin; aber aus dieser Steigerung allein ergeben sich nicht unmittelbar

2. *die formalen psychotischen Elemente* (Verstimmung, Zwang, Wahn, Halluzination), die vielmehr ganz unspezifische Reaktionsformen des Psychischen auf irgendeine Störung (hirnorganischer, endogener oder belastungssituativer Art) darstellen.

Ihre inhaltliche Füllung erhalten diese formal-psychotischen Elemente bei Pervitinpsychosen

3. in äußerst *enger Abhängigkeit aus den Gegebenheiten der äußeren und inneren (charakterlichen) Situation* des jeweiligen Patienten selbst, wobei die speziellen psychischen Wirkungen des Pervitin modifizierend und selegierend eingehen.

Zum Unterschied von anderen „exogenen Psychosen" handelt es sich bei den Pervitinpsychosen nicht um selbständige Formen, sondern um *psychotische Reaktionen*, die an die Fortwirkung des Medikaments unmittelbar gebunden sind. Es ist bislang kein Fall bekanntgeworden, bei dem die Psychose nach Absetzung des Medikamentes sich selbständig weiterentwickelt hätte. Die Pervitinpsychosen nehmen daher auch nicht den Verlaufstyp, wie er von BÜSSOW z. B. für die Perniciosa- und Malaria-Psychosen oder von BECKMANN für die Puerperal-Psychosen herausgearbeitet worden ist[1].

Die Ausformung der psychotischen Reaktionen im Rahmen einer Pervitinsucht geht nach den bisherigen Erfahrungen in bestimmte charakteristische Richtungen.

Entweder kommt es ganz *akut* zu einer *foudroyanten Angstpsychose* mit Ausbildung einer paranoid-halluzinatorischen Symptomatik in intensitativer Relation zu dem ängstlichen Verstimmungszustand.

Oder es kommt zu einer mehr *chronischen* Psychose paranoischen Charakters mit drei speziellen Entwicklungstendenzen in Richtung:

1. des *Syndroms ekstatisch gesteigerter Wahrnehmungen*,
2. des *depressiv-dysphorischen Zwangssyndroms* und
3. des *paranoid-mikrohalluzinatorischen Syndroms*.

Die bezeichneten Syndrome stellen Idealtypen dar, die in der psychotischen Entwicklung lediglich intendiert aber nicht immer voll oder isoliert verwirklicht werden; vielmehr kommen praktisch Mischzustände, Schwankungen im Überwiegen des einen oder anderen Syndroms oder ein phasenhafter Wechsel vor.

Allen drei Syndromen ist gemeinsam das *Prävalieren einer Veränderung im Wahrnehmungs-Erlebnisfeld* im Sinne gesteigerter Erregbarkeit, einer gewissen Enthemmung und zugleich aber auch Entdifferenzierung, wie sie oben näher charakterisiert wurde. Man wird nicht fehlgehen, wenn man darin eine spezielle

---
[1] Zur in Einzelfällen akut werdenden Frage der prozeßhaften Persönlichkeitsveränderung nach einer Pervitinpsychose vgl. das folgende Kapitel über die Entziehung.

psychische Pervitinwirkung vermutet, die neben die Veränderungen im Sinne der *Antriebssteigerung* und *Bewußtseinsüberwachheit* tritt. Unverständlich bleibt jedoch vorderhand die allgemeine Tendenz des in hohen Dosen suchtmäßig verwandten Pervitin, psychotische Reaktionen überhaupt in solcher Häufigkeit hervorzurufen. Hierdurch zeichnet sich Pervitin vor den sonst in Deutschland üblichen Suchtmitteln ganz speziell aus. Ohne zu glauben, daß ein wesentliches ursächliches Moment darin läge, möchten wir doch an dieser Stelle noch einmal erwähnen, daß die Schlaflosigkeit eine Vorbedingung des Auftretens einer Psychose im Rahmen einer Pervitinsucht zu sein scheint.

Siebentes Kapitel.

Die Entziehung.

Es ist oft betont worden, bei der Pervitinsucht gäbe es keine Entziehungserscheinungen; dasselbe ist auch für die Benzedrinsucht behauptet worden. Wie bei der Diskussion um die Sucht selbst, handelt es sich auch hier um eine Definitionsfrage. Gewiß ist das Auftreten von Entziehungserscheinungen ein wesentliches Charakteristikum für eine echte Sucht, und doch besteht zwischen beidem kein unmittelbarer Zusammenhang. In den theoretischen Überlegungen stellen Entziehungserscheinungen häufig ein wesentliches Motiv für das Fortbestehen des Suchtverhaltens dar, und für eine mehr pharmakologisch ausgerichtete Suchtdefinition sind sie sogar unerläßlich.

Gewöhnlich sind sie auch, z. B. bei einer schweren Morphiumsucht, dramatisch oder sogar bedrohlich; aber sie müssen es nicht sein. Gerade aus der Nachkriegszeit gibt es wieder, auch aus eigener Erfahrung zu bestätigende Berichte über ein auffälliges Fehlen von Entziehungserscheinungen besonders auch bei der Morphiumsucht (LEMKE, BAUM, FREIBERG, SCHWARZ), wofür nicht allein die manchmal geringeren Dosen verantwortlich zu machen sind.

Will man nicht den Suchtbegriff zum Zwecke einer nur theoretischen Vereinfachung allzu eng fassen, so wird man die Entziehungserscheinungen zwar als ein charakteristisches Symptom, aber doch nicht als einen unerläßlichen Bestandteil des Suchtsyndroms ansehen. Für einen psychiatrisch-klinisch brauchbaren Suchtbegriff halten wir z. B. die in Abhängigkeit von der Sucht auftretenden sozialen Folgeerscheinungen für wesentlicher als die pharmakologisch-körperlichen, die in der Entziehung deutlich werden können. Das Gewicht — und die Gewalt der sozialen Institutionen sind es auch, die fast ausschließlich die Behandlung des Suchtkranken notwendig machen.

Der in der Bedrohung der sozialen Existenz gelegene Druck oder Zwang formt auch in vielen Einzelheiten das Erscheinungsbild der Süchtigkeit wesentlicher als der Faktor der Medikamentwirkung. Der soziale Aspekt ermöglicht — neben den psychologischen Kategorien des Suchtverhaltens — erst die Zusammenfassung der Suchten als solcher in Absehung von ihren Richtungen auf unterschiedliche Medikamente, stoffliche oder auch andere Genußmöglichkeiten.

Ist zwar so die Sucht als solche nicht so sehr durch ihren Gegenstand bestimmt, so haben doch andererseits die Entziehungserscheinungen, wenn sie auftreten, in ihrer Art und Ausprägung einen recht speziellen Bezug zu der Medikamentart;

und insofern hat auch die Pervitin- oder Benzedrinsucht ihre spezifischen Entziehungserscheinungen. Sie sind bislang niemals bedrohlich gewesen, aber sie sind doch in vielen Fällen ausgeprägt. In ihren Hauptkennzeichen sind sie unabhängig davon, ob eine Psychose im Laufe der Sucht aufgetreten ist oder nicht.

a) Schlafsucht.

Als die wesentlichsten Entziehungserscheinungen einer nicht durch Mißbrauch anderer Medikamente komplizierten Pervitinsucht möchten wir bezeichnen: *Antriebslosigkeit, Apathie und Schlafsucht*, eventuell mit nachfolgender *Appetitsteigerung*. Dabei ist die Schlafsucht in den ersten Tagen das auffälligste Symptom. Bemerkenswert langdauernde Schlafzustände werden gewöhnlich auch von den Süchtigen schon anamnestisch angegeben, sofern sie nämlich Selbstentziehungsversuche unternommen haben (LOEWENSTEIN, GREVING I und II, STAEHELIN u. a.).

Ganz ausgeprägt war die Schlafsucht in den Fällen HARDER I, BINDER, KALUS II, eig. Fälle 8 und 9: mehr anfallsartig und dadurch an narkoleptische Zustände erinnernd trat sie im Fall GREVING I auf; weniger deutlich, aber doch noch als vermehrtes Schlafen bezeichnet, wurde sie in den Fällen STAEHELIN (Entziehungsbehandlung) und HARTMANN. In weiterer Verdünnungsform wird nur noch eine Schläfrigkeit angeführt (eig. Fälle 5 und 6) oder Antriebsarmut und Müdigkeit (STIEDA, HAGUENAU-AUBRUN) oder Apathie (KRAMER I und VII, WALTHER).

Müdigkeit und Schlafsucht stehen auch in der Liste der Selbstangaben über Erscheinungen nach dem Aufhören mit dem Amphetamin-Gebrauch der Militärgefangenen von MONROE und DRELL an erster Stelle.

Die auffällige Antriebsabschaltung und Schläfrigkeit fehlt in einigen Fällen. Unsere eigenen Fälle weisen darauf hin, daß das Fehlen von Schlafsucht in der Entziehung mit dem Fehlen von Schlaflosigkeit während des Pervitingebrauchs zusammengeht. Die Patienten unserer Fälle 1 und 10 unterdrückten die Schlaflosigkeit durch zusätzlichen Phanodormgebrauch, oder hatten gelernt, unter Pervitinwirkung zu schlafen (3 und 9 beim Rückfall); in all diesen Fällen fehlte das Symptom der Schlafsucht in der Entziehung. Dagegen war es im letzteren Fall ausgeprägt während der ersten Entziehung, vor der der Patient unter erheblicher Schlaflosigkeit gelitten hatte.

Diese Zusammenhänge legen die Annahme nahe, daß es sich bei der Entziehungsschlafsucht doch in gewissem Sinne um ein Nachholphänomen handelt.

b) Antriebsverminderung.

Im typischen Fall ist die Entziehungsschlafsucht von einem Somnolenzzustand gut zu unterscheiden; charakteristisch ist die rasche Erweckbarkeit, das antriebslose Hindämmern, aus dem heraus die Patienten jederzeit sofort voll ansprechbar sind. Es erscheint daher durchaus möglich, daß die Schläfrigkeit hierbei nur ein Sekundärphänomen und die Antriebslosigkeit das Wesentliche ist, wie diese ja auch noch häufiger bemerkt worden ist als Schläfrigkeit oder ausdrückliche Schlafsucht.

Gelegentlich kommt es zu einem angedeutet phasenhaften Wechsel zwischen einer auf die unmittelbare Pervitinwirkung zurückgehenden motorischen Unruhe und der Apathie (KRAMER VII, HARTMANN). Ähnliches wird auch von einzelnen

Patienten anamnestisch für die Suchtzeit selbst angegeben (z. B. DITTMAR, aber auch KALUS-KUCHER-ZUTT III, WALTHER), wobei das apathische Verhalten gelegentlich noch die Note des Stuporösen erhält und subjektiv als *Starrezustand*, als völlige Initiativelosigkeit bei klarem Denken erlebt wird.

Diese anamnestischen Angaben sind allerdings deshalb schwer zu verwerten, weil sich im einzelnen die Korrelation zwischen dem phasenhaft wechselnden Antriebsverhalten und der Menge eingenommener Mittel kaum noch sicher genug klären läßt. So bleibt unklar, ob es sich bei den anamnestisch geschilderten Schwankungen um dasselbe Phänomen handelt, das als Wechsel zwischen motorischer Unruhe und apathisch-antriebslosem Hindämmern in der Entziehung zu beobachten ist. Handelt es sich nicht nur um ein Entziehungssymptom, so würde es ein sehr bemerkenswerter Hinweis darauf sein, in welch tiefgreifender Weise das Pervitin in die Antriebsstrukturen eingreift, für deren Pathologie die Möglichkeit der phasenhaften Aufspaltung in konträre Erscheinungsweisen charakteristisch ist.

Dagegen spielen *Verstimmungsmomente* bei weitem nicht die gleiche Rolle; manchmal kommt es zu einer moros-abweisenden Haltung (DAUBE I) oder zu einer leichteren (BINDER) oder ausgeprägteren (HARDER II) depressiven Verstimmung; letzterer Patient äußerte dabei auch Suicidabsichten. Einen demonstrativ-frustranen *Suicidversuch* unternahm die erste Patientin DAUBEs; zu einem Suicidversuch kam es auch im Fall von AUERWALD-BRIKEN.

c) Appetitsteigerung und andere Erscheinungen.

Eine auffällige *Appetitsteigerung* sahen wir in unseren Fällen 1 und 9, im letzteren Falle fast ins Groteske gesteigert und schon als eine Art Suchtersatz imponierend. Auch sie stellt wohl eine Nachhol-Erscheinung entsprechend dem Appetitverlust unter Pervitinwirkung dar.

Schwere vegetative Symptome fehlen vollständig. Zeichen wie Schweißausbruch, Tremor, Hautblässe oder dgl. werden nur in den Aufnahmebefunden erwähnt und gehören zweifellos noch zu den direkten Pervitinwirkungen. Dabei ist theoretisch gewiß die Folgenlosigkeit einer langdauernden und hochgradigen vegetativen Stimulierung, wie sie im Rahmen einer Pervitinsucht vorkommt, überraschend.

Schmerzhafte Beschwerden sind selten; im Fall von WALTHER traten Kopfschmerzen, im Fall von HARDER (II) heftigere „Nervenschmerzen" auf. Dieser letztere Fall weist neben der schwereren depressiven Verstimmung auch noch die Besonderheit auf, daß es während einer leichten Insulinisierung zu einem *Krampfanfall* kam.

Auch in unserem Fall 4 trat ein Krampfanfall auf, doch handelte es sich um eine gemischte Phanodorm-Pervitinsucht, und wir möchten das Auftreten des Anfalles eher auf die Barbitursäurekomponente beziehen. Krampfanfälle traten schließlich auch noch im Fall III von KEYSERLINGK, und zwar anscheinend während der Suchtzeit, auf. Der Patient war zuvor eukodalsüchtig gewesen und stellte sich dann auf Veritol, Coffein und vor allem Pervitin um (sämtlich per injectiones). Die Auslösung von Krampfanfällen durch Amphetaminderivate ist ein ungewöhnliches Vorkommnis (s. S. 55). Die Schilderung KEYSERLINGKs ist nur sehr kursorisch, weshalb es unklar bleiben muß, ob das dreimalige Auftreten von Anfällen hier wirklich durch Pervitinwirkung bedingt war. Insgesamt möchten wir annehmen, daß Krampfanfälle wohl kaum zum unkomplizierten Entziehungsbild einer Pervitinsucht gehören, wenn sich auch eine ganz sichere Entscheidung gegenwärtig noch nicht treffen läßt.

Delirante Verwirrtheitszustände gehören sicher nicht zu den Vorkommnissen im Rahmen einer Pervitinsucht oder -entziehung. Im Fall II von Voss und in unserem eigenen Fall 4 sind sie auf den gleichzeitig bestehenden Phanodormabusus zu beziehen.

Schließlich ist auch das *Verschwinden der psychotischen Symptomatik* — gewöhnlich innerhalb weniger Tage — ein Entziehungssymptom. Auf Einzelheiten ist schon bei der Besprechung der Symptomatologie hingewiesen worden. Ein längeres Festhalten an der psychotischen Symptomatik ist entweder als Hinweis darauf, daß während der Entziehungszeit weiter noch Pervitin oder andere anregende Mittel genommen werden (z. B. KALUS-KUCHER-ZUTT I, eig. Fall 10), oder darauf, daß die Medikamentwirkung an der psychotischen Entwicklung nicht wesentlich beteiligt war bzw. dieser Faktor mit der Zeit an Bedeutung verloren hat, während nun charakterliche Gegebenheiten und situative Momente die weitere Führung übernommen haben, wie z. B. in unserem Fall 7 oder im Fall KALUS-KUCHER-ZUTT II.

d) Übergangsphase.

Die bislang besprochenen Entziehungserscheinungen erstrecken sich zeitlich nur auf wenige Tage. Länger bestehen bleibt dagegen häufig eine eigenartige psychische Veränderung, deren Hauptsymptom die *Konzentrationsschwäche* ist. Wir haben aus eigenen Beobachtungen den Eindruck, daß es sich hierbei um den Rest der anfänglich ausgeprägteren Antriebsstörung handelt.

Die Patienten sind äußerlich geordnet, wirken auch im ganzen frisch, sind aber doch zu einer geregelten, konzentrierten Arbeit nicht imstande; sie beschäftigen sich mit diesem oder jenem, aber ihre Tätigkeiten bleiben unverbindlich, flüchtig und unproduktiv; gerade wenn es sich um pervitinsüchtige Ärzte in der Entziehung handelt, ist dieses Phänomen gut erkennbar. Häufig ist dabei eine ganz leichte euphorische Indolenz beteiligt und eine mangelhafte kritische Einstellung zur meist doch ernstlich bedrohten Lebenssituation. Kommt dann noch der primärcharakterlich gegebene, aber in dieser Übergangszeit häufig besonders ausgeprägte Zug der Kontaktschwäche hinzu, so kann das Zustandsbild einer leichten schizophrenen Wesensänderung durchaus ähnlich sehen.

Besonders im Hinblick auf unseren Fall 9 ist an die Möglichkeit zu denken, daß im Einzelfall eine Pervitinpsychose auch einmal einen Prozeßcharakter annehmen könnte. Auch hierin könnte eine Entsprechung zum Alkoholismus gesehen werden, der im Einzelfall auch einmal die Tendenz zu einer progredienten „schizoiden" Persönlichkeitsentwicklung (BINSWANGER) haben kann. Wir denken dabei weniger an eine im Prinzip zufällige Kombination von Suchtentwicklung und währenddessen sich manifestierenden schizophrenen Prozessen, wie sie z.B. BINDER bei der Besprechung der Alkoholhalluzinose dargestellt, oder wie MAIER sie unter der Bezeichnung „Versicherungshebephrenie" geschildert hat, sondern vielmehr an grundsätzlich aus dem Rahmen der Schizophrenie herausfallende *prozeßhafte Persönlichkeitsentwicklungen*, wie sie z. B. auch aus einer rentenneurotischen Entwicklung oder aus andersartigen abnormen Erlebnisreaktionen sich herauskristallisieren können.

Doch ist unser Fall 9 nicht prägnant genug, als daß sich diese hier nur angedeutete Entwicklung ausführlicher an ihm aufzeigen ließe.

Im allgemeinen handelt es sich bei dem zuvor beschriebenen Syndrom auch nur um eine Übergangsphase innerhalb der Entziehung, die sich allerdings im Gegensatz zu den sonstigen Entziehungserscheinungen über mehrere Wochen erstrecken kann. Erst dann kommt es zu einer den charakterlichen Gegebenheiten entsprechenden Konsolidierung der Persönlichkeit.

Ganz allgemein zeichnen sich die Entziehungserscheinungen bei einer Pervitinsucht dadurch aus, daß sie *subjektiv* als *relativ angenehm* empfunden werden. Keineswegs haben sie den manchmal enorm quälenden Charakter, der aus der auftretenden Erregung und innerlichen Unruhe, z. B. bei der Morphiumentziehung, resultiert. Sowohl die antriebslose Leere und Schläfrigkeit — daher wohl häufig der „euphorische" Zug —, als auch das langsame Wiedererwachen der natürlichen vorher ständig überforderten Kräfte und Triebe werden subjektiv als angenehm empfunden. Vielleicht sind auch deshalb, abgesehen von der mangelnden Bedrohlichkeit, die Entziehungserscheinungen bei der Pervitinsucht zumeist nicht als solche gewertet worden.

Wegen dieses Fehlens bedrohlicher Entziehungserscheinungen kann — und muß daher auch — die Entziehung des Medikaments eine sofort einsetzende, absolute sein.

In einem hohen Prozentsatz der bisher beobachteten Fälle ist es zu Rückfällen gekommen, wobei die Entwicklung einer Psychose fakultativ bleibt. Die starke Rückfallneigung mag u. a. auch damit zusammenhängen, daß die Entziehung wegen ihrer subjektiven Annehmlichkeit kaum die Wirkung einer Abschreckung haben kann; allerdings darf dieser Faktor, wie bei anderen Suchtformen auch, nicht überschätzt werden.

Die Entziehungsbehandlung sollte deshalb so lang wie bei anderen Rauschgiftsuchten ausgedehnt werden und jedenfalls die beschriebene Übergangsphase bis zur völligen Konsolidierung der Persönlichkeit umfassen.

Weckamin-Nachweis.

Was den im Rahmen einer Entziehungsbehandlung und Nachkontrolle der Süchtigen wesentlichen chemischen Nachweis von Amphetamin-Derivaten im Urin angeht, so handelt es sich um technisch schwierige und komplizierte Verfahren, die hier im einzelnen nicht dargestellt werden können. Eine häufig gebrauchte Methode haben BEYER und SKINNER 1940 entwickelt, die die älteren Verfahren von RICHTER und ILLING ablöste. Mit der Unterscheidung von Benzedrin und Pervitin bzw. ihrer Pikrate und Chloroplatinate beschäftigte sich HEUBNER (1943 und 1945). Einen einfacheren Tierversuch schilderten SOEHRING und WIEGAND. Eine Methode zum Nachweis geringer Mengen im Urin stellte VIDIC 1952 dar.

Vielleicht wird das neue *papierchromatographische Verfahren* (CRAMER, JATZKEWITZ) technisch einfacher durchführbar sein und, da es ein Sammelverfahren für verschiedene basische Suchtmittel (insbesondere auch für die neueren chemischen Präparate, wie Cliradon, Polamidon usw.) ist, im klinischen Gebrauch eine sehr empfindliche Lücke ausfüllen.

Achtes Kapitel.

Amphetamin-(Benzedrin-)Sucht und -Psychosen im Ausland.

In den letzten beiden Kapiteln ist fast nur von Pervitin die Rede gewesen; Suchtfälle wurden nur aus Deutschland, Psychosefälle auch aus der Schweiz beigezogen. Schon innerhalb Deutschlands ist es schwer, sich ein Bild zu machen, welche Rolle das Pervitin als Suchtmittel spielt und wie häufig es innerhalb einer Pervitinsucht zur Entwicklung einer Psychose kommt. Für das Ausland sind diese Fragen von uns aus noch viel schwieriger zu beantworten.

Die grundsätzliche Gleichstellung von Pervitin und Amphetamin geht aus der Gleichartigkeit ihrer Wirkung eindeutig hervor. Übrigens wurde Benzedrin auch in zwei der vorstehend besprochenen Psychosefälle teils allein, teils neben Pervitin verwendet (HARDER I, eig. Fall 10).

a) Allgemeine Stellungnahmen zur Sucht- bzw. Psychosegefahr.

Ungefähr absehen läßt sich die Einschätzung der Suchtgefahr in anderen Ländern an den Maßnahmen, mit denen der Verkauf der Medikamente beschränkt wurde.

In *Deutschland* (Ost und West) und *Österreich* stehen Benzedrin- und Pervitin-Präparate unter dem Betäubungsmittelgesetz; ähnlich strengen Beschränkungen unterliegt der Vertrieb von Weckamin-Präparaten, soweit wir informiert sind, nur noch in *Dänemark und Belgien*.

Die *World Health Organization*, Genf, teilte uns auf unsere Anfrage mit, daß die Medikamente der Amphetamin-Gruppe nicht unter ihre internationale Kontrolle fallen. Die Organisation ist daher auch nicht in der Lage, über die gesetzgeberischen Maßnahmen der verschiedenen Nationen zu informieren. Immerhin empfiehlt der Sachverständigenrat (Expert Committee on Drugs Liable to Produce Addiction) geeignete Maßnahmen zur Kontrolle, allerdings vorsichtiger und zurückhaltender, als z. B. hinsichtlich der Barbiturate, für die eine Rezeptpflicht empfohlen wird[1].

In der *Schweiz* bestand bis 1952 nach den Angaben BINDERs eine Rezeptpflicht nur in einzelnen Kantonen. Wie uns das Eidgenössische Gesundheitsamt Bern[2] mitteilte, besteht seit dem 1. 7. 1952 eine allgemeine Rezeptpflicht; ein Antrag der Interkantonalen Kontrollstelle geht darüber hinaus auf die Einführung einer verschärften Rezepturpflicht (ne repetatur). Der schweizerische Gesetzgeber beschränkte sich aus verfassungsrechtlichen Überlegungen auf einen Erlaß über die natürlichen Koka- und Opium-Alkaloide sowie über analoge Betäubungsmittel synthetischer Art entsprechend den Empfehlungen des Sachverständigen-Komitees der Welt-Gesundheits-Organisation.

In den *USA* scheint die Lage insofern eine besondere zu sein, als Amphetamin jedenfalls in Form von Inhalationspräparaten frei käuflich und anscheinend recht populär ist; MONROE und DRELL zitierten 1947 einen Song: "Who put the Benzedrine in Mrs. Murphy's Ovaltine", neben ähnlichen Reklametexten zum Beweis dieser Popularität[3].

Und doch scheint die Diskussion, ob Amphetamin zu den Suchtmitteln gehört oder nicht, auf dem Standpunkt zu verharren wie bei uns etwa zu der Zeit, als

---

[1] WHO, Techn. Rep. Ser. **57**, 11 (1952).
[2] Pharm. Sektion, Sektionschef Dr. G. WEISFLOG; durch freundliche Vermittlung von Herrn Prof. Dr. M. MÜLLER, Münsingen.
[3] Jugendliche ("teen-agers") sollen in Amerika Benzedrin als echtes Excitans nehmen, um besser solche Tänze wie Jitterbug, Cut a rug und dgl. tanzen zu können. J. Amer. Med. Assoc. **140**, 480 (1949).

diese Diskussion durch die Unterstellung der Medikamente unter das Betäubungsmittelgesetz sozusagen abgeschnitten wurde.

Über die englisch-amerikanische Literatur bis 1941/42 bietet FISCHER-WINGENDORF eine sehr ausführliche Zusammenstellung. An einer Stelle zitiert er 16 Arbeiten[1], deren Autoren sich darin gegen die Möglichkeit einer Suchtentstehung ausgesprochen haben. Ganz ähnlich wie in unserem Schrifttum werden zum Teil auch bestimmte Gründe angegeben, die eine *Suchtentwicklung verhindern* sollen. Im einzelnen werden als solche Gründe angeführt: Schlaflosigkeit und beunruhigende körperliche Symptome (GUTTMANN-SARGANT, 1937; JAMES, 1938; BASKETT, 1944); oder die fehlende Suchtgefährdung wurde aus der chemischen Struktur des Medikamentes erschlossen (WILBUR, 1937; ULRICH, 1937). Ein weiteres Argument meint, daß die Süchtigen Betäubung und Vergessenheit suchen und daher Benzedrin als Suchtmittel nicht in Frage kommt (HILL, 1937; LESSES-MYERSON, 1938) oder daß Erscheinungen der Gewöhnung und die Notwendigkeit der Dosissteigerung (DAVIS-STEWART, 1938) fehlen.

Einzelne der Autoren, die die *Möglichkeit einer Suchtentstehung ablehnen*, schildern aber doch gleichwohl eine Suchtentwicklung und verschieben die Suchtfrage ins Definitorische.

So berichtet SHORVON (1945) von einem 25 jährigen charakterlich abartigen Mann, der von 1940 ab nur noch unter Benzedrinwirkung leistungsfähig war, zunächst 6 × 5 mg, ab Ende 1940 jedoch täglich 30 Tabletten nahm; unangenehme Nebenwirkungen traten dabei nicht auf. Daß es sich in diesem Falle nicht um eine echte Sucht handelt, schließt SHORVON daraus, daß Entziehungserscheinungen fehlten, wie sich bei einem Krankenhausaufenthalt wegen Bombenverletzungen und bei einem zweiwöchigen Klinikaufenthalt wegen Schlaflosigkeit und depressiver Verstimmung zeigte.

Wie uneinheitlich aber die definitorischen Standpunkte sind, geht daraus hervor, daß MONROE und DRELL gerade diesen Fall als ein Beispiel für psychotische Reaktionen im Verlauf einer Benzedrinsucht anführen (offenbar wegen des depressiven Bildes beim letzten Krankenhausaufenthalt).

Einen fast klassischen Fall einer Benzedrinpsychose schilderten auch HAGUENAU und AUBRUN 1947 aus Frankreich (Darstellung siehe später) und lehnten doch das Bestehen einer echten Sucht ab wegen des Fehlens schwererer Entziehungserscheinungen.

Bis in die jüngste Zeit spielt offenbar diese definitorische Frage eine Rolle, wie z. B. aus der Arbeit von BROWN (1949) und aus der Notiz von JOHNSTON (1951) hervorgeht.

Darstellungen einfacher Amphetamin-Suchtfälle scheinen auch in der ausländischen Literatur sehr selten zu sein. Außer dem Bericht von SHORVON (s. o.) fanden wir noch eine Mitteilung von CREMIEUX, CAIN und RABATTU (1948); es handelte sich um einen Sexualneurotiker, der allerdings neben Ortédrine auch Alkohol suchtmäßig gebrauchte.

Weniger zahlreich sind anscheinend die Stimmen in der Literatur, die *vor der Suchtgefahr warnen*, zum Teil unter Hinweis auf die körperlichen Nebenwirkungen

---

[1] BLOOMBERG 1939, 1940, 1941, 1942, DAVIS-STEWART, DUB-LURIE, GORELL, HILL, JAMES, LESSES-MYERSON, MYERSON 1936, 1940, ULRICH, WILBUR u. a., WINNER sowie Diskussionsbemerkungen.

(Morse, 1936; Anderson-Scott, 1936), zum Teil von einzelnen Behandlungsfällen ausgehend (Anderson, 1938 [Depressionen]; Davidoff-Reifenstein, 1940 [Parkinsonismus und Psychosen], Friedenberg, 1940 [Fettsucht]; Hahne, 1940 [Alkoholismus]) oder ganz allgemein (Meerloo, 1937; Council on Pharmacy and Chemistry 1937; Waud, 1938; Davis u. a., 1939; Goldston, 1940). Gewarnt wird neuerdings auch vor der Suchtgefahr beim Gebrauch der Kombinationspräparate (z. B. Benzedrin und Amytal; Ödegaard, Johnsen, Ancherson, siehe auch Seite 4 u. 50).

Auch zur Behandlung anderer Suchtformen ist, wie bei uns das Pervitin, in den USA das Amphetamin empfohlen worden, insbesondere beim Morphinismus (Duckworth, 1940), beim Alkoholismus (Davidoff-Reifenstein, 1938, 1940) oder bei beiden Suchtformen (Bloomberg, 1939; Lehoczky, 1939), daneben auch z. B. bei der Nikotinsucht (Miller, 1941).

Aus allgemeineren Berichten über Suchtbehandlungen läßt sich entnehmen, daß unabhängig von der fortgehenden Diskussion über die definitorische Frage die Möglichkeit und das Vorkommen von Amphetaminsucht klinisch angenommen und anerkannt werden. So führen Desclaux, Derobert und Katz (1949 Frankreich) das Benzedrin unter den neuen Suchtmitteln auf, ebenso Ottonello (1949, Italien), Isbell (1950, USA) und Caratalla (1951, Frankreich). Knight und Prout (1951, USA) geben eine kleine statistische Übersicht über 75 Fälle (40 ♂, 35 ♀), wobei Benzedrin allerdings in einer Gruppe mit Heroin, Dilaudid, Codein und anderen zusammengefaßt wird (17 Fälle neben 34 Morphium- und 24 Barbiturat-Süchtigen).

b) Kasuistische Beispiele.

Ganz ähnlich wie im deutschen Schrifttum werden die kasuistischen Berichte etwas reichhaltiger, wenn es sich um *psychotische Fälle* handelt. Die erste Nachricht über erheblichere psychische Veränderungen unter Amphetamingebrauch stammt, soviel wir ermitteln konnten, von Young und Scoville (1938, USA); in zwei Fällen kam es unter einer Narkolepsiebehandlung zum Ausbruch einer paranoiden Psychose, die ebenso wie in einem weiteren Fall von Taylor (1941, Dysmenorrhoe-Behandlung) wegen einer primärcharakterlichen Neigung zu paranoiden Reaktionen als anlagemäßig-latent und durch den Benzedringebrauch lediglich ausgelöst angesehen wurde. 1939 berichtete Speckmann nach Mitteilungen eines ungarischen Psychiaters über vorübergehende psychotische Zustände bei unkontrollierter Verwendung des Benzedrin durch Studenten. Norman und Shea schilderten 1945 eine akute Halluzinose im Verlauf einer Amphetaminsucht (bei einer extrem hohen Dosierung von täglich 250 mg).

1947 folgt der sehr interessante Bericht von Monroe und Drell über den Mißbrauch von Amphetamin in einem amerikanischen Militärgefängnis. Der Bericht schildert den überraschend hohen Gebrauch durch das Personal und die Insassen; 264 von 1081 Häftlingen (24,4%) gaben den Gebrauch von Amphetamin zu. Etwa 30% davon nahmen das Medikament schon vor der Haftzeit und 14,4% bereits vor dem Militärdienst; etwa 40% beabsichtigten, es nach der Entlassung weiter zu nehmen. Nur etwas weniger als 8% von diesen 264 Häftlingen hatten nur einen einmaligen Versuch gemacht. Ähnlich wie wir in der Übersicht kommen auch Monroe und Drell zu der Anschauung, daß die Amphetaminsucht durch

Übergangsfälle mit den anderen Suchtformen eng verbunden ist. Unter den Amphetaministen waren 26,1% schwere Trinker (gegenüber 8,8% der übrigen Insassen); mehr als die Hälfte hatten auch schon andere Betäubungsmittel (Marihuana, Morphium, Barbiturate) genommen (gegenüber 6,1% der übrigen Insassen).

Man erkennt aus diesem Bericht sehr deutlich auch das sprunglose Herauswachsen einer ausdrücklichen Psychose aus in breiterem Maße vorkommenden Vorstufen mit gelegentlich vorkommenden paranoiden Vorstellungen und flüchtigen, zunächst ganz unbestimmten akustischen Sinnestäuschungen. Als erste Symptome einer Intoxikation werden rastlose Geschäftigkeit, Rededrang und Schlaflosigkeit angeführt. Die ersten psychotischen Zeichen waren naturgemäß, wie die Autoren betonen, schwer von ängstlich paranoiden Erregungszuständen abzutrennen, wie sie häufiger unter Gefangenen vorkommen.

MONROE und DRELL sahen während der Beobachtungszeit vier psychotische Fälle; leider geht aus dem Bericht nicht hervor, wieviel von den 264 Amphetamin-Benutzern hohe Dosen gewohnheitsmäßig verwendeten. Zwei der Fälle werden näher geschildert:

Ein 30jähriger, offenbar sehr unsteter, erregbarer Soldat, der schon mit 16 Jahren Stimulantien zu nehmen begonnen hatte, später offenbar erheblich Alkohol konsumierte und schon achtmal vorbestraft war wegen Beleidigung, Trunkenheit, unerlaubter Entfernung, Befehlsverweigerung usw. Nach der Einnahme von etwa 93 mg in 36 Std. geriet der Patient in einen schweren Angstzustand, in dem er beschimpfende Stimmen hörte und so erregt wurde, daß er in einer Zelle isoliert werden mußte. Hier verweigerte er die Nahrung, weil er sie für vergiftet hielt; in der Nacht, nachdem er schon geschlafen hatte, schrie er laut auf, weil er meinte, seine Kehle sei durchgeschnitten worden. Nach 36 Std. begann er, einsichtig zu werden. Die Psychose wird aufgefaßt als eine Übersteigerung der paranoid-egozentrischen Veranlagung des Patienten unter der Wirkung des Amphetamins.

Im zweiten Fall handelt es sich mehr um eine akute Vergiftung durch die einmalige Einnahme von 200 mg Amphetamin; nach 1 Std. leichtes Vergiftungsgefühl, nach einer weiteren Stunde plötzlich äußerst starkes Schmerzgefühl in der Gegend der Schädelbasis (deswegen sofortige Krankenhausaufnahme), rasch wieder abklingend; dann völliges Taubheitsgefühl auf der linken Körperseite, das in Intervallen abklang und wiederkehrte. Patient wurde dabei anfallsartig so ängstlich, daß er sterben zu müssen glaubte. Zwischendurch meinte der Patient, er sei sehr klug und durchschaue alles, er wollte seinen Namen nicht angeben, stellte sich schlafend und beobachtete dabei das Pflegepersonal, von dem er glaubte, es verabrede einen Plan, um herauszubekommen, wer er sei. Er glaubte zeitweise, daß er durch die Kraft seiner Gedanken die Verlegung in ein anderes Krankenhaus veranlassen könnte. Der Patient hörte andere über sich reden, die es aber bei seiner Nachfrage abstritten. In der Lampe glaubte er Spiegel angebracht, durch die er beobachtet würde; er meinte, die Schwester berichte allen, was er mache, selbst solche Kleinigkeiten wie z. B. ob er lächele usw. Das Gefühl, andere redeten über ihn, dauerte etwa noch eine Woche.

Fünfzehn der Amphetamin-Benutzer wurden charakterologisch genauer untersucht; sie waren sämtlich charakterlich gröber abartig, was, wie die Autoren meinten, nicht allein dadurch schon genügend begründet erschien, daß es sich um Militärgefangene handelte.

Die charakterologische Klassifizierung ist schwer in unsere Begriffe übersetzbar; neun gehörten zum unangepaßten Typ (inadequate personality) und sechs zum unausgereiften Typ (immature personality), erstere wohl vorwiegend Erregbare mit Kontaktschwierigkeiten, letztere vielleicht Haltschwache mit Neigung zu infantilen Reaktionen.

Ausführlicher als Beispiel dargestellt werden mag auch der Fall von HAGUENAU und AUBRUN:

Eine 52jährige Frau mit ausgeprägten psychasthenischen Zügen nahm monatelang bis zu 700 mg Benzedrin täglich. Es traten nach etwa einem Jahr taktile und visuelle Halluzinationen auf; die Patientin meinte zunächst, winzige Insekten bewegten sich unter ihrer Haut. Nach etwa drei Monaten entwickelten sich außerdem Vorstellungen, wonach sich auf ihrer Kleidung kleine Körnchen, wie Zucker- oder Puder-Körner, befänden, die anschwöllen, platzten und aus denen dann 7 bis 8 kleine Würmchen, wie Seidenfäden, hervorkämen.

Nach dem Absetzen des Benzedrin traten Willenlosigkeit, Schwäche, Inaktivität, jedoch keine „echten", dramatischen Entziehungserscheinungen auf; aus diesem Grunde meinten die Autoren, daß in diesem Falle keine echte Sucht vorliege. Sie betonen außerdem, daß eine solche Psychose ein extrem seltenes Vorkommnis sei.

Ganz allgemein warnt 1949 FREYHAN (USA) vor dem unkontrollierten Gebrauch des Amphetamins, weil es exogene Psychosen hervorrufen könne. Eine rezidivierende paranoid-halluzinatorische Psychose nach Amphetaminsucht schilderten weiter O'FLANAGAN und TAYLOR (1950, England). Aus Dänemark wurde von VAN NANDELSTADH eine Benzedrinpsychose beschrieben, wobei besonders auf die zwischen zunehmender Belastung und nachlassender Widerstandskraft sich aufschaukelnde Entwicklung der Psychose hingewiesen wird.

Auch HANSEN spricht sich dafür aus, daß es eine Benzedrinsucht und -psychose gäbe, wenn sie auch selten sein möge und in der Mehrzahl nur ein Mißbrauch vorläge. Als psychotische Symptome schildert er ängstliche Wahnvorstellungen, Zwangshandlungen, Halluzinationen und außerdem rauschhafte Melodie- und Farberlebnisse wie beim Meskalin.

KNAPP fand unter 7 Suchtfällen, bei Benzedrin-Mengen von 100—700 mg täglich, vier Psychosen; in zwei Fällen fiel in der Entziehung ein „Somnolenzzustand" auf, der als Erschöpfungsphänomen gedeutet wurde.

c) Zusammenfassung.

Diese Übersicht über die ausländische Literatur erreicht zweifellos bei weitem nicht die Vollständigkeit wie beim deutschen Schrifttum, doch meinen wir, sie zeige zur Genüge, daß die Existenz einer *Amphetaminsucht* entweder anerkannt wird oder für ihre Ablehnung im wesentlichen definitorische Gesichtspunkte maßgeblich sind. Im klinischen Gebrauch hat sich ihre Annahme offenbar immer mehr eingebürgert.

Es scheint jedoch, daß sie, gemessen an den übrigen Suchtformen, nur eine geringfügige Rolle spielt, wie wir das für die deutschen Verhältnisse auch behaupten möchten.

Offenbar sind auch die in anderen Ländern beobachteten *psychotischen Fälle* symptomatologisch den bekanntgewordenen *Pervitin-Psychosen* sehr ähnlich. Neben den akuten Psychosen mit vorherrschender ängstlicher Erregung und nebenläufigem paranoid-halluzinatorischem Ausbau kommt auch das mikrohalluzinatorische Syndrom mit Bildung eines Parasitenwahnes vor. Hierfür ist je ein Beispiel ausführlicher dargestellt; das dritte Beispiel stellt eine eigenartige psychotische Reaktion bei einer akuten Intoxikation dar.

Bemerkt wurde auch das sprunglose Herauswachsen einer ausgesprochenen Psychose aus einer breiten Übergangszone mehr oder weniger deutlich psychotischer Reaktionen und der reaktive Charakter sowie die dichte Verflechtung der Symptomatik mit primärcharakterlichen Gegebenheiten.

Da einerseits das Amphetamin z. B. in Amerika schon länger in Gebrauch ist als in Deutschland, andererseits Literaturberichte über Amphetaminpsychosen doch relativ selten sind, liegt es nahe anzunehmen, daß zumindest in der Häufigkeit des Auftretens einer Psychose, vielleicht auch in der Häufigkeit der Entwicklung einer Sucht Unterschiede bestehen. Leider ist es uns nicht gelungen, hierüber genügende Klarheit zu bekommen. Sollten diese Unterschiede tatsächlich bestehen, so wird man eine Reihe von Faktoren zur Erklärung heranziehen, wobei nicht nur an die Unterschiede der Form, in der das Medikament zur Verfügung steht, sondern insbesondere für die Psychoseentstehung auch an die Unterschiede in der Struktur der zwischenmenschlichen Beziehungen und des gesamten sozialen Gefüges zu denken wäre. Dieser Faktor scheint uns gerade hierfür wegen der deutlichen situativen Abhängigkeit der Psychose bedeutungsvoll.

Neuntes Kapitel.

Über außermedizinische Verwendung der Weckamine und das Problem der Leistungssteigerung.

Die leistungssteigernde Wirkung des Pervitins und Benzedrins ergibt sich sowohl aus der Veränderung psychischer, als auch körperlicher Funktionsabläufe. Im psychischen Bereich zeigen sie sich in einer Enthemmung und Antriebssteigerung, während es an der Grenzzone zum Körperlichen zur Abschwächung vitaler Strebungen — des Hungergefühls, des Sexualtriebes, der Schmerzempfindung, des Schlafbedürfnisses und des Ermüdungs- bzw. Erschöpfungsgefühls kommt.

Der Behauptung, mit Pervitin und Benzedrin ließe sich eine Leistungssteigerung erreichen, ist sehr häufig widersprochen worden. Zum Teil erfolgte dieser Widerspruch aus einer ganz allgemeinen und wissenschaftlich nicht weiter begründeten Abneigung (z. B. bei Speer). Mit der Feststellung, das Pervitin führe zu einer Angleichung der subjektiven an die objektive Leistungsgrenze, formulierten Straub, Lehmann, und Szakall ihre Bedenken. Andere schlossen sich hierin an. Man führte aus, das Pervitin steigere nicht die Leistungsfähigkeit eines Organismus, sondern erschöpfe eine gewissermaßen als Sicherheitsmarginal gesetzte Leistungsreserve, die dann im Notfall nicht mehr mobilisiert werden könne. Der Grundgedanke einer teleologischen Organisation biologischer Abläufe beherrscht die Vorstellung von einer „Vorwegnahme" der Cannonschen Notfallfunktion und der hieraus sich ergebenden Schädigungen (Lehmann, Straub, Szakall, Speer, Riebeling u. a.). Mit dieser Argumentation akzentuiert man aber zu einseitig die leistungsphysiologische Seite des Problems, ohne dabei die Grenze des Hypothetischen überschreiten zu können. Einen *schlüssigen Beweis* dafür, daß selbst übermäßiger Weckamingenuß zu einem Verschleiß der Leistungsreserven des Organismus führt, gibt es im übrigen nicht, und körperliche Dauerschäden nach Pervitin- oder Benzedrineinnahme wurden bis heute nicht bekannt.

Betrachtet man die Frage nun leistungspsychologisch, so könnte man wohl zu der Feststellung kommen, daß psychische Enthemmung in Form einer Steigerung der assoziativen oder auch wahrnehmungsmäßigen Abläufe, der Reichhaltigkeit der Phantasieprodukte und der Handlungsbereitschaft u. U. zugleich auch Verlust an Steuerung und kritischer Auswahl bedeutet. Es bleiben darum auch die Wirkungskomponenten nur so lange einer Leistungsförderung dienlich, wie nicht die Enthemmung zu einer aufgehobenen Steuerungsfähigkeit führt und es über den Antriebszuwachs hinaus zu einer Desintegration der Antriebsfunktion mit unbeherrschten unorganisierten, auf keine Leitgesichtspunkte mehr gerichteten psychischen Abläufe kommt. Durch eine einmalige Überdosierung ohne die Voraussetzung eines gewohnheitsmäßigen Gebrauchs kann es auf diese Weise schon deutlich zu einem Wandel im Aufbau der Bewußtseinsstruktur kommen. Stellenwertverlust und stufenmäßiger *Abbau in der Ordnungshierarchie der Bewußtseinsinhalte* sind die Kennzeichen dieser Wandlung. Mag sich in diesem Wirkungsstadium bei nicht zu schwerer Ausprägung und rein praktischer Tätigkeit durch Ermüdungsveränderung auch noch längere Zeit ein leistungsverbesserndes Moment zeigen, die produktiv intellektuellen Vollzüge sind sicher leistungsgemindert, und es deuten sich von hier *fließende Übergänge* zu Intoxikationserscheinungen an. Die von der Weckaminwirkung beeinflußten psychischen Hemmungen haben, wie man nun erkennen mag, nicht nur eine evtl. Schutzfunktion zur Sicherstellung von Reserven, sondern im psychischen Bereich eine produktive Funktion im Sinne einer konzentrativen, aber auch zur Auswahl freistellenden Steuerung. Es sind diese letztgenannten Fähigkeiten in den Bereichen der Norm psychologisch schwer erfaßbar, und die psychische Gesamtleistung eines Menschen ist auf ein Wertsystem bezogen, dessen Leistungsforderungen im allgemeinen so gestellt sind, daß der mit der Steigerung der psychischen Abläufe u. U. verbundene Verlust leistungsmäßig nicht in Erscheinung tritt. Es soll hiermit gesagt sein, daß man den sozialpsychischen Aspekt, der auch mit dem Begriff der Leistungssteigerung verknüpft ist, nicht unberücksichtigt lassen kann und die Wirkung der Mittel nicht nur an der Frage zu ermessen ist, was oder wieviel für die Hebung des Leistungsniveaus der Organismus bezahlen muß.

Auch wir glauben, daß man zurückhaltend sein sollte, gesunden Menschen die Weckamine gewohnheitsmäßig lediglich zur Leistungssteigerung zu empfehlen; doch sehen wir keinen zwingenden Grund, die Ablehnung des Pervitins zum Prinzip zu erheben. Es ist auch nicht recht einzusehen, warum es nicht in das Ermessen des einzelnen gestellt werden sollte zu bestimmen, wann für ihn der Notfall zur Mobilisation aller Kraftreserven gegeben ist. Das Versagen der physiologischen Steuerung in einer Notfallsituation ist nicht ausgeschlossen, und es ist nicht unwahrscheinlich, daß in einem solchen Versagungsfall die notwendigen Regulationen durch die Weckamine noch in Gang gesetzt werden können. Aus diesem Grunde erscheint es z. B. zweckmäßig, wenn Rettungsboote und Flöße der englischen Handelsmarine mit Benzedrintabletten ausgerüstet wurden und man Schiffbrüchigen die Anweisung gibt, bis zu 30 mg am Tage zu nehmen. So ist die Bereithaltung von Weckaminen sicher auch immer gerechtfertigt in Situationen, die gefahrenbringende Anforderungen erwarten lassen, z. B. auf Expeditionen oder bei Unternehmen im Gebirge. Die Amerikaner empfehlen das Benzedrin unter besonderen Umständen beim Autofahren, Fliegen und im Krankenpflegedienst.

Von der Deutschen Wehrmacht wurde das Pervitin im Kriege in erheblichem Ausmaße benutzt. Die Temmler-Werke hatten es in Kombination mit Traubenzucker verarbeitet, und es dürfte häufig eine gute Hilfe gewesen sein, schwere strapazöse Einsätze zu überstehen.

Dieses zeigte auch ein uns überlassener Brief eines bei Stalingrad schwer verwundet in Gefangenschaft geratenen Wehrmachtsangehörigen, dem während seines Marsches ins Gefangenenlager bei —38° C und unzureichender Ernährung das Pervitin eine lebensrettende Hilfe war. Nur unter seiner Wirkung gelang es ihm, nicht hinter der Kolonne zurückzubleiben und von den Begleitmannschaften erschossen zu werden. In diesem Falle ließ sich die leistungssteigernde Wirkung des Mittels für eine ganz einförmige, aber kräftezehrende körperliche Leistung durch wiederholte Einnahme immer wieder erneuern: „... zuletzt lief ich wie in einem Trancezustand, automatisch bewegten sich meine verwundeten Beine, Kälte spürte ich nicht mehr, auch Hunger und Durst waren ausgelöscht".

Ob man zu der weitgehenden Feststellung STRAUBs kommen sollte, daß nur die „benzedrinisierte oder pervitinisierte" mot. Truppe ein wertvolles Instrument im Masseneinsatz moderner Kriege ist, möchten wir bezweifeln. Es ist hierbei auch zu bedenken, daß gerade zwingende und hohe Leistungen fordernde Situationen auch ohne medikamentöse Unterstützung die körperlichen und psychischen Leistungen über das gewohnte Optimum hinaus zu steigern vermögen. Gerade die im Kriege gehäuft auftretenden Ausnahmesituationen beseitigen Hemmungen und verdrängen Müdigkeitsgefühle auch dann, wenn sich schon zuvor Zeichen schwerer Erschöpfung einstellten. Hieraus ergibt sich, daß es situative Faktoren gibt, die so zwingend eine überhöhte Leistung fordern, daß eine Einnahme von Pervitin oder Benzedrin überflüssig werden kann. Wo aber mehr eine subjektive Impulssetzung zur Erreichung einer geforderten Leistungshöhe wesentlich ist, kann eine erhebliche Leistungsbesserung durch die genannten Weckamine dann erreicht werden, wenn die Eigenantriebsproduktion unzureichend ist.

Sinnvoll scheint uns aus den dargelegten Gründen auch die von STIEDA schon 1939 empfohlene Anwendung des Pervitins bei langdauernden orthopädischen Leiden, wenn es auf eine aktive Mitarbeit des Patienten zur Unterstützung medicomechanischer Maßnahmen ankommt.

Selbst wenn man (unter den oben skizzierten Voraussetzungen und innerhalb eines relativ schmalen Wirkungsfeldes) auf Grund einer individuell schwankenden und schwer berechenbaren Dosis eine Verbesserung der Leistungsmöglichkeiten anerkennt, wäre der Streit um das Erzeugen einer *echten* Leistungssteigerung noch nicht entschieden. Es könnte nun der Einwand erfolgen, daß sich diese Leistungssteigerung nur erreichen läßt, wenn die Voraussetzungen für eine optimale Wirkung, wie wir darlegten, mit einer Senkung des allgemeinen Leistungsniveaus gegeben sind. Dieser Einwand würde davon ausgehen, daß für die Anerkennung einer echten Leistungssteigerung ein Leistungszuwachs über das maximale psychische Leistungsvermögen hinaus notwendig ist. Damit bewegt man sich aber an der Grenze des Feldes der praktisch relevanten Leistungsmöglichkeiten. Die allgemeinen körperlichen und psychischen Voraussetzungen für einen optimalen Leistungsstand werden nur selten erreicht. Dafür wären zu fordern volle körperliche und psychische Gesundheit, Fehlen aller Zeichen von körperlicher und psychischer Ermüdung und ein ausgewogenes Verhältnis von Leistungspotenz und Hemmungen. Bei einer derartigen Harmonisierung körperlicher und seelischer Funktionen würde auch das Bedürfnis nach Leistungssteigerung entfallen. Man sollte darum unter Leistungssteigerung auch immer einen Zuwachs an Leistungsfähigkeit verstehen, der sich in einem situationsgebundenen Zustand, verbunden mit vorausgehender Senkung des Leistungsniveaus, erst auswirken kann.

Ein wesentliches Moment für die Kritik und für die Zweifel an der leistungssteigernden Wirkung der Weckamine Pervitin und Benzedrin beruhen auf der hintergründig stets mitwirkenden Vermutung, daß der durch körperlich-seelischen Leistungszuwachs gewonnene Vorteil auf der einen Seite nur mit einer Beeinträchtigung auf der anderen Seite erkauft werden kann. Dieses ist sicher im biologischen Bereich eine allgemeingültige Beziehung, nur blieb ihre Beschaffenheit für die Weckaminwirkung bis heute ungeklärt. Man könnte in diesem Zusammenhang an das starke Zurückdrängen bzw. die Aufhebung körperlich gebundener Vitalbedürfnisse und Empfindungen denken. Und man könnte in der Pervitinwirkung *ein Transpositionsphänomen auf eine andere Leistungsebene sehen*. Das Nachgeben den triebbestimmten Vitalbedürfnissen gegenüber ist auch immer gebunden an ein sinnenverhaftetes körperliches Befriedigungserlebnis. Dieser mit der Sphäre des Leibes verbundene Vorgang findet sich in der Transposition auf noetischer Ebene wieder: in der gesteigerten aktiven Übernahme von Pflichten und Aufgaben, in der vermehrten Anregbarkeit zur Leistung und — wenn man will — dem Erlebnis der Befriedigung vor dem geschaffenen Werk. In dieser Betrachtung wird die *sozialpsychische* Seite des Begriffes Leistungssteigerung noch einmal sehr deutlich, und ihre Wertigkeit wird in starkem Maße abhängig sein davon, ob man in einer Gesellschaftsordnung den art- und lebenserhaltenden biologischen Funktionen oder den weniger leibverhafteten Leistungsvollzügen, die heute ganz besonders mit der *Forderung nach sozialer Durchsetzung* verbunden sind, größere Bedeutung beimißt.

Literatur.

Accornero, F., e A. Giordani: Ein neues Mittel zur Prophylaxe des protrahierten Komas bei der Insulinschocktherapie. — Note e Riviste di Psichiatria, No. 2 (1940).

Agnoli, R., u. T. Galli: Tetanische Erscheinungen nach Pervitin. Slg. Verg.fälle 10, 173—174 (1939).

Alles, G. A.: The Comparative Physiological Actions of dl-β-Phenylisopropylamines. I. Pressor Effect and Toxicity. — J. Pharmacol. a. Exper. Ther. 47, 339 (1933).

— Comparative Physiological Actions of the Optically Isomeric Phenisopropylamines. — J. Pharmacol. a. Exper. Ther. 66, 1 (1939).

— et al: Proc. Soc. Exper. Biol. a. Med. 42, 206 (1939).

— and G. A. Feigen: Comparative Actions of Phenyl-, Thienyl- and Furyl-Isopropylamines. — Amer. J. Physiol. 133, 194 (1941).

— and M. Prinzmetal: The Comparative Physiological Actions of dl-ß-Phenylisopropylamines. H. Bronchial Effekt. — J. Pharmacol. a. Exper. Ther. 48, 161 (1933).

Alpern, E. B., N. Finkelstein and W. H. Gantt: Effect of Amphetamine Sulfate on the Nervous Activity of Dogs. — Amer. J. Physiol. 133, 195 (1941).

Altschule, M. D., and A. Iglauer: The Effects on the Cardiovascular System in Man of Benzedrine (Amphetamine) and Paredrine. — J. Clin. Invest. 18, 476 (1939).

— — The Effect of Benzedrine Sulfate an Paredrine on the Circulation, Metabolism and Respiration in Normal Man. — J. Clin. Invest. 19, 497 (1940).

Alwall, N.: Militärmedizinische Untersuchungen über die Einwirkung von Benzedrin und Pervitin bei hochgradiger Ermüdung. — Sv. Läkartidn. 42, 2556 (1942).

— Frequenz und Dauer der subjektiven Wirkung und Nebenwirkungen von Benzedrin und Pervitin bei hochgradiger Ermüdung. — Acta med. scand. (Stockh.) 114, 1 (1943).

— Studien über die Einwirkung von Benzedrin und Pervitin auf die physische und psychische Leistungsfähigkeit hochgradig ermüdeter Menschen. — Acta med. scand. (Stockh.) 114, 251 (1943).

Anderson, E. W.: Further Observations on Benzedrine. — Brit. Med. J. 2, 60 (1938).

— and W. C. M. Scott: Cardiovascular Effects of Benzedrine. — Lancet 1936, 1461.

ANDREWS, T. G.: The Effect of Benzedrine Sulfate on Syllogistic Reasoning. — J. Exper. Psychol. **26**, 423 (1940).
ANTWEILER, H.: Beitrag zur Frage der Pervitingewöhnung im Tierexperiment. — Inaug. Diss. Köln 1942.
APFELBERG, B.: A Case of Benzedrine Sulfate Poisoning. — J. Amer. Med. Assoc. **110**, 575 (1938).
— Benzedrinsulfatvergiftung. — Slg. Verg.fälle **9**, 47—50 (1938).
ATKINSON, M.: Observations on the Etiology and Treatment of Menières Syndrome. — J. Amer. Med. Assoc. **116**, 1753 (1949).
AUERWALD, H., u. R. BRIKEN: Gefahren des Pervitinmißbrauchs. — Med. Welt **1941**, 897—898.
ANCHERSEN, Per: Behandlung von Depressionen mit Amytal-Comp. Gewöhnungsgefahr. — Tidsskr. Norsk. Laegefor. **107**, 211 (1952).
BAILEY, K. C.: Use of Amphetamine Sulphats in Facilitating Electrically Induced Convulsions. Brit. Med. J. **1**, 250 (1943).
BANSI, A. W.: Entfettungskuren. — J. med. Kosmet. u. Sexol. (Berlin) **52**, 7 (1952).
BARKE, M., u. A. MERZDORF: Pervitin als Weckmittel bei chloralisierten Pferden. — Dtsch. tierärztl. Wschr. **1944**, 7.
BARMACK, J. E.: The Effect of Benzedrine Sulfate (Benzyl Methyl Carbinamine) upon the Report of Boredom and other Factors. — J. of Psychol. **5**, 125 (1938).
— Studies on the Psychophysiology of Boredom. Part 1. The Effect of 15 mgs. of Benzedrin Sulfate and 60 mgs. of Ephedrine Hydrochloride on Blood Pressure, Report of Boredom, and Other Factors. — J. of Exper. Psychol. **25**, 494 (1939).
— and C. P. SEITZ: The Effect of 10 mgs. of Benzedrine Sulfate on the Span of Attention for Letters. — J. Gen. Psychol. **23**, 195 (1940).
BAUER, E.: Die Beeinflussung der Kreislauffunktion bei Rekonvaleszenten durch 1-Phenyl-2-methylaminopropan. — Dissertation 1939.
— Mittel zur Bekämpfung der Komplikationen bei der Insulinschock- und Elektrokrampfbehandlung. — Psychiatr. neur. Wschr. **1943**, 140.
BAUMM: Dtsch. Gesundheitswesen **1950**, 44; zit. nach SCHWARZ 1952.
BAWEKIN: Benzedrin bei kindlichen Geistesstörungen. Current Med. Digest. **1948**, 29.
BECKMANN, E.: Über den Verlauf von Puerperalpsychosen. — Z. Neur. **165**, 473—477 (1938).
BENEDETTI, G.: Die Alkoholhalluzinosen. Sammlung psychiatrisch-neurologischer Einzeldarstellungen. Stuttgart: Georg Thieme 1952.
BERGGREU, S., u. SÖDERBERG: Zit. nach Möller, Pharmalcology. Basel 1947.
BERINGER, K.: Über Störungen des Antriebs bei einem von der unteren Falxkante ausgehenden doppelseitigen Meningeom. Z. Neur. **171**, 451—474 (1940); Antriebsschwund mit erhaltener Fremdanregbarkeit bei beiderseitiger frontaler Marklagerschädigung. Z. Neur. **176**, 10—30 (1942).
BERSEUS, A.: Acta physiol. scand. (Stockholm) **5**, 143, 230 (1943).
BERTRAM,: Über die inverse Pervitinwirkung bei erethischen Kindern. Dissertation 1949. Hamburg.
BEACH, S. J. et al.: Benzedrine in Cycloplegia. II. Further Report. Amer. J. Ophthalm. **21**, 121 (1938).
BELART, W.: Pathogenetisches und Therapeutisches aus Pervitinversuchen bei Schizophrenie. Schweiz. med. Wschr. **1949**, 2.
BERDIE, R. F.: Effect of Benzedrine Sulfate on Blocking in Color Neming. J. of Exper. Psychol. **27**, 325 (1940).
BERNHARDT, H.: Apoplexie-Behandlung. Med. Klin. **1949**, 351.
BEYER, K. H.: The Effect of Benzedrine Sulfate (β-Phenylisopropylamine) on Metabolism and the Cardiovascular System in Man. J. Pharmacol. a. Exper. Ther. **66**, 318 (1939).
— The Enzymic Inactivation of Substituted Phenylpropyl-(Sympathomimetic-)Amines. J. Pharmacol. a. Exper. Ther. **71**, 151 (1941).
— The Action of Vitamin C and Phenol Oxidase in the Inactivation of Beta-Phenylisopropylamine (Amphetamine). J. Pharmacol. a. Exper. Ther. **71**, 394 (1941).
— Ascorbic Acid-Dehydroascorbic Acid System in the Synthesis and Inactivation Sympathomimetic Amines. J. Pharmacol. a. Exper. Ther. **76**, 149—155 (1942).

BEYER, K. H.: Testing for Pentobarbital and Amphetamine. J. Amer. Med. Assoc. **117**, 1489 (1941).
— and W. J. MEEK: Effect of Benzedrine Sulfate on Stomach Activity and Emptying Time. Proc. Soc. Exper. Biol. a. Med. **37**, 74 (1937).
— — Effect of Benzedrine Sulfate on Gastric Emptying and Intestinal Activity. Arch. of Int. Med. **63**, 752 (1939).
— and J. T. SKINNER: The determination of the excretion of Beta-phenylisopropylamine (Benzedrine) by man. J. Pharmacol. a. Exper. Ther. **68**, 419—432 (1940).
BINDER, H.: Kriminalität infolge Pervitinmißbrauchs. Schweiz. Arch. **55**, 243—254 (1945).
BITTURINI, F.: Arch. ital. Sci. Farmac. **6**, 303 (1937).
BISCHOFF, A.: Therapeutische Verwendung der Weckamine in der Behandlung schizophrener Erregungszustände. Mschr. Psychol. u. Neur. **121**, 329—344 (1951).
BLACKHAM, R. J.: Sea-Sickness. Brit. Med. J. **2**, 163 (1939).
BLAKE, H., R. W. GERARD and N. KLEITMAN: Factors Influencing Brain Potentials during Sleep. J. of Neurophysiol. **2**, 48 (1939).
BLASCHKO, H.: Amine Oxidase and Benzedrine. Nature (London) **145**, 26 (1940).
— et al: The Oxidation of Adrenalin and Other Amines. Biochemic. J. **31**, 2187 (1937).
— O. RICHTER, H. SCHLOSSMANN: J. of Physiol. **90**, 1 (1937); **91**, 13 (1938).
BLEULER, E.: Das autistisch undisziplinierte Denken in der Medizin und seine Überwindung. Berlin; Julius Springer 1919.
BLOOMBERG, W.: Treatment of chronic alcoholism with Amphetamine (Benzedrine)-Sulfate. New England J. Med. **220**, 129 (1939); End results of use of large doses of Amphetamine Sulfate over prolonged periods. New England J. Med. **222**, 946 (1940).
— Further report on the use of Amphetamine (Benzedrine) Sulfate as an adjuvant in the treatment of alcoholism. Arch. of Neur. **45**, 899 (1941).
— Results in the use of Amphetamine (Benzedrine) Sulfate as adjuvant in treatment of chronic alcoholism. Amer. J. Psychiatr. **98**, 562 (1942).
BLUM, R. A., J. S. BLUM and K. L. CHOW: Production of convulsions by administration of Benzedrine R following brain operations in monkeys. Arch. of Neur. **64**, 685—691 (1950).
BOSTROEM, A.: Zur Frage der Pervitin-Verordnung. Münch. med. Wschr. **1941**, 490.
BOYD, E. M.: On the Stimulant Effect of Benzedrine Sulfate. Proc. Soc. Exper. Biol. a. Med. **37**, 127 (1937).
— The Effect of Benzedrine Sulfate on the Bowel and Uterus. Amer. J. Med. Sci. **195**, 445 (1938).
BOYD, J.: Benzedrine Sulfate: Its Use to Interrupt Avertin Anaesthesia. Brit. Med. J. **1**, 729 (1940).
— and M. BOWEN: Amphetamine and School Performance. Amer. J. Orthopsychiatry **10**, 782 (1940).
— — Amphetamine (Benzedrine) Therapy of Childrens Behavior Disorders. Amer. J. Orthopsychiatry **11**, 92 (1941).
BRADLEY, C., and E. GREEN: Psychometric Performance of Children Receiving Benzedrine Sulfate. Amer. J. Psychiatry **97**, 388 (1940).
BRAUNER, F., u. A. LINDNER: Zum Wirkungsmechanismus des d-1-Phenyl-2-methyl-aminopropans (d-Pervitin, Adipex) als Entfettungsmittel. Wien. med. Wschr. **1951**, 288—290.
BRICKNER, R. M., and D. J. SIMONS: The Treatment of Gait and Other Disturbances in Neurological Disease with Ergotamine Tartrate and Benzedrin Sulfate. Trans. Amer. Neur. Assoc. **63**, 153 (1937).
BRIEGER, H., u. H. STOLTE: Zur Behandlung des akuten totalen Zusammenbruchs bei chronisch ernährungsgestörten und atrophischen Säuglingen. Kinderärztl. Prax. **3/4**, 85 (1949).
BRITONT, S. W., and R. F. KLINE: Argumentation of Activity in the Sloth by Adrenal Extract, Emotion and Other Conditions. Amer. J. Physiol. **127**, 127 (1939).
BROWN, C. T.: Benzedrine Habituation. Mil. Surg. (Menasha) **104**, 365—370 (1949).
BROWN, C. W., and L. V. SEARLE: The Effect of Variation in the Dose of Benzedrine Sulfate on the Activity of White Rats. J. of Exper. Psychol. **22**, 555 (1938).
v. BRÜCKE, F. Th.: Zentralerregende Wirkungen des Alkaloids Cathin. Arch. exper. Path. u. Pharmakol. **198**, 72 (1941).
— Ein neues Genuß- und Heilmittel? Münch. med. Wschr. **1941**, 544—546.

BRUNS, O.: Pervitin. Pharmakologie und Klinik. Fortschr. Ther. **17**, 37—44, 90—100 (1941).
— u. H. W. LÜBKE: Kritische Übersicht über das neueste Pervitinschrifttum. Fortschr. Ther. **19**, 162 (1943).
— u. MAYER: Über Veränderung der Schmerzempfindung durch Morphin und Morphin + Pervitin. Klin. Wschr. **1946**, 24—28.
BÜRGER, H., u. W. MAYER-GROSS: Über Zwangserscheinungensymptome bei Encephalitis lethargica und über die Struktur der Zwangserscheinungen überhaupt. Z. Neur. **116**, 645—686 (1928).
BÜSSEMAKER, J., u. SONNENBERG: Über den Arbeitsstoffwechsel unter der Einwirkung von Pervitin. Z. exper. Med. **106**, 771—772 (1939).
BÜSSOW, H.: Zur Frage der Perniciosa-Psychose. Z. Neur. **165**, 314—318 (1938); Überparanoid-halluzinatorische Psychosen bei perniciöser Anämie. Nervenarzt **13**, 49—58 (1940).
— Über Psychosen nach Malaria. Allg. Z. Psychol. **123**, 235—277 (1944).
— u. W. BACH: Zur Stellung des expansiv-konfabulatorischen Syndroms im Verlauf exogener Psychosen. Nervenarzt **18**, 76—85 (1947).
BURN, J. H.: Analeptics and Sympathomimetic Substances. Brit. Med. J. **1**, 599 (1939).
CARL, G. P., and W. D. TURNER: The Effects of Benzedrin Sulfate on Performance in a Comprehensive Psychometric Examination. J. of Psychol. **8**, 165 (1939).
— — Further Report on Benzedrine Sulfate: Psycho-physical Effects and Supplementary Results from a fifth Experimental Group. J. Gen. Psychol. **22**, 105 (1940).
CARRATALA, R.: Le délit dans la fabrication et la vente des drogues qui produissent toxicomanie. Ann. Méd. Lég. criminol. **31**, 131—137 (1951).
CARROLL, G. et al.: The Effect of Drugs on the Ureter. Mississippi Valley Med. J. **62**, 122 (1940).
CERNEA, R.: Wie läßt sich die Frigidität der Frau beeinflussen? Ärztl. Sammelbl. **12**, 283 (1949).
CHAKRAVARTI, M.: A quantitative Comparison of different Analeptics. J. Pharmacol. a. Exper. Ther. **67**, 153 (1939).
— and J. TRIPOD: The Action in the Perfused Liver of Acetyl-Choline Sympathomimetics and Local Anaesthetics. J. of Physiol. **97**, 316 (1940).
CHANCE, M. R. A.: A peculiar form of social behavior induced in mice by Amphetamine. Behavior **1**, 64—69 (1947).
CHRISTENSEN, B. Chr., u. A. J. v. KNUDSEN: Ber. Physiol. **133**, 440 (1943).
CHRISTMAN, R. B., and W. MAURY: Benzedrine Sulfate in Obesity. Tennessee State Med. Assoc. J. **34**, 337 (1941).
CIOGLIA, H., e R. TRADA: Boll. Soc. ital. Biol. sper. **14**, 413 (1939).
CLEMENS, R.: Psychophysisch analysierte Personen, 6 Stunden nach verschiedenen Pervitingaben. Dissertation 1942.
COHEN, B., and A. MYERSON: The Effective Use of Phenobarbital and Benzedrine Sulfate in the Treatment of Epilepsy. Amer. J. Psychiatry **95**, 371 (1938).
— N. SHOWSTACK and A. MYERSON: The Synergism of Phenobarbital, Dilantin Sodium and other Drugs in the Treatment of Institutional Epilepsy. J. Amer. Med. Assoc. **114**, 480 (1940).
— — — Report of the Council on Pharmacy and Chemistry. Nonproprietary Synonym of Benzedrine and Benzedrine Sulfate. N. N. R. Acceptance. J. Amer. Med. Assoc. **111**, 27 (1938).
COLTON, N. H.: The Management of Obesity with Emphasis on Appetite Control. Amer. J. Med. Sci. **206**, 75 (1943).
— Council on Pharmacy and Chemistry: Nonproprietary synonym for Benzedrine and Benzedrine Sulfate. N. N. R. Acceptance. J. Amer. Med. Assoc. **111**, 27 (1938).
CRAMER, F.: Papierchromatographie. Weinheim: Verlag Chemie GmbH. 1952.
CRANSTON, E. M., and R. N. BEITER: On the Pervention of the Blood Pressure Fall during Spinal Anesthesia in the Rabbit. J. Pharmacol. a. Exper. Ther. **68**, 141 (1940).
CREDNER, K.: Über die Beeinflussung der Diurese durch Ephedrin, Sympatol, Veritol und Pervitin. Arch. exper. Path. u. Pharmakol. **206**, 188 (1949).

Cremieux, A., J. Cain et J. Rabattu: Toxicomanie alcoolique et ortédrinique chez un déséquilibré de la sexualité. Ann. Med. Psychol. **2**, 497—501 (1948).
Crismon, J. M., and M. L. Tainter: Action of Sympathomimetic Amines on the Heart-Lung Preparation. J. Pharmacol. a. Exper. Ther. **64**, 190 (1938).
— — Comperative Pressor Efficiency of Sympathomimetic Amines in the Normal State and in Decerebrate Shock. J. Pharmacol. a. Exper. Ther. **66**, 146 (1939).
Current Comment: Amphetamine Intoxication. J. Amer. Med. Assoc. **140**, 480 (1949).
Curry, G. A.: Amphetamine Poisoning. J. Amer. Med. Assoc. **140**, 850 (1949).
Curschmann, H.: Behandlung des Heuschnupfens. Med. Welt **1943**, 710.
Cushny, A. R.: Pharmacology and Therapeutics. Twelfth Edition. 1941
Cutler, M. et al:. Effect of Benzedrine on Mentally Deficient Children. Amer. J. Ment. Def. **45**, 59 (1940).
Cutting, W. C.: The Treatment of Obesity. J. Clin. Endocrin. **3**, 85 (1943).
Cutts, K. K., and H. H. Jasper: Effects of Benzedrine Sulfate and Phenobarbital on Behavior Problem Children with Abnormal Electroencephalograms. Arch. of Neur. **41**, 1138 (1939).
Dablies, H.: Thèse de Paris 1948.
Damashek, W., J. Loman and A. Myerson: Human Autonomic Pharmacology. 7.: The Effect on the Normal Cardiovascular System of Acetyl-Beta-Methyl-Choline, Chloride, Atropine, Prostigmine, Benzedrine with Especial Reference to the Electrocardiogram. Amer. J. Med. Sci. **195**, 88 (1938).
Daube, H.: Pervitin-Psychosen. Nervenarzt **15**, 20—25 (1942).
— Über den halluzinatorischen Schwachsinn der Trinker. Nervenarzt **12**, 337—342 (1939).
Dauterbande, L., E. Philipot and R. Charlier: Arch. Internat. Pharmacodynamie **62**, 179 (1939).
Davidoff, E.: A Clinical Study of the Effect of Benzedrine Therapy on Self-Absorbed Patients. Psychiatr. Quart. **10**, 652 (1936).
— A Comparison of the Stimulation Effect of Amphetamine, Dextro-Amphetamine and Dextro-M-Methyl-Amphetamine. Med. Rec. **156**, 422 (1943).
— and G. L. Goodstone: Amphetamine Barbiturate Therapy in Psychiatric Conditions. Psychiatr. Quart. **16**, 541 (1942).
— and E. C. Reifenstein jr.: The Stimulating Action of Benzedrine Sulfate. J. Amer. Med. Assoc. **108**, 1770 (1937).
— — A Method of Studying Some of the Physiologic Actions of Benzedrine Sulfate. J. Labor. a. Clin. Med. **23**, 700 (1938).
— — Treatment of Schizophrenia with Sympathomimetic Drugs: Benzedrine Sulfate. Psychiatr. Quart. **13**, 127 (1939).
— — The Results of Eighteen Months of Benzedrine Sulfate Therapy in Psychiatry. Amer. J. Psychiatry **95**, 945 (1939).
— — Psychiatric Aspects of Amphetamine (Benzedrine) Sulfate Therapy. Dis. Nerv. System **1**, 58 (1940).
— — The treatment of the Parkinsonian syndrome with Bulgarian Belladonna root and Amphetamine (Benzedrine) Sulfate. Amer. J. Psychiatry **97**, 589 (1940).
— — Amphetamine Sulfate. Sodium Amytal treatment of schizophrenia. Arch. of Neur. **45**, 439 (1941).
Davies, I. J.: Benzedrine, a review of its toxic effects with the report of a severe case of anaemia following its use. Brit. Med. J. Nr. 4004, 615—617 (1937).
Davis, P. L., and W. B. Stewart: The use of Benzedrine sulfate in postencephalitic Parkinsonism. J. Amer. Med. Assoc. **110**, 1890 (1938).
— and M. Shumway-Davis: Orthostatic Hypotension — The Treatment of Two Cases with Benzedrine Sulfate. J. Amer. Med. Assoc. **108**, 1247 (1937).
Demole: Vjschr. schweiz. San. Offz. **19** (1942); zit. nach Binder 1945.
Desclaux, P., L. Dérobert et R. F. Katz: Aspects d'actualité des toxicomanies. Ann. Méd. Légale **29**, 227—310 (1949).
Detrick, L. J. et al.: On the Pharmacology of Phenylisopropylamine (Benzedrine). J. Pharmacol. a. Exper. Ther. **60**, 56 (1937).
Dieter, W.: Beitrag zur Therapie des Röntgenkaters. Strahlenther. **65**, 568 (1939).

DILL, D. B. et al.: Discussion on Benzedrine, Uses and Abuses. Proc. Roy. Soc. Med. **32**, 385 (1939).
— — Benzedrine Sulfate (Amphetamine) and Acute Anoxia. I. Respiratory Effects. J. Aviat. Med. **11**, 181 (1940).
— — Metabolic and Cardiovascular Effects of Intramuscular Injection of Adrenalin and of Amphetamine. Amer. J. Med. Sci. **198**, 702 (1939).
DITTMAR, F.: Pervitinsucht und akute Pervitin-Intoxikation. Slg. Verg.fälle **12**, A 119—122 (1941); Dtsch. med. Wschr. **1942**, 266—268.
DODD, H., and F. PRESCOTT: Gynec. a. Obstetr. **77**, 645—656 (1943); Brit. Med. J. **1**, 345—348 (1943).
DOETSCH, H.: Das Atemanhaltevermögen als einfache Methode zur Prüfung herzwirksamer Medikamente. Dtsch. med. Rdsch. **1949**, 91.
DOMENJOZ, R., u. A. FLEISCH: Venenwirkung kreislaufaktiver Pharmaka. Arch. exper. Path. u. Pharmakol. **192**, 645 (1939).
— — Die Wirkung kreislaufaktiver Pharma auf die Speicherfunktion der Milz. Arch. exper. Path. u. Pharmakol. **195**, 609 (1943).
DONLEY, D. E.: Observations on the Use of Benzedrine in the Psychoses. Ohio State Med. J. **33**, 1229 (1937).
DOSIOS, A., u. J. MINCIU: Pervitin als Adjuvans der Schockbehandlung der Psychosen. Wien. med. Wschr. **1941**, 36.
DRAGOMIR, L., u. A. RETECEANU: Die Behandlung depressiver Zustände mit Pervitin. Ardealul Med., Cluj **1941**, 10.
DRAKE, M. E. et al.: The Smooth Muscle Actions of Epinephrine Substitutes. 7. Responses of Denervates Smooth Muscles of Iris and Intestine to Epinephrine, Ephedrine, Amphetamine (Benzedrine) and Cocaine. J. Pharmacol. a. Exper. Ther. **66**, 251 (1939).
DUB, L. A., and L. A. LURIE: Use of Benzedrine in the depressed phase of the psychotic state. Ohio State Med. J. **35**, 39 (1939).
DUCKWORTH, H. C.: Benzedrine in treatment of Morphine addiction. Brit. Med. J. **2**, 628 (1940).
DÜKER, H.: Verfahren zur Untersuchung der psychischen Leistungsfähigkeit. Psychol. Forsch. **23**, 10 (1943).
— u. E.: Über die Wirkung von Pervitin auf die psychische Leistungsfähigkeit. Z. exper. u. angew. Psychol. **1**, 32 (1953).
DUNCAN, C. A.: Med. J. Austral. **38**, II, 482, (1951); Ref. Chem. Zbl. **123**, 3210 (1952).
DYER, W. W.: Pressor Effect of Amphetamine (Benzedrine) on Normal, Hypotensive and Hypertensive Patients. Amer. J. Med. Sci. **197**, 103 (1939).
— Editorial, Further Experiments with Benzedrine Sulfate in Veterinary Medicine. Allied Vet. (Indianapolis) **10**, 19 (1939).
— Editorial Comment, Testing for Pentobarbital and Amphetamine. (Beyer & Skinner). J. Amer. Med. Assoc. **117**, 1489 (1941).
— Editorial Comment, Narcolepsy with Cataplexy. J. Amer. Med. Assoc. **119**, 673 (1942).
— Editorial Comment, Amphetamine Inhalation after Coronary Occlusion. J. Amer. Med. Assoc. **120**, 325 (1942).
ECKERT, Th.: Klinische Behandlungsmethoden in der Psychiatrie. Z. inn. Med. **2**, 24 (1946).
EHRICH, W. E., and E. B. KRUMBHAAR: The effects of large doses of Benzedrine sulfate on the albino rat: Functional and tissue changes. Ann. Int. Med. **10**, 1874 (1937).
— F. H. LEWY and E. B. KRUMBHAAR: Experimental Studies upon the Toxicity of Benzedrine Sulfate in Various Animals. Amer. J. Med. Sci. **198**, 785 (1939).
EICHHOLTZ, F.: Die zentralen Stimulantia der Adrenalin-Ephedringruppe. Angew. Chemie **45/46**, 517 (1940).
— Über Stimulantien. Dtsch. med. Wschr. **1941**, 1355—1358.
ELSOM, K. A. et al.: Intubation of the Studies Human Small Intestine. 18.: The Effect of Pitressin and of Amphetamine (Benzedrine) Sulfate on the Motor Activity of the Small Intestine and Colon. Amer. J. Digest. Dis. **6**, 593 (1939).
EMERSON, G. A.: Relative Effects of Dextro and Levo-Amphetamine Sulfate on Metabolic Rate in Man. Federat. Proc. **3**, 71 (1944).
— Amphetamine for Obesity. J. Amer. Med. Assoc. **122**, 268 (1943).

EMERSON, G. A., and B. E. ABREU: Immediate Metabolic Effect of Benzedrine Sulfate in Man. Wisconsin. Valley Med. J. **37**, 74 (1941).

ENDERS, A.: Die appetitvermindernde Wirkung von Phenylalkylderivaten bei Entfettungskuren. Klin. Wschr. **1952**, 995.

ENGELMEIER, M. P.: Untersuchungen über Halbnarkoseverfahren in der Psychiatrie. Nervenarzt **21**, 431 (1950).

ERNST, W.: Behandlung bestimmter Formen von Schlafstörungen. Wien. klin. Wschr. **1941**, 615.

ERSNER, J. S.: The Treatment of Obesity Due to Dietary Indescretion (Overeating) with Benzedrine Sulfate. Endocrinology (Springfield, Ill.) **27**, 776 (1940).

FALTA, W., u. H. TITZE: Behandlung des Diabetes insipidus mit Weckmitteln. Wien. klin. Wschr. **1949**, 164.

FARAH, A., and I. O. PINKSTON: Responses of Intestinal Smooth Muscle of the Dog to Benzedrine Sulfate. J. Pharmacol. a. Exper. Ther. **68**, 14 (1940).

FAUST, C., u. R. FROWEIN: Zur Diagnostik latenter organischer Hirnstammschädigungen. Dtsch. Z. Nervenheilk. **163**, 448—457 (1950).

FELLINGER, K., u. V. LACHNIT: Entfettung durch Weckamine. Wien. klin. Wschr. **1950**, 62.

FESSEL: Grundsätzliche Wirkungen der Adrenalinkörper. Dissertation 1948/49. Hbg.

FINCH, J. W.: Die übergewichtigen geburtshilflichen Patientinnen mit besonderem Hinweis auf den Gebrauch von Dexedrine Sulfate. Oklahoma J. Med. Assoc. **119**, 400 (1942).

FINDEISEN, D.: Über neue Erfahrungen mit Pervitin als Antiallergicum. Med. Welt **1950**, 1115—1118.

FINDEISEN, D. G. R.: Über Pervitin als Antiallergicum und über kombinierte Pervitin-Antihistamin(Antistin)-Behandlung. Med. Klin. **1951**, 572, 593.

FINKELMAN, I., and D. HAFERON: Benzedrine Sulfate in Severe Depressions. Illinois Med. J. **75**, 264 (1939).

— L. B. SHAPIRO: Benzedrine Sulfate and Atropine in Treatment of Chronic Encephalitis. J. Amer. Med. Assoc. **109**, 344 (1937).

FISCHER-WINGENDORF, D.: Das „Benzedrin". Schmerz, Nark., Anaesth. **16**, 78—105, 109—130 (1943).

O'FLANAGAN, P. M., and R. B. TAYLOR: A case of recurrent psychosis associated with amphetamine-addiction. J. Ment. Sci. **96**, 405 (1950).

FLEXNER, J. et al.: Autonomic Drugs and the Biliary System. I. The Action of Acetyl-Beta-Methyl-Choline Chloride (Mecholyl) and Benzyl Methyl Carbinamine Sulphate (Benzedrine Sulfate) on the Gallbladder. J. Pharmacol. a. Exper. Ther. **62**, 174 (1938).

FLÜGEL, F. E.: Medikamentöse Beeinflussung psychischer Hemmungszustände. Klin. Wschr. **1938**, 1286—1288.

FORST, A. W.: Fragebeantwortung. Münch. med. Wschr. **1939**, 1440.

— Sind bei gehäufter Gabe von Pervitin schädliche Wirkungen festgestellt worden und welcher Art waren diese? Münch. med. Wschr. **1939**, 1440.

FRANKE, H.: Klinisch-vergleichende Untersuchungen über die Kreislaufmittel der Adrenalingruppe. Klin. Wschr. **1938**, 1695—1700.

— Klinisch vergleichende Untersuchungen über die Kreislaufmittel der Adrenalingruppe. Klin. Wschr. **1938**, 1695.

— Klinischer Beitrag zur Pervitintherapie bei Alkohol-, Schlafmittel- und CO-Vergiftungen. Med. Z. **4**, 140 (1945).

FRANKL, V. E.: Pervitin intracisternal. Ars Medici **1**, 58 (1942).

FREIBERG, H.: Über den Wert von Entziehungserscheinungen für die Diagnose der Rauschmittelsucht in der heutigen Zeit. Psychiatr. Neurol. u. med. Psychol. **2**, 144—151 (1950).

FREYHAN, F. A.: Craving for Benzedrine. Delaware State Med. J. **21**, 151—156 (1949).

FRIEDENBERG, S.: Addiction to Benzedrine Sulfate. J. Amer. Med. Assoc. **114**, 956 (1940).

FROEWIS, J.: Pervitinbehandlung der intrauterinen Asphyxie nebst Bemerkungen zur Beeinflussung der Wehentätigkeit und Magenmotilität. Zbl. Gynäk. **28**, 1090 (1942).

FÜHNER, H., u. W. BLUME: Medizinische Toxikologie. Leipzig: Georg Thieme 1947.

GADDUM, J. H.: Pharmacology. Oxford Med. Publ. 1940.

GIBBS, F. A. et al.: Effect on the Electro-Encephalogram of Certain Drugs whith Influence Nervous Activity. Arch. Int. Med. **60**, 154 (1937).

GLOMME, H. E.: Der Einfluß des Pervitins auf Röntgenkater und strahlenbehandelte Karzinomkranke. Med. Klin. **1941**, 921.
GMEINER, G.: Z. Kreislaufforsch. **12**, 401 (1942).
GÖLD, M. D.: Effect of Drugs on the Alimentary Tract. Panel Discussion at Cleveland Session. J. Amer. Med. Assoc. **117**, 85 (1941).
GÖPFERT, H., F. GROSS u. K. MATTHES: Über die Wirkung gefäßaktiver Substanzen auf den peripheren Kreislauf beim Menschen. Arch. exper. Path. u. Pharmakol. **195**, 93 (1940).
GOETZL, F. R., and F. STONE: Gastroenterology. **10**, 708 (1948).
GOLDHAHN, R.: Pervitin als Weckmittel nach Narkose. Med. Welt **1943**, 150.
GOLDSMITH, W. N.: Benzedrine Eruption. Proc. Roy. Soc. Med. **32**, 269 (1939).
GORRELL, R. L.: Narcolepsy (A report of 62 cases). Clin. Med. Surg. **45**, 318 (1938).
— The Uses of Benzedrine Sulfate in General Practice. J. Iowa State Med. Soc. **29**, 451 (1939).
GOTTLIEB, J. S.: Anwendung von Isoamylbarbitursäure und Benzedrin bei der symptomatischen Behandlung von Depressionen. Psychopath. Hopf a. State Univ. of Iowa Coll. of Med. Iowa City Bis. Nerv. System. **10**, 20—52 (1949).
GRAF, E.: Über die Analytik der Weckamine. Pharmazie **3**, 108 (1950).
GRAF, O.: Über den Einfluß von Pervitin auf einige psychische und psychomotorische Funktionen. Z. Arbeitsphysiol. **10**, 691—705 (1939).
GRAHN, H.: Der depressive Patient, behandelt mit Hilfe eines neuen Medikaments. Ref. Jb. Neur. u. Psychiatr. u. Neurochir. **1952**, 271.
GRAYBIEL, A. et al.: Benzedrine Sulfate (Amphetamine) and Acute Anoxia. 2. Effects on the Cardiovascular System. J. Aviat. Med. **11**, 186 (1940).
GREVING, H.: Psychopathologische und körperliche Vorgänge bei jahrelangem Pervitinmißbrauch. Nervenarzt **14**, 395—405 (1941).
— Wo liegen die Gefahren der Pervitin-Verordnung ? Hippokrates **1942**, 279—281.
GRIMSON, R., and H. SHEN: Arch. Internat. Pharmacodynamie **62**, 474 (1939).
GROSS, F. and K. MATTHES: Untersuchungen über das Wirkungsbild gefäßaktiver Pharmaka beim Menschen, III. Mitt. Periodisches Atmen nach Pervitin und Ephedrin. Arch. exper. Path. u. Pharmakol. **204**, 57—66 (1947).
GRUNWALD, L.: Die Lösung des Pervitin-Problems. Gesundheitsführung **1941**, 1—5.
GRÜTTNER, R., u. A. BONKALO: Hirnbioelektrische Untersuchungen. Psychiatr. neur. Wschr. **1940**, 25.
GUNN, J. A.: The Pharmacological Actions and Therapeutic Uses of Some Compounds Related to Adrenaline. Brit. Med. J. **2**, 155 (1939); **2**, 214 (1939).
— et al.: The action of some Amines related to adrenaline: Methoxy-phenylisopropylamines. J. of Physiol. **95**, 485 (1939).
— and M. R. GURD: Action of Some Amines Related to Adrenaline. Phenylallylamine, Phenylbutenylamine, Dephenylethylamine. J. of Physiol. **98**, 424 (1940).
GUTTMAN, E.: The Effect to Benzedrine on Depressive States. J. Ment. Sci. **82**, 618 (1936).
— Benzedrina. Effetos fisiologicos y psicologicos, Farmacologia y Toxicologia. Rev. iberoamer. de anal. bibliog. de Neurol. y Psiquiatr. **1**, 245 (1939).
— and W. SARGANT: Observations on Benzedrine. Brit. Med. J. **1**, 1013 (1937).
DE GUYOT, J.: The Use of Benzedrine Sulfate to Oversome the Untoward Effects of Morphine in the Treatment of Coronary Occlusion. J. Missouri State Med. Assoc. **38**, 93 (1941).
GUYTON, J. S.: Pharmacodynamics of the Intraocular Muscles. Arch. of Ophthalm. **24**, 555 (1940).
GWYNN, H. B., and W. M. YATER: A Study of the Temporary Use of Therapeutic Doses of Benzedrine Sulfate in 147 Supposedly Normal Young Men (Medical Students). Med. Ann. Distr. Columbia **6**, 356 (1937).
HAAS, H., u. H. F. ZIPF: Über die erregende Wirkung von Barbitursäureabkömmlingen und ihre Beeinflussung durch Strychnin, Pervitin und Cardiazol. Arch. exper. Path. u. Pharmakol. **206**, 683 (1949).
— Über die Störung des Kohlenhydratstoffwechsels durch 1, 2, 4-Dinitrophenol und Pervitin und ihre Beeinflussung durch Ascorbinsäure und Nebennierenrindenhormon. Arch. exper. Path. u. Pharmakol. **204**, 110 (1947).

HAGGARD, H. W. et al.: Studies on the Absorption, Distribution and Elimination of Alcohol. 7. The Influence of Inhalation of Oxygen in the Blood Causing Respiratory Failure. J. Pharmacol. a. Exper. Ther. **69**, 266 (1940).
HAGUENAU, J., et W. AUBRUN: Intoxication chronique par le sulfate de benzedrin. Rev. neur. **79**, 129—131 (1947).
HAHNE, L. J.: Addiction to Amphetamine (Benzedrine) Sulfate. J. Amer. Med. Assoc. **115**, 1568 (1940).
HANELIN, H. A.: Treatment of Paroxysmal Hiccough with Benzedrine Sulfate Inhalation. J. Michigan State Med. Soc. **39**, 951 (1939).
HANSEN, P. F.: Benzedrin und verwandte Stoffe, in K. O. MÖLLER: Rauschgifte und Genußmittel. Basel: B. Schwabe 1951.
HARDER, A.: Über Weckamin-Psychosen. Schweiz. med. Wschr. **1947**, 982.
HART, H. M.: Amphetamine sulfate preparations. J. Amer. Med. Assoc. **140**, 1070 (1949).
HARTMANN, K.: Pervitin-Halluzinose. Mschr. Psychiatr. **106**, 101—113 (1942).
HARTUNG-MUNCH: J. Amer. Chem. Soc. **53**, 1875 (1931).
HAUSCHILD, F.: Pharmakologische Wirkungen nach Abänderungen am Ephedrinmolekül. Arch. exper. Path. u. Pharmakol. **190**, 106 (1938).
— Tierexperimentelles über eine peroral wirksame zentralanaleptische Substanz mit peripherer Kreislaufwirkung. Klin. Wschr. **1938**, 1275—1258
— Orale Wirksamkeit, Abbau und chemische Konstitution in der Ephedrin-Adrenalin-Reihe. Klin. Wschr. **1941**, 5.
— Zur Pharmakologie der Phenylalkylamine. Arch. exper. Path. u. Pharmakol. **1940**, 195.
— Pharmakologische Wirkungen nach Abänderung am Ephedrinmolekül. Arch. exper. Path. u. Pharmakol. **190**, 177—178 (1938).
— Zur Pharmakologie des 1-Phenyl-2-methylaminopropans (Pervitin). Arch. exper. Path. u. Pharmakol. **191**, 465—481 (1938).
HAWTHORNE, G. A.: An Experiment with Benzedrine Sulfate as a Sexual Stimulant in the Jack. Allied Vet. (Indianapolis) **10**, 83 (1939).
— Amphetamine Sulfate in Equine Encephalomyelitis. Allied Vet. (Indianapolis) **10**, 4 (1939).
HEATH, P., and C. W. GEITER: Some Physiologic and Pharmacologic Reactions of Isolated Iris Muscles. Arch. of Ophthalm. **21**, 35 (1939).
HEIM, F.: Die Bedeutung der Reaktionslage des vegetativen Nervensystems für Arzneimittelwirkungen. Ärztl. Wschr. **1948**, 326.
— Allergie und vegetatives Nervensystem. Ärztl. Forsch. **16/17**, 285 (1947).
HEIMBERGER: Beobachtungen bei Fleckfieber. V. Mitteilung: Versuche mit Pervitin. Dtsch. med. Wschr. **1943**, 779.
HEINEN, W.: Erfahrungen mit Pervitin. Med. Welt **1938**, 47.
— Erfahrungen mit Pervitin. Med. Welt **1938**, 1637.
HEISCH, R. B.: Benzedrine and Belladonna for Hay Fever. Brit. Med. J. **2**, 138 (1937).
HELLEBRANDT, F. A., and P. V. KARPOVITCH: Fitness, Fatigue and Recuperation: Survey of Methods Used for Improving Physical Performance of Man. War Med. **1**, 745 (1941).
HELLER, W.: Enuresis nocturna und Lehrlingsinternat. Dtsch. Gesundheitswesen **1951**, 1518.
HELLPACH, W.: Funktionelle Differenzierung der psychischen Stimulantien. Dtsch. med. Wschr. **1941**, 1358—1361.
HELLWIG, J.: Über die Beeinflussung urämischer Zustände. Ref. Chir. Tagg. Jena 7.—8. 10. 1949.
— Beseitigung echter Urämien durch Pervitin. Arch. klin. Chir. **268**, 209—242 (1951).
HESSE, E.: Angewandte Pharmakologie. Urban & Schwarzenberg 1947.
HEUBNER, W.: Pervitin in der ärztlichen Praxis. Klin. Wschr. **1944**, 86.
— Weitere Notiz über Benzedrin und Pervitin. Naunyn-Schmiedebergs Arch. **202**, 594 (1943); **204**, 367—368 (1945).
— Pervitin. Dtsch. med. Wschr. **1944**, 517.
— Genuß und Betäubung durch chemische Mittel. Wiesbaden: Verlag f. angew. Wissenschaft 1952.
— u. W. SCHULTE: Über den Begriff Sucht. Ärztl. Wschr. **1946**, 57.
HEYRODT, H., u. H. WEISSENSTEIN: Über künstliche Steigerung der körperlichen Leistungsfähigkeit. Arch. exper. Path. u. Pharmakol. **195**, 273 (1940).

HILL, J.: Benzedrine in Sea-sickness. Brit. Med. J. **2**, 1109 (1937).
HJORT, A. M. et al.: The Antianesthetic Effects of some Convulsants in the Albino Mouse. J. Pharmacol. a. Exper. Ther. **63**, 421 (1938).
HOFFMANN, H. L.: Effect of Benzedrine Tablets on the Oculogyric Crises of Parcinsonism. Brit. Med. J. **1**, 816 (1941).
HUGHSON, W., and E. THOMPSON: Research in Audition: The Next Steps: Experimental Findings and their Clinical Aspects. Arch. of Otolaryng. **29**, 903 (1939).
HUNDHAUSEN, F. R.: Experimentell-psychologische Untersuchungen mit Pervitin bei Jugendlichen. Allg. Z. Psychiatr. **120**, 85 (1942).
HUNDLEY, J. M. et al.: Dysmenorrhea-Including Clinical and Pharmacological Studies on Benzedrine Sulfate. Med. Clin. N. Amer. **23**, 273 (1939).
IGLAUER, A., and M. D. ALTSCHULE: The Pressor Action of Benzedrine and Paredrine. Amer. J. Med. Sci. **199**, 359 (1940).
ILLING, E. T.: The detection and estimation of Benzedrine. Analyst **65**, 3 (1940).
ISBELL, H.: Manifestations and treatment of addiction to narcotic drugs and barbiturates. Med. Clin. N. Amer. **34**, 425—438 (1950).
v. ISSEKUTZ, B.: Vergiftung durch Pervitin. Slg. Verg.fälle **10**, A 85—88 (1939).
IVY, A. C., and L. R. KRASNO: Amphetamine (Benzedrine) Sulfate. A Review of its Pharmacology. War. Med. **1**, 15 (1941).
JACKSON, D. E.: The Autonomic Nervous System Considered in Relation to Experimental and Clinical-Phenomena. J. Labor. a. Clin. Med. **26**, 4 (1940).
JACOBSEN, E., A. WOLLSTEIN u. J. C. CHRISTENSEN: Die Wirkung einiger Amine auf das Nervensystem. Klin. Wschr. **1938**, 1580—1583.
JAMES, G. W. B.: Addiction and Benzedrine. Brit. J. Inebr. **36**, 13 (1938).
JANG, C. S.: Interaction of Sympathomimetic Substances on Adrenergic Transmission. J. Pharmacol. a. Exper. Ther. **70**, 347 (1940).
JANOTA, O.: Psychotonismus. Neurol. Psychiatr. Česká **4**, 57—63 (1941).
JANZ, H. W.: Fortschritte der Pharmakotherapie in der Neurologie und Psychiatrie. Fortschr. Neur. **17**, 1—14, 39—80 (1944).
— Diagnostische Verwertbarkeit der Weckaminwirkung in der Psychopathologie. Nervenarzt **22**, 45 (1951).
JATZKEWITZ, H.: Ein klinisches Verfahren zum Nachweis von basischen Suchtmitteln im Harn. Z. physiol. Chem. **292**, 94—100 (1953).
JECEL, J.: Klinische Erfahrungen mit Pervitin. Münch. med. Wschr. **1940**, 239—241.
JOHNSEN, G.: Mißbrauch von Amphetaminen und Schlafmitteln. Tidsskr. Norsk. Laegefor. **72**, 303—304 (1952).
JOHNSTON, L.: Addiction to Amphetamine. Lancet **1951**, 224.
JONES, D. B., and T. E. WALLIS: J. Amer. Chem. Soc. **48**, 169 (1926).
JORES, A., M. LOOS u. U. SPIEGELBERG: Weckamine in der Behandlung der Fettsucht. Die Medizinische **1952**, 24.
JUSTIN-BESANÇON, L. et al.: Bull. Mém. Hop. (Paris) **10**, 39 (1948).
KAHLERT,: Über die Wirkung des Pervitins auf Hämogramm und biologische Leucozytenkurven. Dissertation 1943.
KALB, S. N.: Amphetamine Sulfate and Thyroid Extract in the Treatment of Obesity. J. Med. Soc. New York **39**, 74 (1942).
KALUS, F., J. KUCHER u. J. ZUTT: Über Psychosen bei chronischem Pervitin-Mißbrauch. Nervenarzt **15**, 313—324 (1942).
— Über die psychotischen Bilder bei chronischem Pervitinmißbrauch. Psychiatr., Neurol. u. med. Psychol. **2**, 109—116, 138—144 (1950).
KÄRBER, G.: Unterstellung von Dolantin, Pervitin und Benzedrin unter das Opiumgesetz. Dtsch. Ärztebl. **27**, 260—262 (1941).
KATSCH, L.: Pervitin bei postapoplektischen Zuständen. Hipokrates **1942**, 13, 482.
KEEVIL, J. J.: Benzedrine in Sea-sickness. J. Roy. Naval Med. Serv. **24**, 219 (1938).
KENYON, J. et al.: J. Chem. Soc. **1935**, 1074.
v. KEYSERLINGK, H.: Pervitin. Psychiatrie **2**, 1—9 (1950).
KIESE, M.: Pharmakologie des Adrenalins, Ephedrins und verwandter Stoffe. Jkurse ärztl. Fortbildg. **33**, 6, 1942.

Kiessig, H. J.: Über die temperatursteigernde Wirkung einiger Sympathicomimetica. Arch. exper. Path. u. Pharmakol. **197**, 384 (1941).
— Untersuchungen über die Wirkungsweise der Sympathicomimetica. Schmerz, Nark., Anästh. **2**, 21/25 (1942).
Kleitman, N.: Sleep and Wakefulness. Univ. Chicago Press. 1939.
— and I. Schreider: Sleepiness and Diplopia. Amer. J. Physiol. **129**, 398 (1940).
Knapp, P. H.: Amphetamin and addiction. J. Nerv. Dis. **115**, 406—432 (1952).
Knehr, C. A.: Benzedrine Sulfate and Acute Anoxia. 3. Mental Work. J. Aviat. Med. **11**, 194 (1940).
Kneise, G.: Klinische Untersuchungen über die Wirkung des Pervitins bei chirurgischen Kranken. Dtsch. Z. Chir. **252**, 664 (1939).
— Über die Brauchbarkeit des Pervitins in der Chirurgie. Dtsch. Z. Chir. **43**, 2314 (1939).
Knight, R. G., and C. T. Prout: A study of results in hospital treatment of drug addiction. Amer. J. Psychiatr. **108**, 303—308 (1951).
Knoetel, R. K.: Federat. Proc. **2**, 83 (1943).
Kopf, H.: Über einen Fall von akuter Coffein-Vergiftung. Med. Klin. **1946**, 516.
Korns, H. M., and W. L. Randall: Orthostatic Hypotension Treated with Benzedrine. Report of Case. Amer. Heart. J. **13**, 114 (1937).
— — Benzedrine and Paredrine in the Treatment of Orthostatic Hypotension, with Supplementary Case Report. Ann. Int. Med. **12**, 253 (1938).
Kosmehl, E.: Betäubungsmittelsuchten und Statistik. Arch. Toxikol. **15**, 67—72 (1954).
Kramer, E.: Die Pervitingefahr. Münch. med. Wschr. **1941**, 419—421.
Krause, A.: Pervitin als Kreislaufmittel und psychisches Stimulans für Tiere. Tierärztl. Wschr./Tierärztl. Rdsch. **1943**, 75.
Kröber, E.: Weckamine und Epilepsie. Nervenarzt **20**, 344 (1949).
— Praxis der Epilepsiebehandlung. Ärztl. Wschr. **1951**, 44.
Krüger, W.: Behandlung von Schlafmittelvergiftungen mit Cardiazol. Jkurse ärztl. Fortbildg. **33**, 1 (1942).
Kuhn, W.: Das Heufieber und seine Behandlung. Neue Med. Welt **1950**, 605.
Kunstadter, R. H.: Experience with Benzedrine Sulfate in the Management of Obesity in Children. J. of Pediatr. **17**, 490 (1940).
— and Necheles: Amer. Med. Sci. **205**, 820 (1943).
Lehmann, G., H. Straub u. A. Szakall: Pervitin als leistungssteigerndes Mittel. Arb. physiol. **10**, 680 (1939).
Lehoczky, T.: J. Belge Neur. Psychol. **38**, 537 (1939).
Lemere, F.: The Conditioned Reflex Treatment of Chronic Alcoholism. J. Amer. Med. Assoc. **120**, 269 (1942).
Lemke, R.: Beobachtungen an Süchtigen. Nervenarzt **21**, 366—372 (1950).
Lemmel, G., u. J. Hartwig: Untersuchungen über die Wirkung von Pervitin und Benzedrin auf psychischem Gebiet. Dtsch. Arch. klin. Med. **185**, 626 (1939).
Lendle, B., u. J. Sentis: Über medizinale Vergiftungen. Klin. Wschr. **1942**, 782.
— Bekämpfung von Ermüdungs- und Erschöpfungserscheinungen. Trendelenburg: Grundlagen der allgemeinen und speziellen Arzneiverordnung.
Leser, A. J. et al.: Effect of Low Body Temperature on Toxicity of Drugs. Proc. Soc. Exper. Biol. a. Med. **45**, 682 (1940).
Lesses, M. F., and A. Myerson: New England J. Med. **218**, 119 (1936).
— — Human Autonomic Pharmacology. 16. Benzedrine Sulfate as an Aid in the Treatment of Obesity. New England J. Med. **128**, 119 (1936).
— — Benzedrine Sulfate. J. Amer. Med. Assoc. **110**, 1507 (1938).
Lewin, S., A. Rinkel, u. M. Greenblatt: Pervitin in der Neuropsychiatrie, Vergleich mit Natriumamytal/Benzedrinsulfat. Boston Soc. of Psychiatr. u. Neurolog., Massachus. Soc. for Res in Psychiatr. S. Nerv. Dis. **109**, 277—279 (1949).
Lewison, J. E., and R. R. Sullivan: US. Nav. Med. Bull. **43**, 90 (1944).
Lewy: Experimental studies upon the toxicity of Benzedrine sulfate in various animals. Amer. J. Med. Sci. **198**, 785 (1939).

LIEBENDÖRFER: Pervitin in der Hand des praktischen Nervenarztes. Münch. med. Wschr. **1940**, 1182—1183.
VAN LIEBE, E. J., and C. K. SLEETH: J. Pharmacol. a. Exper. Ther. **60**, 56 (1937).
— — The Effect of Benzedrine Sulfate on the Emptying Time of the Human Stomach. J. Pharmacol. a. Exper. Ther. **62**, 111 (1938).
LINZ, A.: Betäubungsmittelsuchten und Statistik. Slg. Verg.fälle **14**, 288—310 (1953).
LOCKE, W., and A. A. BAILEY: Narcolepsy: Report of an Unusual Case. Proc. Staff Meet. Mayo Clin. **15**, 491 (1940).
LOEWE, S.: Influence of Autonomic Drugs on Ejaculation. J. Pharmacol. a. Exper. Ther. **63**, 70 (1938).
v. LOEWENSTEIN, O.: Gesundheitsschäden durch Pervitin-Mißbrauch. Slg. Verg.fälle **11 A** 864 (1940).
LOMAN, J., B. GREENBERG and A. MYERSON: Human Autonomic Pharmacology. 19. The Effect of Mecholyl, Prostigmin, Benzedrine Sulfate and Atropine on the Urinary Tract; Urographic Studies. New England J. Med. **129**, 655 (1938).
— M. RINKEL and A. MYERSON: Comparative Effects of Amphetamine Sulfate; Paredrine and Propadrine on the Blood Pressure. Amer. Heart J. **18**, 89 (1939).
LUMIÈRE, A., et P. MEYER: C. r. Soc. Biol. (Paris) **1938**, 128, 678.
LUNN, V., and M. FOG: The Reaction of the Pial Arteries to some Cholinlike and Adrenalinlike Substances. J. of Neur. **2**, 223 (1939).
LÜTHI, F.: Über Narkolepsie. Schweiz. med. Wschr. **1943**, 73, 858.
MAIER, H. W.: Über Versicherungshebephrenien. Z. Neur. **78**, 442—453 (1922).
MAIN, R. J.: Effects of Epinephrine and Amphetamine on Respiration and Blood Pressure in Different Postures. Proc. Soc. Exper. Biol. a. Med. **45**, 776 (1940)
MANN, P. J. G., and J. H. QUASTEL: Benzedrine (Beta-Phenylisopropylamine) and Brain Metabolism. Nature (London) **144**, 943 (1939).
— — Biochemic. J. **34**, 440 (1940).
MARAZZI, A. S.: Relation between Structure of Epinephrine and Ephedrine Homologs and Analogs and Ability to Inhibit Sympathetic Ganglia. J. Pharmacol. a. Exper. Ther. **69**, 294 (1940).
MASEK, O.: Akutni otrava barbiturati a jeji lebca. Lék. Listy **6**, 326—330 (1951).
MATTHES, K., u. F. GROSS: Untersuchungen über das Wirkungsbild gefäßaktiver Pharmaka beim Menschen. II. Mitteilung: Sympathicomimetica. Arch. exper. Path. u. Pharmacol. **203**, 206 (1944).
MATTHEWS, R. A.: Symptomatic Treatment of Chronic Encephalitis with Benzedrine Sulfate. Amer. J. Med. Sci. **195**, 448 (1938).
MAYER-GROSS, W., u. G. STEINER: Encephalitis lethargica in der Selbstbeobachtung. Z. Neur. **73**, 283—309 (1921).
Medical Research Council, War Memorandum No. 8: A Guide to the Preservation of Life at Sea after Shipwreck. Brit. Med. J. **167**, 4283 (1943).
MEEK, W. J.: Effects of the General Anesthetica and Sympathomimetic Amines on Cardiac Automaticity. Proc. Staff Meet. Mayo Clin. **15**, 237 (1940).
MEERLOO, A. M.: Nederl. Tijdschr. Geneesk. **1937**, 5799.
— J. Amer. Med. Assoc. **110**, 408 (1938).
MICHELSEN, J., and M. VERLOT: Benzedrine as a Controlling Agent of Avertin Anaesthesi, Preliminary Report. Anaesthesi (Lancaster/Pa). **18**, 59 (1939).
MILLER, M. M.: Amphetamine (Benzedrine) Sulfate in the Treatment of Chronic Alcoholism and Depression Neuroses. Med. Rec. **151**, 211 (1940).
— Benzedrine Sulfate in the Treatment of Nicotism. Med. Rec. **153**, 137 (1941).
— Ambulatory Treatment of Chronic Alcoholism. J. Amer. Med. Assoc. **120**, 271 (1942).
MINGOIA, Q.: Arch. Pharmaz. sper. **9**, 225 (1940).
MINKOWSKY, W. L.: The Effect of Benzedrine Sulfate on Learning. J. Comp. Psychol. **28**, 349 (1939).
MITCHELL, H. S., u. R. L. DENTON: Canad. Med. Assoc. J. **62**, 594—595 (1950); Ref. Chem. Zbl. **123**, 3210 (1952).
MOLITCH, M., and A. K. ECCLES: The Effect of Benzedrine Sulfate on the Intelligence Scores of Children. Amer. J. Psychiatr. **94**, 577 (1937).

Molitch, M., and S. Polliakoff: The Effect of Benzedrine Sulfate on Enuresis. Arch. of Pediatr. **54**, 499 (1937).
— — Effect of Benzedrine Sulfate on the Basal Metabolism of Children. Arch. of Pediatr. **54**, 683 (1937).
— and J. P. Sullivan: The Effect of Benzedrine Sulfate on Children Taking the New Stanford Achievement Test. Amer. J. Orthopsychiatr. **7**, 519 (1937).
Monroe, R. R., and H. J. Drell: Oral use of stimulants obtained from inhalars. J. Amer. Med. Assoc. **135**, 909—915 (1947); Lancet **1948**, 221.
— — Der orale Gebrauch zum Inhalieren bestimmter Stimulantien. Kongreßzbl. inn. Med. **119**, 372 (1949).
Morton, M. C., and M. L. Tainter: Effects of Sympathomimetic Amines on Perfused Blood Vesseks. J. of Physiol. **98**, 263 (1940).
Muntner, S.: Weckreizbehandlung der Enuresis nocturna. Schweiz. med. Wschr. **1939**, 1333.
Müller-Bern, H.: Pervitin, ein neues Analeptikum. Med. Welt **1939**, 1315—1317.
Myerson, A.: Effect of Benzedrine Sulfate on Mood and Fatigue in Normal and in Neurotic Persons. Arch. of Neur. **36**, 816 (1936).
— et al.: Physiologic Effects of Benzedrine and Its Relationship to Other Drugs-Affecting the Autonomic Nervous System. Amer. Med. J. Sci. **192**, 560 (1936).
— and M. Ritvo: Benzedrine Sulfate and Its Value in Spasm of the Gastro-Intestinal-Tract. J. Amer. Med. Assoc. **107**, 24 (1936).
— and W. Thau: Human Autonomic Pharmacology. 9. Effect of Cholinergic and Adrenergic Drugs on the Eye. Arch. of Ophthalm. **18**, 78 (1937).
— — et al.: Human Autonomic Pharmacology. 18. Effects of the Intra-Arterial Injection of Acetylcholine, Acetyl-Beta-Methylcholine Chloride, Epinephrine and Benzedrine Sulfate. Amer. Heart J. **16**, 329 (1938).
— and W. Thau: Human Autonomic Pharmacology. 11. Effect of Benzedrine Sulfate on the Argyll Robertson Pupil. Arch. of Neur. **39**, 780 (1938).
— The Reciprocal Pharmacologic-Effect of Amphetamine (Benzedrine) Sulfate and the Barbiturates. New England J. Med. **221**, 561 (1939).
— et al.: The Effect of Amphetamine (Benzedrine) Sulfate and Paredrine Hydrobromide on Sodium Amytal Narcosis. New England J. Med. **221**, 1015 (1939).
— Addiction to Amphetamine (Benzedrine) Sulfate. J. Amer. Med. Assoc. **115**, 2202 (1940).
— The Rationale of Amphetamine (Benzedrine) Sulfate Therapy. Amer. J. Med. Sci. **199**, 729 (1940).
— and J. Loman: Intravenous Drip Administration of Autonomic Drugs. New England J. Med. **224**, 412 (1941).
van Nandelstadh, O. W.: On benzedrine psychoses. Act. psychiatr. (Københ.) Suppl. **60**, 164—165 (1951).
Nathanson, M. H.: The Central Action of Beta-aminopropylbenzene (Benzedrine). J. Amer. Med. Assoc. **108**, 528 (1937).
Nau, E.: Kritische Bemerkungen über Ursachen, Verlauf und Bekämpfung der Pervitin- und Dolantinsucht. Jkurse ärztl. Fortbildg. **33**, 33—44 (1942).
Neumann, E.: Bemerkungen über P. Münch. med. Wschr. **1939**, 1266—1267.
Neuthardt: Therapeutische Versuche mit Pervitin. Psychiatr.-neur. Wschr. **1940**, 44.
Neuweiler, W.: Bemerkungen über Pervitin und weibliches Genitalsystem. Schweiz. med. Wschr. **1942**, 1217—1220.
Noack, H.: Praktische Geburtserleichterung. Dtsch. Gesundheitswesen **1952**, 273—279.
Nogarede, F.: Presse méd. **1940**, 635.
Norman-Shea, B.: Acute Halluzinosis as a complication of addiction to Amphetamine-Sulfate. New England J. Med. **233**, 270—271 (1945); (Ref. Monroe-Drell).
Oberberg: Untersuchungen über die Wirkungsweise und die Anwendungsmöglichkeiten von Pervitin. Dissertation 1940.
O'Connor, D. M.: Benzedrine. Brit. Med. J. **1**, 43 (1937).
O'Flangaan, D. M., and R. B. Taylor: A case of recurrent psychosis associated with amphetamine-addiction. J. Ment. Sci. **96**, 405 (1950).

ÖDEGAARD, A.: Tidsskr. Norsk Laegefor. 1. 2. 1953 (Ref.).
OLECK, H. G,: Untersuchungen im Bereich der Vita-maxima. Dissertation 1942/43.
ORTH, O. S. et al.: Action of Sympathomimetic Amines in Cyclopropane, Ether, and Chloroform Anesthesia. J. Pharmacol. a. Exper. Ther. **67**, 1 (1939).
ORZECHOWSKI, G., u. H. KIESSIG: Schmerzempfindlichkeit und Notfallfunktion. Klin. Wschr. **1940**, 902.
— Über die Wirkungsweise der Sympathicomimetica. IX. Die stoffliche Blockade spezifischer Grenzflächen als Ursache der Tachyphylaxie der Sympathicomimetica. Beeinflussung der Adrenalinoxydase. Arch. exper. Path. u. Pharmakol. **198**, 27 (1941).
— Therapie der Schlafmittelvergiftungen. Therapiewoche **1950/1951**, 9, 526.
OTTONELLO, P.: Su die un metodo personale di divizzamento dei tossicomani Atti Soc. lomb. Sci. med. biol. **5**, 81—83 (1949).
PALITZ, L. L.: A Simple Method for Recording Splenic Volume Changes in the Intact, Unanesthetized Dog. Effect of Epinephrine, Pilocarpine, Atropine and Benzedrine on Splenic Volume. J. Labor. a. Clin. Med. **24**, 1296 (1939).
PARADE, G. W.: Paradoxe Pervitinwirkung. Dtsch. med. Wschr. **1942**, 928.
— Ermüdung. Dtsch. med. Wschr. **1941**, 49.
PATEK, P., and C. H. THIENES: Smooth Muscle Actions of Epinephrine Substitutes. 2. Primary Phenylalkylamines. Arch. Internat. Pharmacodynamie **47**, 241 (1934).
PELLMONT, B.: Vergleichende Untersuchungen von Coramin, Coffein und Pervitin auf psychische und physische Leistungen des ermüdeten und nichtermüdeten Menschen. Arch. exper. Path. u. Pharmakol. **199**, 274—291 (1941).
PENROD, K. E.: Basal Metabolism in Man after Various Doses of Amphetamine Sulf. Amer. J. Physiol. **133**, 412 (1941).
— Amer. J. Physiol. **135**, 412 (1942).
PEOPLES, S. A., and E. GUTTMAN: Hypertension Produced with Benzedrine. Its Psychological Accompaniments. Lancet **1936**, 1107.
PETERS, H. M., u. P. N. WITT: Die Wirkung von Substanzen auf den Netzbau der Spinnen. Experientia (Basel) **5**, 161—162 (1948).
PETERS, C. M., and J. M. FAULKNER: Circulatory Effects of Volatile Amphetamine (Benzedrine Inhaler). Amer. J. Med. Sci. **198**, 104 (1939).
PETERSEN, W. E. et al.: Effect of Thyroidectomy upon Sexual Behavior of The Male Bovine. Proc. Soc. Exper. Biol. a. Med. **46**, 16 (1941).
PFEIFFER, C. et al.: The Effect of Analeptic Drugs on Hibernation in the Thirteenlined Ground Squirrel. J. Pharmacol. a. Exper. Ther. **67**, 307 (1939).
PIENES, G., H. MILLER and G. A. ALLES: J. Amer. Med. Assoc. **94**, 790 (1930).
PIGHINI, G.: Div. Spec. Pharmac. **66**, 327 (1942).
PINKSTON, J. O. et al.: Vasomotor Responses to Phenyl-1-amine-2-Propane Sulphate (Benzedrine Sulfate) in Dogs. J. Pharmacol. a. Exper. Ther. **66**, 28 (1939).
PINKSTON, J. L., and J. O. PINKSTON: Changes in Spleen Size, Blood Pressure, and Erythrocyte Count after the Administration of Benzedrine Sulfate in Dogs. J. Labor. a. Clin. Med. **24**, 1038 (1939).
POE, M. F., and M. KARP: Klinische Anwendung von Desoxyephedrinhydrochlorid (Pervitin). Anesthesiology. **10**, 484—488 (1949).
POLJAKOV, V. P.: Versuch zur Erkenntnis und Therapie psychischer Krankheiten. I. Mitt. Halluzinationen bei Tee-Mißbrauch. Nevropat. i. t. d. **20**, 77—80; Ref. Zbl. Neur. **119**, 134 (1951).
PONTRELLI, E.: Sopra un caso di avvelenamento mortale de solfato di betafenilisopropilamina (simpamina). Giorn. Clin. Med. **23**, 847—858 (1942).
POOLE, E. B., and G. R. WILKONSON: Complete Heart Block, Reversion to Normal Sinus Rhythm after the Use of Small Doses of Benzedrine Sulfate; Case Report. Southern Med. J. **30**, 1226 (1937).
POSTMA, C.: Ein Fall von Veronalvergiftung, behandelt mit Pervitin. Nederl. Tijdschr. Geneesk. **1943**, 366.
POTTHOFF, F., u. H. G. OLECK: Kreislaufuntersuchungen mit Pervitin im Bereich der vita-maxima. Ärztl. Wschr. **1951**, 998—999.

Powell, L. S., and M. E. Hyde: Observations on the Action of Benzedrine Sulfate Ophthalmic Solution Used Alone in the Production of Mydriasis. J. Kansas Med. Soc. **39**, 434 (1938).
— The Practical Use of Homatropine-Benzedrine Cycloplegia. Amer. J. Ophthalm. **22**, 956 (1939).
Prinzmetal, M., and W. Bloomberg: The Use of Benzedrine for the Treatment of Narcolepsy. J. Amer. Med. Assoc. **105**, 2051 (1935).
— — The Use of Phenylisopropylamine for the Treatment of Narcolepsy. J. Nerv. a. Ment. Dis. **83**, 193 (1936).
— et al.: Proc. Soc. Exper. Biol. a. Med. **42**, 206 (1936).
— and G. A. Alles: The Central Nervous System Stimulant Effects of Dextro-Amphetamine Sulfate. Proc. Soc. Exper. Biol. a. Med. **42**, 206 (1939).
— — The Central Nervous System Stimulant Effects of Dextro-Amphetamine Sulfate. Amer. J. Med. Sci. **200**, 665 (1940).
Privat de Fortunié et Belfils: Les formes chimiques du caféisme cérébral. Ann. méd. psychol. **95**, II, 725—741 (1937); Ref. Zbl. Neur. **89**, 341 (1937).
Proetz, A. W.: Further Experiments in the Action of Drugs on the Nasal Mucosa. Arch. of Otolaryng. **30**, 509 (1939).
Püllen, C.: Bedeutung des Pervitins für die Chirurgie. Chirurg **11**, 485—492 (1939).
— Erfahrungen mit Pervitin. Münch. med. Wschr. **1939**, 1001.
— Klinischer Beitrag zur Pharmakologie des menschlichen Magens. Dtsch. Z. Verdgs.- usw. Krkh. **3**, 115 (1939).
de Puoz, J.: Erfahrungen mit Pervitin und C-Phos. Schweiz. med. Wschr. **1943**, 831.
Ranke, O. F.,: Nebenwirkungen des Pervitins. Med. Welt **1941**, 198.
Reifenstein, E. C. jr., and E. Davidoff: Intravenous Benzedrine Sulfate as an Antagonist to Intravenous Soluble Amytal. Proc. Soc. Exper. Biol. a. Med. **38**, 181 (1938).
— — The Treatment of Alcoholic Psychoses with Benzedrine Sulfate. J. Amer. Med. Assoc. **110**, 1811 (1938).
— — Benzedrine Sulfate Therapy. The Present Status. New York State J. Med. **39**, 42 (1939).
— — The Psychologic Effects of Benzedrine Sulfate. Amer. J. Psychol. **52**, 56 (1939).
— Amphetamine Sulfate-Ethyl Alcohol Antagonism in the Rabbit. J. Pharmacol. a. Exper. Ther. **69**, 298 (1940).
— — The Use of Amphetamine (Benzedrine) Sulfate in Alcoholism with and without Psychoses. New York State J. Med. **40**, 247 (1940).
Reinwein, H.: Vorstellung einer Frau mit Spontanhypoglykämie. Med. Welt **1942**, 1149.
Reiser, M.: Über die Darmwirkung von Pervitin und Benzedrin. Arch. exper. Path. u. Pharmakol. **195**, 603 (1940).
Renard, Ch.: Die heutige Behandlung des Barbiturat-Komas. Rev. Med. de Liége, **3**, 18 (1948).
Renk, F.: Zur Wirkungsweise des 1-Phenyl-2-metylamino-propan (Pervitin) auf den gesunden menschlichen Herzmuskel. Med. Klin. **1951**, 301—302.
— Zur Wirkungsweise des Pervitins auf den gesunden menschlichen Herzmuskel. Med. Klin. **1951**, 10.
Reznikoff, L.: Effect of Benzedrine Sulfate in Treatment of Psychosis with Postencephalitic Parkinsonism. Arch. Neur. a. Psychiatr. **42**, 112 (1939).
Richardson, H. B.: New York State Med. **47**, 998 (1947).
Richter, D.: A Colour Reaction for Benzedrine. Lancet **1938**, 1275.
— Elimination of Amines in Man. Biochemic. J. **52**, 1763 (1938).
— u. M. Tingey: J. of Physiol. **97**, 265 (1939).
Riechert, W., u. H. Schmieder: Vergleichende pharmakologische Untersuchungen der Adrenalin-Ephedrin-Körper. Arch. exper. Path. u. Pharmakol. **198**, 121 (1941).
Rinkel, M., and A. Myerson: Pharmacological Studies in Experimental Alcoholism. 1. Effect of Sympathomimetic Substances on the Blood-Alcohol Level in Man. J. Pharmacol. a. Exper. Ther. **71**, 75 (1941).
Ris, F.: Bericht über langjährigen Gebrauch von Pervitin in steigenden Dosen. Münch. med. Wschr. **1952**, 1039.
Risack, E.: Nebenwirkungen des Pervitins. Med. Welt **1941**, 198.

Ritvo, M.: Drugs as an Aid in Roentgen Examination of the Gastrointestinal Tract. — The Use of Mecholyl, Physostigmine and Benzedrine in Overcoming Atonicity, Sluggishness of Peristalsis and Spasm. Amer. J. Roentgenol. **36**, 868 (1936).

Robinson, L. J.: Benzedrine Sulfate in the Treatment of Syncope Due to a Hyperactive Carotis Sinus Reflex. New England J. Med. **127**, 952 (1937).

— Tolerance to Benzedrine Sulfate. Ann. Int. Med. **12**, 255 (1938).

— Amphetamine (Benzedrine) Sulfate as Corrective for Depression of Sedative Medication in Epilepsy. Amer. J. Psychiatr. **98**, 159 (1941).

Rockenschaub, A.: Die Pervitintherapie der intrauterinen Asphyxie. Wien. klin. Wschr. **1947**, 797—799.

Rolleri, F.: Pflügers Arch. **245**, 765 (1942).

Rosenbaum, M., and L. Lans: Use of Amphetamine (Benzedrine) Sulfate in Treatment of Chronic Alcoholism. Amer. J. Psychiatr. **98**, 680 (1942).

Rosenberg, D. H. et al.: Benzedrine Sulfats. Its Limitations in the Treatment of the Spastic Colon and a Pharmacologic Study of Its Effects on the Gastrointestinuali Tract J. Amer. Med. Assoc. **110**, 1994 (1938).

— — J. Amer. Med. Assoc. **110**, 1994 (1938).

Rosenberg, P.: Clinical Use of Benzedrine Sulfate (Amphetamine) in Obesity. Med. World **57**, 656 (1939).

— The Further Use of Amphetamine (Benzedrine Sulfate) and Dextro-amphetamine in the Treatment of Obesity. Med. World **60**, 216 (1942).

Rosenthal, C. M., and C. P. Seitz: Alterations in Angioscotomas Following the Oral Administration of Benzedrine Sulfate. Amer. J. Ophthalm. **23**, 545 (1940).

Rosenthal, G., and H. A. Solomon: Benzedrine Sulfate in Obesity. Endocrinology (Springfield, Ill.) **26**, 807 (1940).

Ruf, H.: Über die Beeinflussung experimenteller epileptischer Anfälle. Nervenarzt **22**, 437 (1951).

Saland, G.: Benzedrine Sulfate and Cigarettes. Effect on Skin Surface Temperature. New York State J. Med. **38**, 1462 (1938).

Savoy: Doping et Pervitine. Schweiz. med. Wschr. **15**, 331 (1945).

Sargant, W., and J. M. Blackburn: The Effect of Benzedrine on Intelligence Scores. Lancet **1936**, 1385.

Schafer, D. P. H.: Myasthenia Gravis and Its Treatment with Prostigmin and Benzedrine. Med. J. Austral. **26**, 730 (1939).

Schaffer, S. S.: Benzedrine Sulfate and Its Uses. Med. Rec. a. Ann. **33**, 133 (1939).

Scheminzki, F.: Pflügers Arch. **202**, 200 (1924).

Schild, W., u. H. Weise: Beitrag zur Therapie des sinu-auriculären Blocks. Klin. Wschr. **1952**, 419—420.

Schilder, P.: The Psychiologic Effect of Benzedrine Sulfate. J. Nerv. a. Ment. Dis. **87**, 584 (1938).

Schlegel, B., u. H. Böttner: Experimentelle Erfahrungen mit stimulierenden Mitteln bei der Prophylaxe der Hitzeerkrankungen. Klin. Wschr. **24**, 536 (1942).

Schmidt, R.: Zum Thema „Heufieber und Pervitin". Münch. med. Wschr. **1948**, 848.

Schoen, R.: Pharmakologie und spezielle Therapie des Kreislaufkollapses. Verh. dtsch. Ges. Kreislaufforsch. XI. Tagg. Nauheim 26.—27. 3. 1938, S. 80—112.

Schöneberg u. Meyer: Dtsch. med. Wschr. **1941**, 51.

Scholtz, H. G., u. K. Zuschneid: Erfolgreiche physikalisch-medikamentöse Behandlung einer schweren CO-Encephalitis. Dtsch. med. Wschr. **1941**, 1382—1385.

Schröder, P.: Kokainismus, 1912, Aschaffenburg Hb. spez. Tl., 3. Abt. 1. Hälfte, 172 ff. Akute Halluzinose, desgl. 255 ff.

Schube, P. G., N. Raskin and E. Campbell: The Effect of Benzedrine Sulfate on the Hematopoietic System. New England J. Med. **216**, 922 (1937).

— et al.: Human Autonomic Pharmacology. 4. The Effect of Benzedrine Sulfate on the Gallbladder. New England J. Med. **216**, 694 (1937).

— — The Effect of Benzedrine, Benzedrine and Atropine, and Atropine on the Gallbladder. Amer. J. Med. Sci. **197**, 57 (1939).

SCHUBE P. G., and N. RUSKIN: The neuropathology of benzedrine-poisoning. Psychiatr. Quart. **14**, 264 bis 266 (1940); Ref.: Dtsch. Z. ger. Med. **36**, Ref. 40 u. Zbl. Neur. **101**, 203 (1943).
SCHULTE, H.: Pervitin-Vergiftung mit kleiner Dosis bei Hirnschädigungen. Dtsch. med. Wschr. **1943**, 254.
SCHULTE, J. W. u. a.: J. Pharmacol. a. Exper. Ther. **71**, 62 (1941).
— et al.: Further Study of Central Stimulation from Sympathomimetic Amines. J. Pharmacol. a. Exper. Ther. **71**, 62 (1941).
SCHULTZ, J. H.: Pervitin in der Psychotherapie. Med. Klin. **1943**, 505.
— Pervitin in der Psychotherapie. Dtsch. med. Wschr. **1944**, 519.
SCHULTZE-RHONHOF, F.: Die medikamentöse Geburtsleitung. Med. Klin. **1948**, Nr. 19.
SCHULZ, FR., u. S. DECKNER: Zur Wirkungsweise des Pervitins. Z. Neur. **172**, 687—702 (1941).
SCHWANKE: Über Steigerungen des sogenannten Grundumsatzes durch Pervitin nach Versuchen am Menschen. Dissertation 1951.
SCHWARZ, H.: Zur Klinik und Pathologie der Rauschgiftsucht. Psychiatr. Neurol., u. med. Psychol. **3**, 257—268 (1951).
— Über Rauschgiftsuchten. Halle: Arbeitsgem. med. Verlage 1953.
SEARLE, L. V., and C. W. BROWN: The Effect of Subcutaneous Injections of Benzedrine Sulfate on the Activity of White Rats. J. of Exper. Psychol. **22**, 480 (1938).
SEIFERT, W.: Wirkungen des 1-Phenyl-2-methylaminopropans am Menschen. Dtsch. med. Wschr. **1939**, 913—916.
— Wirkungen des 1-Phenyl-2-methylaminepropan (Pervitin) am Menschen. Dtsch. med. Wschr. **1939**, 913.
SELLE, R. M.: The Effect of Benzedrine Sulfate on Chicks. Science (Lancaster, Pa.) **91**, 95 (1940).
SEITZ, C. P., and J. E. BARMACK: The Effects of 10 mgs of Benzedrine Sulfate and Low Oxygen Tension on the Span of Attention for Letters, and Other Factors. J. of Psychol. **10**, 241 (1940).
SELBACH, H.: Probleme um die Pervitinanwendung in der Psychiatrie. Dtsch. med. Wschr. **1944**, 521.
SEILER, B.: Pervitin als Hilfsmittel in der psychopathologischen Diagnostik. Dissertation 1950.
SHAINE, M. S.: Benzedrine Sulfate in Persistent Hiccough. A Report of 2 Cases. Amer. J. Med. Sci. **196**, 715 (1938).
SHAPIRO, M. J.: Benzedrine in the Treatment of Narcolepsy. Minnesota Med. J. **20**, 28 (1937).
SHIRLAW, G. B.: Keeping Awake on Night Duty. Practitioner **145**, 205 (1940).
SHORVON, H. J.: Use of benzedrinesulfate by psychopaths. Brit. Med. J. **2**, 285—286 (1945).
SIEGERT, F.: Wiederbelebungsversuche beim Neugeborenen. Med. Klin. **1941**, 1025
SIEGMUND, B.: Können die Ergebnisse der Widmarkschen Blutalkoholuntersuchung durch Medikamente beeinflußt werden? II. Mitt. Dtsch. med. Wschr. **1939**, 754—756.
SILER, K. A.: The Action of Benzyl Methyl Carbinamine Sulfate, S. K. F. on the Coronary Blood Flow of Dogs. Amer. J. of Physiol. **123**, 187 (1938).
SIMONSON, E. et al.: Effect of Amphetamine (Benzedrine) on Fatigue of Central Nervous System. War. Med. **1**, 611 (1941).
SIMONYI, J., and D. SZENT-GYÖRGYI: Arch. Internat. Pharmacodynamie. **80**, 1 (1949).
SKALWEIT, F.: Narkolepsie und zentralnervöse Regulationsstörungen. Nervenarzt **19**, 140 (1948).
SMITH, E. A.: Effects of Amphetamine Sulfate and Antuitrin-S on Gastro-Intestinal Motility in the Rat. Amer. J. Physiol. **133**, 449 (1941).
SMITH, L. C.: Collapse with Death Following the Use of Amphetamine Sulfate. J. Amer. Med. Assoc. **113**, 1022 (1939).
SMITH, O. N., and G. W. CHAMBERLIN: Benzedrine Sulfate. Its Effects on the Motor Function of the Digestive Tract, on Gastric Acidity, and on Evacuation of the Biliary System. Radiology **29**, 676 (1937).
— et al.: Radiology **29**, 676 (1937).
SOEHRING, K., u. R. WIGAND: Über den Nachweis von Pervitin im Tierversuch. Klin. Wschr. **1949**, 238—239.
— Verwendung von Morphin-Pervitin beim Verwundetentransport. (Unveröffentlicht) 1944.

Sollmann, T., and O. J. Gilbert: J. Pharmacol. a. Exper. Ther. **61**, 272 (1937).
Solomon, P., and M. Prinzmetal: The Use of Benzedrine in Postencephalitic Parkinsonism. J. Nerv. Dis. **85**, 202 (1937).
— et al.: The Use of Benzedrine Sulfate in Postencephalitic Parkinsonism. Disease. J. Amer. Med. Assoc. **108**, 1765 (1937).
Speckmann, K.: Über therapeutische Untersuchungen mit Pervitin. Nervenarzt **12**, 350—357 (1939).
Speer, E.: Das Pervitin-Problem. Dtsch. Ärztebl. **1941**, 4—6, 15—19.
Spiegel, E.: Bulbocapnine — Benzedrine Antagonism. J. Pharmacol. a. Exper. Ther. **63**, 438 (1938).
Staehelin, J. E.: Die Bedeutung der sog. Weck-Amine für die Neurologie und Psychiatrie. Schweiz. med. Wschr. **1941**, 1197—1202.
— Pervitin-Psychose. Z. Neur. **173**, 598—620 (1941).
— Psychiatrie in der Sprechstunde des praktischen Arztes. Schweiz. med. Wschr. **1942**, 19.
Staub, H.: Zur Pharmakologie der Ermüdung. Schweiz. med. Wschr. **1942**, 11.
— Pharmakologie der Ermüdung. Klin. Wschr. **1942**, 21.
Steinmann, B., u. U. Frey: Z. exper. Med. **110**, 60 (1942).
Stertz, H.: Klin. Wschr. **1938**, 1280.
Stieda, H.: Unterstützung therapeutischer und physikomechanischer Maßnahmen. Dtsch. med. Wschr. **1939**, 682.
v. Studnitz, G.: Über die Beeinflussung der menschlichen Dunkeladaptation durch Vitamine. Klin. Mbl. Augenheilk. **111**, 154 (1947).
Sudranski, H. F.: Evaluation of Homotrapine — Benzedrine Cycloplegia. Arch. of Ophthalm. **20**, 585 (1938).
Swineford, O.: Intrapulmonary Inhalation of Benzedrine. J. Allergy **9**, 572 (1938).
Szakall, A.: Die Leistungsgrenze der Muskelarbeit unter der Einwirkung von Ephedrin-Derivaten (Pervitin). Münch. med. Wschr. **1939**, 1344—1346.
Tainter, M. L.: Comparative Actions of Sympathomimetic Compounds: Phenyl and Substituted Derivatives, Non-Phenylic Ring Compounds and Aliphatic Amines. Arch. Internat. Pharmacodynamie **46**, 192 (1933).
— and W. M. Cameron: Comparative Actions of Sympathomimetic Compounds: Bronchodilator Actions in Bronchial Spasm Induced by Histamine. J. Pharmacol. a. Exper. Ther. **57**, 152 (1936).
— et al.: The Analeptic Potency of Sympathomimetic Amines. J. Pharmacol. a. Exper. Ther. **67**, 56 (1939).
Taylor, Z. E.: The Symptomatic Treatment of Functional Dysmenorrhea by Amphetamine (Benzedrine) Sulfate. New England J. Med. **224**, 197 (1941).
Thaddea, S.: Praktische Erfahrungen mit der Depotbehandlung der Nebennierenrindeninsuffizienz. Schweiz. med. Wschr. **1941**, 42.
— H. Friedrichs u. T. Köhns: Die Wirkung des Veritols und anderer Adrenalin-Ephedrin-Körper auf den Kohlenhydratstoffwechsel. Arch. exper. Path. u. Pharmakol. **199**, 642 (1942).
Thiel, R.: Über die pupillenerweiternde Wirkung verschiedener Sympathicusreizmittel (Arylalkylamine). Klin. Mbl. Augenheilk. **108**, 10 (1942).
Thiele, R.: Über Narkolepsie und ihre wehrmedizinische Bedeutung. Mil.arzt **6**, 466 (1941).
Thornton, G. R. et al.: The Effect of Benzedrine and Caffeine upon Performance in Certain Psychomotor Tasks. J. Abnorm. a. Soc. Psychol. **34**, 96 (1939).
Tropp, C.: Heufieber und Pervitin. Münch. med. Wschr. **28**, 768 (1941).
— Pervitin in der Behandlung des Heufiebers. Med. Welt **1943**, 461.
— Das Heufieber und seine Behandlung. Dtsch. med. Wschr. **1944**, 298.
Turner, W. D., and C. P. Carl: Temporary Changes in Affect and Attitude Following Ingestion of Various Amounts of Benzedrine Sulfate. J. of Psychol. **8**, 415 (1939).
Ulrich, H. et al.: The Treatment of Narkolepsy with Benzedrine Sulfate. Ann. Int. Med. **9**, 1213 (1936).
— Narcolepsy and Its Treatment with Benzedrine Sulfate. New England J. Med. **127**, 696 (1937).

zur Verth, Chr.: Pervitin-Behandlung bei Schlafmittelvergiftung. Slg. Vergift.fälle **14**, 229—230 (1952).

Vidic, E.: Zum Nachweis des Pervitins im Urin. Klin. Wschr. **1952**, 223—225.

Villinger, W.: Pervitin, Suchtproblem und Suchtbekämpfung. Nervenarzt **14**, 405—408 (1941).

Volhard, F.: Die Behandlung der Niereninsuffizienz vom Standpunkt des Internisten. Ref. Chir. Tagg. Jena 7.—8. 10. 1949.

— Diskussionsbemerkung auf dem Urologenkongreß, München 1949.

Voss, H. J.: Pervitin-Mißbrauch. Inaug.-Diss. Erlangen 1947.

Wagner, W.: Kaffee, ein Rauschmittel. Nervenarzt **12**, 296—301 (1939).

Walther, R.: Beitrag zur Kenntnis der Pervitin-Psychosen. Psychiatr., Neurol. u. med. Psychol. **3**, 165—171 (1951).

Warstadt, M.: Therapeutische Versuche mit einem zentral wirksamen Analepticum bei psychischen Erkrankungen. Wien. med. Wschr. **1938**, 47.

Waud, S. P.: The Effects of Toxis Doses of Benzyl Methyl Carbinamine (Benzedrine) in Man. J. Amer. Med. Assoc. **110**, 206 (1938).

Weiner, H. J.: The Treatment of Postencephalitis, Especially Oculogyric Crises. Illinois Med. J. **77**, 141 (1940).

Weinland, W., u. E. Kröber: Elektrencephalographische Untersuchungen über die Wirkung von Weckaminen (Isophen, Pervitin) bei Epileptikern. Arch. f. Psychiatr. u. Z. Neur. **184**, 226 (1950).

Weinman, E. B., and F. B. Fralick: Comparative Study of Benzedrine, Paredrine, and Cocaine with Homatropine as Cyclophegics. Amer. J. Ophthalm. **23**, 172 (1940).

Werner, H. W.: Certain Effects of Benzedrine, Coramine, Metrazol and Picrotoxin in Alcoholic Depression. J. Pharmacol. a. Exper. Ther. **66**, 39 (1939).

White, B. V., and C. M. Jones: The Effect of Irritants and Drugs Affecting the Autonomic Nervous System upon the Mucosa of the Normal Rectum and Rectosigmoid, with Especial Reference to "Mucous Colitis". New England J. Med. **218**, 791 (1938).

Wiedermann.: Über den Einfluß von Nebennierenrindenhormon und Pervitin auf die Gewichtsverhältnisse der Neugeborenen in den ersten Lebenstagen. Dissertation Hamburg 1950.

Wieding, H.: Wirkungsart und Wirkungsdauer des Pervitins. Kongreßbericht Dtsch. Psychologen Bonn (1947).

Wilbur, D. L. et al.: Clinical Observations on the Effect of Benzedrine Sulfate. J. Amer. Med. Assoc. **109**, 549 (1937).

— A. R. MacLean and E. V. Allen: Clinical Observations on the Effects of Benzedrine Sulfate. Proc. Staff Meet. Mayo Clin. **12**, 97 (1937).

Winner, A.: Recent Advances in Neurology. Med. Wom. Fed. Quart. Rev. 43. I. Hydroxy- and Methoxy-alpha-methyl-beta-Phenetylamines (beta-Phenylisoprophylamines). J.Amer. Chem. Soc. **60**, 465 (1938).

Woodruff, E. H., and T. W. Conger: Physiologically Active Phenetylamines 1939.

Woolley, L. F.: The Clinical Effects of Benzedrine Sulfate in Mental Patients with Retarded Activity. Psychiatr. Quart. **12**, 66 (1938).

Work, P.: Lilliputian Hallucinations following the use of coffeine citrate. Arch. of Neur. **24**, 143—146 (1929).

Wulff, K.: Die Wirkung von Pervitin auf das Zentralnervensystem des Frosches, insbesondere auf das Rückenmark. Arch. exper. Path. u. Pharmakol. **202**, 449 (1943).

Wunderle, Fl.: Experimental-psychologische Untersuchungen über die Wirkung des Pervitins auf geistige Leistungen. Arch. f. Psychiatr. u. Z. Neur. **113**, 504—549 (1941).

Young, D., and W. B. Scoville: Paranoid Psychosis in Narcolepsy and the Possible Danger. of Benzedrine Treatment. Med. Clin. N. Amer. **22**, 637 (1938).

Yudkin, S.: Vitamin A and Dark Adaptation. Lancet **1941**, 287.

Zieve, L.: Effect of Benzedrine on Activity. Psychol. Rec. **1**, 393 (1937).

Zutt, J.: Über die polare Struktur des Bewußtseins. Nervenarzt **16**, 145—162 (1943).

MIX
Papier aus verantwortungsvollen Quellen
Paper from responsible sources
FSC® C105338

If you have any concerns about our products,
you can contact us on
ProductSafety@springernature.com

In case Publisher is established outside the EU,
the EU authorized representative is:
Springer Nature Customer Service Center GmbH
Europaplatz 3, 69115 Heidelberg, Germany

Printed by Libri Plureos GmbH
in Hamburg, Germany